骨与软组织肿瘤系列

骨巨细胞瘤
基础与临床

GIANT CELL
TUMOR OF BONE
BASICS AND
CLINICAL PRACTICE

主编
王志伟 | 李　诚

上海科学技术出版社

图书在版编目（CIP）数据

骨巨细胞瘤基础与临床 / 王志伟，李诚主编. — 上海：上海科学技术出版社，2017.7
ISBN 978-7-5478-3555-5

Ⅰ.①骨… Ⅱ.①王… ②李… Ⅲ.①骨肿瘤－诊疗 Ⅳ.① R738.1

中国版本图书馆CIP数据核字（2017）第098023号

骨巨细胞瘤基础与临床

主编 王志伟 李 诚

上海世纪出版股份有限公司
上 海 科 学 技 术 出 版 社 出版
（上海钦州南路71号 邮政编码200235）
上海世纪出版股份有限公司发行中心发行
200001 上海福建中路193号 www.ewen.co
上海盛通时代印刷有限公司 印刷
开本 889×1194 1/16 印张 10.75
字数 250千字
2017年7月第1版 2017年7月第1次印刷
ISBN 978-7-5478-3555-5 / R・1365
定价：98.00元

内 容 提 要

骨巨细胞瘤是最常见的骨肿瘤之一，也是目前骨科研究最热门的肿瘤之一。骨巨细胞瘤的治疗方式一直存在争议，先后经历了从截肢到保肢，从广泛切除为主到病灶内刮除为主，从放疗、化疗到分子靶向治疗等阶段。本书编者通过阅读近年来国内、外大量有关骨巨细胞瘤基础和临床方面的最新研究成果，并结合他们诊治骨巨细胞瘤多年的经验和心得体会编写此书。本书精选了编者日常工作中收集的照片、插图，图文并茂，让读者能够更好地理解诊治的关键点，适合骨科临床医师、医学生与骨肿瘤相关研究者阅读与参考。

编 者 名 单

主　　编　王志伟　李　诚
副主编　刘　畅　乔苏迟　周振华

编者名单（按姓氏笔画排序）

王志伟（第二军医大学附属长海医院）
朱小霞（第二军医大学附属长海医院）
乔苏迟（第二军医大学附属长海医院）
刘　畅（福州总医院）
李　全（第二军医大学附属长海医院）
李　诚（第二军医大学附属长海医院）
吾不力·阿扎提（新疆维吾尔自治区和田地区洛浦县人民医院）
陆沛骅（上海市第四人民医院）
陈　誉（第二军医大学附属长海医院）
周振华（第二军医大学附属长征医院）
战　策（第二军医大学附属长海医院）
徐唯傑（同济大学附属肺科医院）
黄泽容（福建省漳州市中医院）
龚华惠（江苏省泰州市中医院）
程书平（安徽省潜山县中医院）
傅利勤（第二军医大学附属长海医院）

主编简介

王志伟

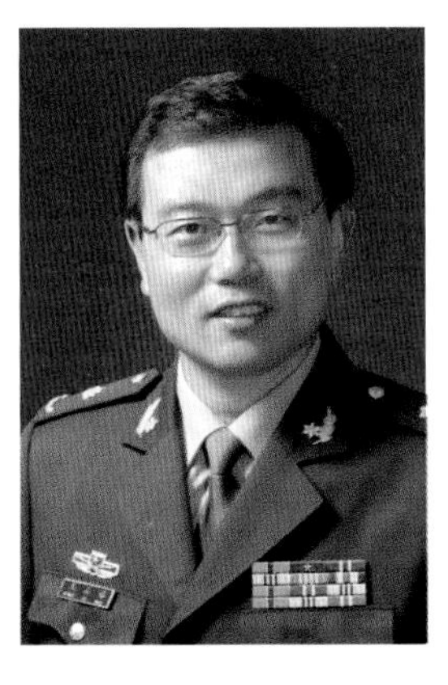

第二军医大学附属长海医院关节骨病外科副主任、副主任医师、副教授，临床医学博士，硕士研究生导师，长海医院骨与软组织肿瘤学科带头人，上海市白玉兰科技人才。

2009年担任骨与软组织肿瘤学科带头人，继承长海医院骨科在骨肿瘤诊治方面的传统经验并加以创新，在骨与软组织肿瘤的治疗，特别是在骨盆肿瘤及邻近关节肿瘤的保肢与功能重建方面处于国内领先地位。

擅长各类复杂的关节畸形矫形手术，在微创关节置换方面达到关节外科领域国际领先水平，积累了极为丰富的经验并取得了满意的临床疗效。

主持国家自然科学基金1项、省部级基金3项。发表SCI、中文核心期刊论文共计50余篇。主编专著3部，副主编1部，参编专著8部。获国家级专利10项。荣获中国人民解放军三等功2次，获军队科技进步二等奖1项、军队科技进步三等奖2项、军队医疗成果二等奖3项、军队医疗成果三等奖1项。主办全国及上海市骨肿瘤学术会议共3次。

现为中国医师协会骨科医师分会骨肿瘤组委员，中国抗癌协会肉瘤专业委员会骨盆环肿瘤学组全国委员，全军骨科专业委员会骨肿瘤组委员，SICOT中国部骨肿瘤学组委员，上海市医学会骨科专科分会肿瘤学组委员，上海市医师协会骨科医师分会骨肿瘤工作组组员，上海市中西医结合学会围手术期处理专业委员会委员，DePuy Synthes长海医学教育中心骨肿瘤医学部主任。

李 诚

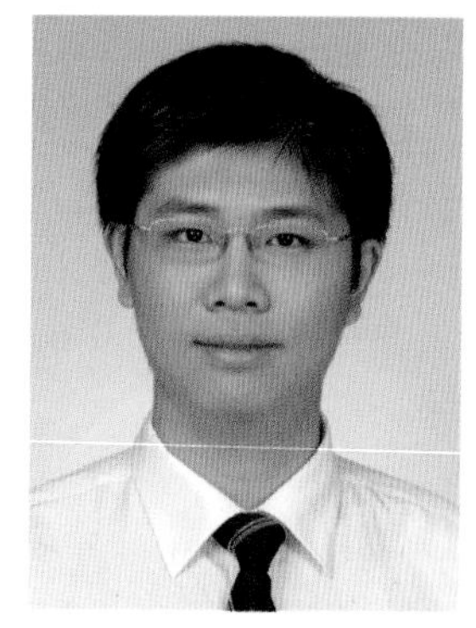

主治医师，第二军医大学骨科医学博士，现任上海中西医结合学会骨伤科专业委员会骨质疏松学组委员。以骨肉瘤、尤因肉瘤、软骨肉瘤、骨巨细胞瘤等良、恶性骨与软组织肿瘤的综合治疗为主要研究方向，在*Artificial Cells, Nanomedicine and Biotechnology*, *European Review for Medical and Pharmacological Sciences*, *International Journal of Clinical and Experimental Medicine*, *Genetics and Molecular Research*, *Neural Regeneration Research*, *Oncology Letters*等杂志发表论文20余篇，其中第一作者5篇。主编专著1部，参编专著6部。申请国家专利2项。

序

长海医院骨科由我国著名骨科专家刘植珊教授开创，骨肿瘤学科作为特色亚学科有着光辉的历史。1976年，刘植珊教授主持开展“异体半关节移植术根治关节干骺端骨巨细胞瘤”获得成功。1983年，刘植珊教授开创实施了我国第一例半骨盆切除可调式人工半骨盆假体置换手术，在国内同行间引起巨大反响。如今，历经40余年的积累，长海医院骨肿瘤学科在刘植珊、高建章、陈永裕、吴岳嵩、李光业、孙庆斌、蔡郑东等几代人的努力下，逐渐在骶骨肿瘤切除与功能重建、异体半关节保肢术、肿瘤型关节假体置换保肢术和定制人工半骨盆假体置换术等方面积累了丰富的临床诊疗经验，在手术技能、康复质量等方面均在国内名列前茅。

本人于2009年起担任长海医院骨与软组织肿瘤学科带头人，在工作中继承了长海医院骨科在骨肿瘤诊治方面的传统经验并加以创新，在骨与软组织肿瘤的治疗，特别是在骨盆肿瘤及邻近关节肿瘤的保肢与功能重建方面保持国内领先水平。我们的骨肿瘤学科专业组在骶骨肿瘤的基础与临床研究、四肢骨肿瘤保肢手术与基础研究，以及骨盆肿瘤（尤其是计算机辅助设计3D打印定制人工半骨盆假体置换术）等方面进行了大量工作，成果颇丰。

骨巨细胞瘤是骨科最常见的肿瘤之一。在中国，骨巨细胞瘤的发病率占所有骨肿瘤的20%左右。骨巨细胞瘤属于潜在恶性肿瘤，可能出现恶变甚至转移，从而威胁生命。虽然20世纪90年代末期，RANKL通路的阐明使骨巨细胞瘤的治疗取得突破性进展，但目前国内外对骨巨细胞瘤的发病机制、疾病进展过程仍不明确，对骨巨细胞瘤的治疗方法也存在争议。而在日常工作中，本人也深刻体会到，许多骨科医师对于骨巨细胞瘤的基础知识在认知上还存在漏洞，对骨巨细胞瘤的治疗方法也存在困惑，这些既不利于骨巨细胞瘤的进一步研究，也不利于患者的治疗。医学研究者、临床医师，尤其是骨肿瘤科医师，十分需要一本能够全面而详细地介绍骨巨细胞瘤的学术读物。但是据本人所知，目前市面上还没有系统且具有针对性地阐述骨巨细胞瘤基础和临床知识的医学专业读物。因此，本人组织自己所在的医疗团队编写了这本《骨巨细胞瘤基础与临床》，书中既包含了国内外最新的文献资料，也总结了我们治疗集体40多年的临床诊治经验，同时书中还包括大量我们治疗组在临床工作中收集的珍贵图片资料，以期弥补空白。

本书有以下几个特点。① 专业性强：本书是国内少有的针对性地介绍骨巨细胞瘤基础和临床知识的学术专著，可作为临床医师和对骨巨细胞瘤有研究兴趣的研究生的参考资料。② 适合临床医师的学习：目前，市面上的许多医学出版物仅仅单纯地罗列枯燥、晦涩的知识点，缺乏系统性，而本书介绍的内容都与骨巨细胞瘤的生物特性和临床上的最新治疗方法息息相关，且条理清楚，可作为临床医师的工具书。③ 语言生动平实：本书相关知识点和研究成果的叙述生动平实，尽可能精练，避免使用过于专业的医学名词，从而使之同样可以作为骨巨细胞瘤患者的科普读物，使患者更能理解正在进行的治疗。④ 图片经典、易懂：选用的照片、插图均精选于我们治疗组日常工作中的收集和整理或国内外最新的研究论文，通过将图片与文字相结合的方式，让读者能够更好地理解知识点。

总之，如果此书能帮助广大同道开阔视野、在临床实践中借鉴经验，使广大患者获益，我们就非常欣慰了。

王志伟

2016年10月于上海

前　言

骨巨细胞瘤是最常见的骨肿瘤之一，由于其特殊的交界性肿瘤特性，也是目前骨科研究最热门的肿瘤之一。骨巨细胞瘤的治疗方式一直存在争议，先后经历了从截肢到保肢，从以广泛切除为主到以病灶内刮除为主，从放疗、化疗到分子靶向治疗等阶段，在摸索中前进。20世纪90年代中后期，随着RANKL-RANK-OPG信号通路的发现，骨巨细胞瘤的治疗出现突破性进展，再次成为骨肿瘤的研究热点之一。

我们通过阅读近年来国内外大量有关骨巨细胞瘤基础和临床方面的最新研究成果，并结合长海医院骨肿瘤学科诊治骨巨细胞瘤多年的经验和心得体会，编写此书。一方面希望通过介绍和总结目前关于骨巨细胞瘤发生、发展、临床表现、手术治疗及综合治疗方法、围手术期护理等方面的最新知识，为骨科同行提供一份全面而且便于查阅的参考资料；另一方面希望读者能够在对骨巨细胞瘤的认识和治疗过程中获得启迪，有助于其他骨肿瘤的研究和治疗。

本书的主要内容包括骨巨细胞瘤的定义及流行病学、组织病理学表现、分子细胞学机制、临床表现、诊断方法、临床分期、手术及综合治疗、恶变与转移、围手术期护理、未来展望等。我们在书中整理了大量国内外最新的与骨巨细胞瘤密切相关的研究成果，并附上了我们治疗组多年来诊治患者时积累的第一手临床病例资料，力争对骨巨细胞瘤进行系统、全面、生动的阐释。在书中，我们还对临床应用的部分肿瘤假体进行了介绍，节选了国内外最新的骨肿瘤指南中有关骨巨细胞瘤的内容，并总结了骨肿瘤常用的术前、术后评估标准，希望能为读者的工作提供便利。

本书主要针对的读者对象包括在读的各个培养层次的医学生、骨科医师、生物医学方向的研究者、骨巨细胞瘤患者及家属等，尤其适用于骨肿瘤科医师、以骨肿瘤为学术研究方向的医学专业研究者或医学研究生等。

由于本书是编者们在繁重的临床工作之余抽空编写的，且编者水平有限，故存在不足在所难免，对于书中表述不当或错误之处，敬请批评指正。

李　诚

2016年9月于上海

目　录

第一章
骨巨细胞瘤的定义及流行病学

第一节　骨巨细胞瘤的定义及简史

一、定义

骨巨细胞瘤(giant cell tumor of bone)是一种间质来源,富含特征性多核巨细胞,以局部骨质溶解为主要表现,具有局部侵袭性、潜在恶变和转移倾向的交界性骨肿瘤。在显微镜下,骨巨细胞瘤主要由三种细胞组成:单核梭形基质细胞(mononuclear spindle-like stromal cells)、多核破骨细胞样巨细胞(multinucleated osteoclast-like giant cells)和其他单核细胞(monocytes)。大量多核巨细胞均匀分布于单核梭形基质细胞和其他单核细胞之间,是骨巨细胞瘤组织病理学上最显著的特点,此外,良性表现的骨巨细胞瘤镜下没有细胞异型和病理性核分裂象。

尽管大部分骨巨细胞瘤都呈良性表现,但在少数原发、多次复发、放疗后复发的骨巨细胞瘤中,肿瘤可以呈现类似肉瘤的恶性表现,如浸润性生长、骨皮质破坏等,称为"骨巨细胞瘤恶变"或"骨巨细胞瘤中的恶性肿瘤"(malignancy in giant cell tumor)。目前普遍认为,骨巨细胞瘤恶变的发生率在2%～9%。1%～9%的骨巨细胞瘤还可能出现远处转移。因此,在目前世界卫生组织(WHO)骨肿瘤分类中,已将骨巨细胞瘤描述为"一种侵袭性的潜在恶性病变"。

在很长一段时间内,人们将在临床表现、影像学、组织学上呈现恶性表现的巨细胞瘤称作"恶性巨细胞瘤",即"malignant giant cell tumor"。但是从组织学方面来说,此定义并不准确。例如,对于富含巨细胞的恶性肿瘤(如骨肉瘤、恶性纤维组织细胞瘤)、转移的巨细胞瘤、局部复发且有侵袭性的巨细胞瘤、各种细胞间变级别的巨细胞瘤等肿瘤,都可以称其为"恶性巨细胞瘤"。因此,"恶性巨细胞瘤"这一名称便出现多重的组织学意义,在临床和病理中造成了许多混乱。20世纪90年代末,Unni根据骨巨细胞瘤恶变后的组织学特点,将其直接定性为肉瘤,并提出了"malignancy in giant cell tumor(MGCT)"这一新定义,即"巨细胞瘤中的恶性肿瘤"。这是目前对于恶变后的骨巨细胞瘤最准确、最被认同的定义之一。

骨巨细胞瘤中的恶性肿瘤可进一步分为原发性和继发性两种。原发性MGCT是指在原发的巨细胞瘤中,存在典型的巨细胞瘤组织学特点,同时还存在高级别肉瘤成分。继发性MGCT是指发生在曾有过巨细胞瘤部位的肉瘤,也包括接受放疗后的巨细胞瘤出现肉瘤样变,以及在巨细胞瘤手术后在手术区域出现的肉瘤。原发性MGCT被认为是巨细胞瘤的去分化,通常理解的"巨细胞瘤恶变"似乎更倾向于继发性MGCT的定义。

需要指出的是，巨细胞并非骨巨细胞瘤的特异性表现。实际上，几乎所有类型的骨病变中均含有巨细胞。由于骨巨细胞瘤组织学构成复杂，病理学诊断时需要特别注意排除其他含有巨细胞的肿瘤，比如动脉瘤样骨囊肿、纤维性干骺端缺损、软骨母细胞瘤、甲状旁腺功能亢进性棕色瘤、富含巨细胞的骨肉瘤等。在诊断骨巨细胞瘤时，必须严格遵守骨肿瘤临床表现、影像学表现、病理"三结合"的原则，综合判断，避免误诊。

二、简史

1818年，Astley Cooper描述了一种"破骨细胞瘤"，认为其是一种长骨的侵袭性、破坏性病变，这是目前所知对骨巨细胞瘤的最早描述。但Cooper对该肿瘤与骨肉瘤等恶性肿瘤的关系尚不清楚。在此后的100多年内，研究者们对这种肿瘤中巨细胞的组织学起源进行了持久的争论，猜测的起源包括肿瘤、感染或炎症等。Nelaton揭示了该肿瘤具有局部侵袭性，而Virchow的研究则显示该肿瘤具有复发和恶变的潜能。1912年，Bloodgood创造了"骨巨细胞瘤"这一医学术语。1940年，Jaffe将骨巨细胞瘤定义为来自骨髓支持结缔组织的肿瘤，由卵圆形基质或梭形细胞组成，掺杂多核细胞。

骨巨细胞瘤的良、恶性之争也由来已久。骨巨细胞瘤最初被描述为骨髓肉瘤，并被认定为恶性，截肢手术一度成为骨巨细胞瘤的主要治疗方式。临床医师对骨巨细胞瘤的治疗方式，如外科手术、放疗，或非外科治疗等，曾经一直存在争议。直到骨巨细胞瘤的良性特点被人们认识到，放疗才取代截肢手术成为治疗的选择。此后，人们又发现放疗具有较高的肿瘤复发率，甚至可能出现肿瘤的肉瘤样改变，从而再次转回外科治疗。在其后的长期观察中，人们发现，骨巨细胞瘤在大部分病例中都呈良性表现，只有在少部分原发、多次复发、放疗后复发的骨巨细胞瘤中，肿瘤可以呈现浸润性生长、骨皮质破坏等类似肉瘤的恶性表现。只有出现恶变表现的骨巨细胞瘤，才会在组织病理学上表现出细胞异型、核异型、病理性核分裂。因此20世纪40年代，Jaffe等尝试根据病理学上的核分裂象、核异型的程度，对骨巨细胞瘤进行组织学分级，评估骨巨细胞瘤的恶性程度，但在其后的临床实践中发现，这个分级系统对这些肿瘤的复发率、侵袭性以及预后的预测能力有限。20世纪60—70年代，Hutter和Dahlin等尝试提出"恶性巨细胞瘤"的新定义，将其定义为"与巨细胞瘤共存，或在曾有过巨细胞瘤的位置出现的肉瘤"，以区分不同良、恶性表现的骨巨细胞瘤。随着对具有恶性表现的骨巨细胞瘤研究的逐渐深入，其组织学特点被逐步揭示，Unni在20世纪90年代末摒弃了"恶性巨细胞瘤"这一名称，将恶变后的骨巨细胞瘤命名为"巨细胞瘤中的恶性肿瘤"。这一新名称从组织学上对骨巨细胞瘤中存在的良性成分和恶性成分进行了阐释，并将良性表现和恶性表现的骨巨细胞瘤区别对待。在目前的WHO骨肿瘤分类中，骨巨细胞瘤已被描述为"一种侵袭性的潜在恶性病变"。

20世纪90年代后期，研究发现RANKL-RANK-OPG通路在前体细胞向多核破骨细胞分化和激活破骨细胞引起骨吸收中，都扮演着重要角色，是骨再生的关键信号通路。在骨巨细胞瘤中，RANKL出现高表达，从而会引起骨生成和骨溶解的失衡，增加了破骨细胞介导的骨破坏、骨转移和骨肿瘤的侵袭。这一里程碑式的发现，为骨巨细胞瘤的治疗提供了新的靶点。研究者们利用这一发现，研发出了以RANKL为靶点且具有高亲和性和特异性的单克隆抗体——地诺单抗（denosumab），并获得了良好的临床收益，从而开启了骨巨细胞瘤综合治疗的新篇章，使骨巨细胞瘤再次成为骨肿瘤研究的新热点。

第二节　骨巨细胞瘤的流行病学

一、一般特点

根据文献报道，在美国，骨巨细胞瘤占所有原发性骨肿瘤的3%～5%，占所有成人良性骨肿瘤的20%。骨巨细胞瘤在中国和印度更常见，可以占所有原发性骨肿瘤的20%。

骨巨细胞瘤常见于20～40岁的人群，在青少年及儿童中较为罕见，大于65岁的病例不足10%。许多文献表明，女性发病率略高于男性，男女比例约为1∶1.2。在Goldenberg等对218例骨巨细胞瘤患者的研究中，来自城市的占73%，来自乡村的占27%。

骨巨细胞瘤最常发生在长骨干骺端及骨骺区域(85%)，尤其是膝关节附近。最常见的发病位置依次为：膝关节周围（股骨远端、胫骨近端）、股骨近端、桡骨远端、胫骨远端。约10%的骨巨细胞瘤发生在脊柱，最常见于骶骨，发生在椎体的骨巨细胞瘤不足3%。也有小部分骨巨细胞瘤发生于扁骨、手或足的小骨头（约5%）。在具有开放骺板的儿童，骨巨细胞瘤可集中在干骺端及邻近骺板处。但目前还没有骨巨细胞瘤通过未融合干骺端扩展到骨骺的报道。

骨巨细胞瘤的恶变，又称为"骨巨细胞瘤中的恶性肿瘤"，目前普遍报道的发生率占所有骨巨细胞瘤的2%～9%。但由于其发生率很低，目前相关的流行病学研究涉及的样本量都较少，因此该数据可能不完全可靠。

骨巨细胞瘤远处转移的发生率为1%～9%。转移可以发生在良性的骨巨细胞瘤，但恶变后的骨巨细胞瘤和脊柱骨巨细胞瘤的转移发生率可能会更高。最多见的是肺部转移，发生于大约3%的患者。四肢骨巨细胞瘤肺转移的发生率为1.8%～9.1%，脊柱骨巨细胞瘤肺转移发生率为13.5%。在复发的骨巨细胞瘤患者中，肺转移的发生率将提高6倍。从发现原发肿瘤到发现转移的间隔时间为2～3年，但也有患者可能在发现原发肿瘤时便已查出存在肺转移。除了肺，骨巨细胞瘤还可能转移到皮肤、局部淋巴结（纵隔淋巴结、主动脉淋巴结）、乳腺、腹腔脏器、腹膜后区、其他骨与肌肉等。

二、多中心骨巨细胞瘤

骨巨细胞瘤偶尔会出现多中心病灶。多中心骨巨细胞瘤有2个或更多的组织病理学明确的骨巨细胞瘤病灶。从1950年到2002年，在国外的个案报道和小样本案例中，只报道了48例多中心骨巨细胞瘤。不同的骨巨细胞瘤中心可以同期出现（即不同肿瘤病灶同时出现，或第二个病灶出现在发现第一个之后的6个月内），也可以在不同时间段相继出现（第二个病灶出现在发现第一个病灶后的6个月以上）。多中心骨巨细胞瘤的发病年龄更早，大约在21岁。男女比例为1∶2。同期出现的多中心骨巨细胞瘤更常见。但是，目前的研究显示，多中心骨巨细胞瘤的局部复发率、肺转移率、恶变率都和单发的骨巨细胞瘤相似。

三、相关的流行病学调查

在一项对骨巨细胞瘤流行病学的大规模调查中，作者收集了北京积水潭医院和美国梅奥医疗集团收治的骨肿瘤患者数据并进行了对比。北京积水潭医院的患者数据跨度为40年（1973—2012年），涵盖了9 200名骨肿瘤患者的数据。美国梅奥医疗集团的患者数据跨度为89年（1914—2003年），涵盖了10 165名骨肿瘤患者的数据。研究发现，在北京积水潭医院，骨巨细胞瘤占所有骨肿瘤的16.7%（1 536/9 200），占良性骨肿瘤的30.7%（1 536/5 007），男女性别比1.14∶1；发生恶变的骨巨细胞瘤占骨肿瘤的0.6%（55/9 200），占恶性骨肿瘤的1.3%（55/4 193），男女比1.62∶1；骨巨细胞瘤最常见的位置依次为股骨（37.0%，569/1 536）、胫骨（24.5%，377/1 536）、骶骨（7.3%，112/1 536）、桡骨（7.1%，109/1 536）。在美国梅奥医疗集团，骨巨细胞瘤占骨肿瘤的6.6%（671/10 165），占良性骨肿瘤的14.2%（671/4 733），男女性别比0.78∶1；发生恶变的骨巨细胞瘤占骨肿瘤的0.4%（39/10 165），占恶性骨肿瘤的0.5%（39/7 106），男女比0.77∶1；骨巨细胞瘤最常见部位依次为股骨（30.3%，203/671）、胫骨（24.7%，166/671）、桡骨（11.2%，75/671）、骶骨（8.3%，56/671）。

还有研究者总结了北京积水潭医院1989—2009年收治的621例四肢骨巨细胞瘤的病例资料。研究对象包括359名男性和262名女性，男女比为1.4∶1。首次诊断时的平均年龄为31.4岁，其中男性为31.7岁（11～67岁），女性为30.9岁（13～71岁）。66%的骨巨细胞瘤发生在膝关节周围。621例患者肿瘤分布的主要位置为：股骨远端33.8%、胫骨近端29.0%、股骨近端10.6%、桡骨远端8.2%、肱骨近端7.4%、腓骨近端2.9%、髌骨0.3%。多中心骨巨细胞瘤占骨巨细胞瘤的0.48%（3/621）。

Alexander Liede等则综合了十个国家（包括美国、加拿大、英国、法国、德国、西班牙、瑞典、意大利、日本、澳大利亚）的骨巨细胞瘤流行病学调查数据。综合分析显示，骨巨细胞瘤占骨肿瘤的11%～26%，骨巨细胞瘤在这十个国家的年发病率约为1.2/100万。

中国济南军区总医院的Kai Zheng等则总结了1949—2012年所发表的，共计165名骨盆巨细胞瘤患者的38篇研究论文，发现骨盆巨细胞瘤占骨巨细胞瘤的1.5%～6.1%。骨盆巨细胞瘤最常见的位置为髋臼区（骨盆Ⅱ区），占43.2%；其次为髂骨区（骨盆Ⅰ区），占34.5%；耻骨坐骨区（骨盆Ⅲ区）则占22.3%。

印度的Ajay Puri等则研究了骨巨细胞瘤在儿童和青少年中的发病率。他们调查了2000年1月至2005年12月间孟买Tata纪念医院收治的17名小于18岁的骨巨细胞瘤患者，发现82%（14/17）为女性，最常见的部位为膝关节周围（53%）。这些患者占同期该院收治的18岁以下良性骨肿瘤患者的22%（17/78）。

关于骨巨细胞瘤恶变的总体发生率，目前最权威的数据来源于美国Beebe-Dimmer和他的研究团队。他们收集了1975—2004年美国国家癌症协会的数据，调查范围涉及26%的美国人。研究显示，在美国，恶性骨巨细胞瘤的年发生率是1.6/1 000万。研究还发现，骨巨细胞瘤恶变在22～44岁年龄段最为多见，发病率为2.4/1 000万。骨巨细胞瘤恶变的发生率与性别、种族无关。

（刘畅，战策）

参考文献

[1] Sobti A, Agrawal P, Agarwala S, et al. Giant cell tumor of bone — an overview[J]. Arch Bone Jt Surg, 2016, 4(1): 2-9.

[2] Raskin KA, Schwab JH, Mankin HJ. Giant cell tumor of bone[J]. J Am Acad Orthop Surg, 2013, 21(2): 118-126.

[3] Thomas DM, Skubitz KM. Giant cell tumour of bone[J]. Curr Opin Oncol, 2009, 21(4): 338-344.

[4] Martin C, McCarthy EF. Giant cell tumor of the sacrum and spine: series of 23 cases and a review of the literature[J]. Iowa Orthop J, 2010, 30: 69-75.

[5] Muheremu A, Niu X. Pulmonary metastasis of giant cell tumor of bones[J]. World J Surg Oncol, 2014, 12: 261.

[6] Niu X, Xu H, Inwards CY, et al. Primary bone tumors: epidemiologic comparison of 9 200 patients treated at Beijing Ji Shui Tan hospital, Beijing, China, with 10 165 patients at Mayo clinic, Rochester, Minnesota[J]. Arch Pathol Lab Med, 2015, 139(9): 1149–1155.

[7] Niu X, Zhang Q, Hao L, et al. Giant cell tumor of the extremity: retrospective analysis of 621 Chinese patients from one institution[J]. J Bone Joint Surg Am, 2012, 94(5)：461–467.

[8] Liede A, Bach BA, Stryker S, et al. Regional variation and challenges in estimating the incidence of giant cell tumor of bone[J]. J Bone Joint Surg Am, 2014, 96(23): 1999–2007.

[9] Zheng K, Wang Z, Wu SJ, et al. Giant cell tumor of the pelvis: a systematic review[J]. Orthop Surg, 2015, 7(2): 102–107.

[10] Puri A, Agarwal MG, Shah M, et al. Giant cell tumor of bone in children and adolescents[J]. J Pediatr Orthop, 2007, 27(6): 635–639.

[11] Beebe-Dimmer JL, Cetin K, Fryzek JP, et al. The epidemiology of malignant giant cell tumors of bone: an analysis of data from the surveillance, epidemiology and end results program?(1975–2004)[J]. Rare Tumors, 2009, 1(2): E52.

[12] Chakarun CJ, Forrester DM, Gottsegen CJ, et al. Giant cell tumor of bone: review, mimics, and new developments in treatment[J]. Radiographics, 2013, 33(1): 197–211.

第二章
骨巨细胞瘤的组织病理学

第一节　骨巨细胞瘤的大体表现

一、良性骨巨细胞瘤的大体表现

骨巨细胞瘤90%出现于长骨干骺端，最常发生于股骨远端、胫骨近端、桡骨远端及肱骨近端。约5%累及扁骨，特别是骨盆骨。在脊柱骨巨细胞瘤中，骶骨最常受累。

骨巨细胞瘤肿块大小通常从几厘米到数十厘米不等，质地软而脆，呈分叶状，边界相对清楚，在病变骨中呈偏心性生长，常包绕薄的不完整的反应性骨壳。肿瘤中常可见到血液充盈的囊性区域，需避免与动脉瘤样骨囊肿混淆。

骨巨细胞瘤常因肿瘤中存在不同区域而呈杂色。由于肿瘤血供丰富，且常伴出血，故肿瘤主要呈红褐色。肿瘤中常可见淡黄色区域，为含铁血黄素沉积所致。如果肿瘤较大，则常见到灰色或液化样的坏死区域。肿瘤周围有时可见到质地较韧的白色区域，为反应性纤维化所致。在大体积的骨巨细

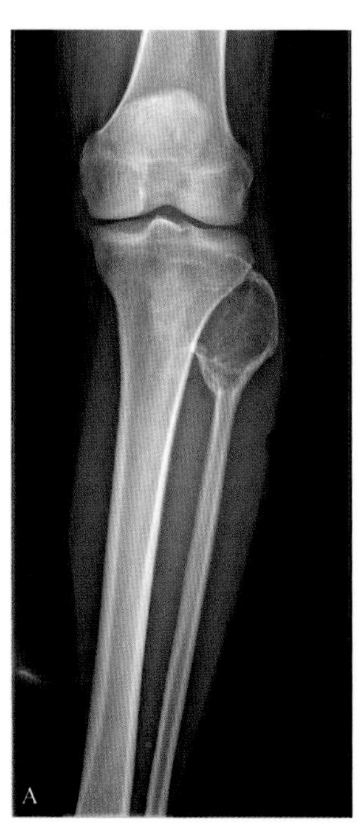

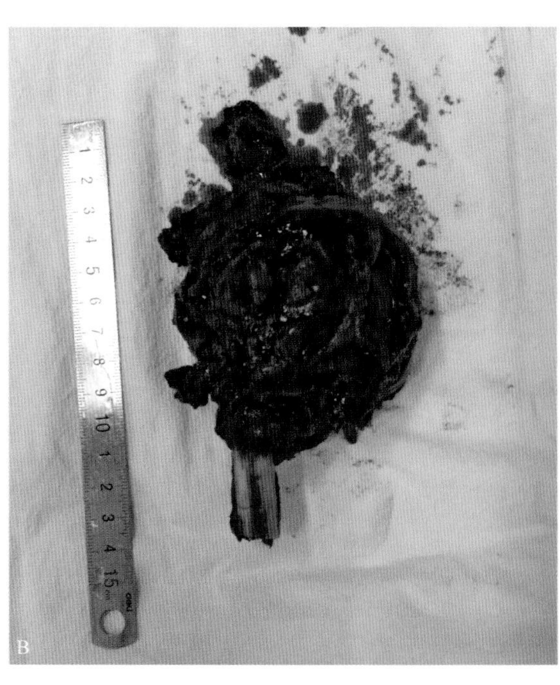

图2-1　42岁男性患者，活检证实为左腓骨近端骨巨细胞瘤，行左腓骨近端瘤段切除术

A. X线片示左腓骨近端占位，骨质膨胀，皮质及边界尚完整，切开活检证实为骨巨细胞瘤；B. 术后大体标本，可见肿瘤主要呈红褐色，且可见局部出血及囊腔形成

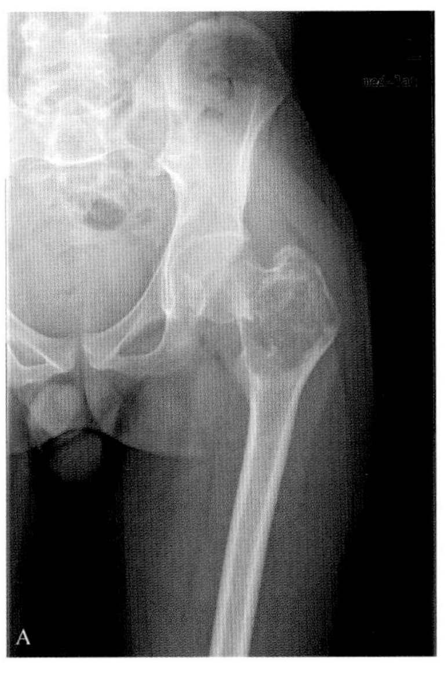
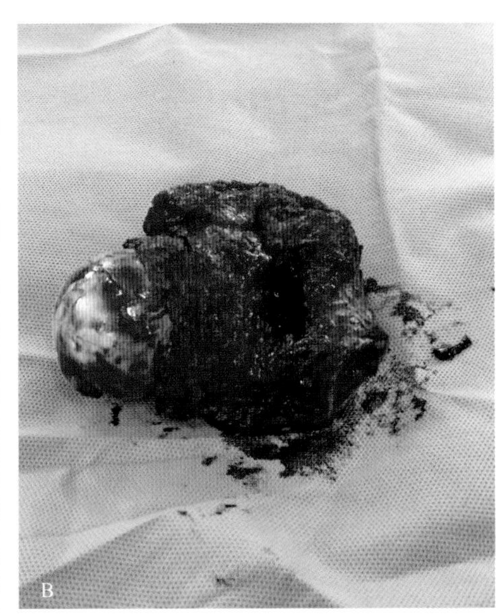

图2-2　28岁男性，左股骨近端占位行瘤段切除+肿瘤型人工髋关节置换术，术后病理证实为骨巨细胞瘤伴动脉瘤样骨囊肿

A. X线片示左股骨近端占位，骨皮质破坏；B. 术后大体标本，可见髓腔呈囊样扩张（测量囊大小10 cm×8 cm×7 cm），囊内壁破碎，暗褐色出血明显

胞瘤中，坏死和出血尤其常见，有时在血管中可见血栓形成。有时由于肿瘤中充血和出血交替存在，并广泛扩散，故使肿瘤通体呈红色，酷似充满了血的海绵（图2-1、图2-2）。

二、恶性巨细胞瘤的大体表现

恶性巨细胞瘤，又名“巨细胞瘤中的恶性肿瘤”，是一种高度恶性的肉瘤，可分为原发及继发两种。原发性恶性巨细胞瘤是指高级别肉瘤发生于巨细胞瘤之中。继发性恶性巨细胞瘤是指肿瘤发生于曾有过巨细胞瘤的部位，即通常理解的“巨细胞瘤恶变”。

继发性恶性巨细胞瘤的大体特征与其他高级别肉瘤相同，通常体积较大，质地软，呈鱼肉样，切面呈灰红色、灰白色，伴有软组织浸润（图2-3）。原发性恶性巨细胞肿瘤呈暗红色或褐色外观。

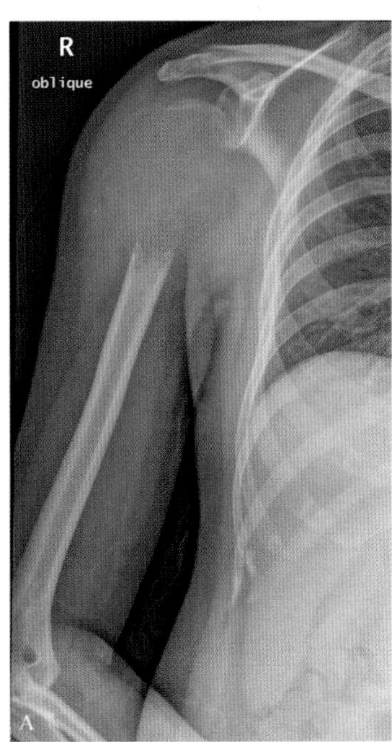

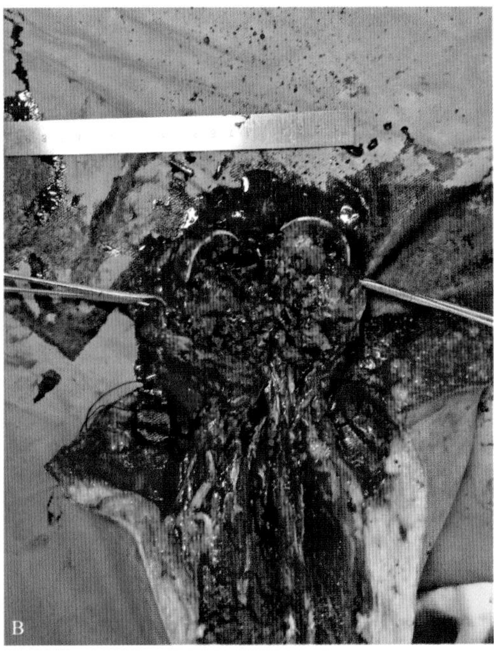

图2-3　26岁男性，术前活检提示右肱骨近端恶性肿瘤，行右肩关节离断术，术后病理证实为右肱骨近端原发性恶性骨巨细胞瘤，含少量骨肉瘤成分

A. X线片示右肱骨近端肿块，骨质破坏；B. 术后大体标本，切面灰黄色，实性，鱼肉状，局部出血坏死明显，肿瘤侵犯周围软组织

第二节　骨巨细胞瘤的细胞学表现

一、病理表现

骨巨细胞瘤是一种间质来源的肿瘤，由若干种细胞类型组成。在显微镜下，骨巨细胞瘤主要包括以下三种细胞：单核梭形基质细胞、多核破骨细胞样巨细胞和其他单核细胞。骨巨细胞瘤的显著特点就是含有大量多核巨细胞。这些多核巨细胞均匀分布于单核梭形基质细胞和其他单核细胞之间。单核梭形基质细胞是肿瘤的主要组成部分，具有增殖活性。多核巨细胞和其他单核细胞只是集聚于基质细胞周围，不构成实际的肿瘤细胞群体。

（一）多核破骨细胞样巨细胞

多核巨细胞均匀分布于单核梭形基质细胞和其他单核细胞之间。这些巨细胞可以呈球形、梭形或椭圆形，体积可以很大，细胞核的数量可以达到50～100个，细胞核甚至可能占整个细胞内容物的50%以上。巨细胞的细胞核为圆形或椭圆形，染色清晰，边界清晰且可见轻度切迹，有时细胞核可呈空泡状，类似血管外观。细胞核中常可见一个或多个大小不同的核仁，为多形性，常见有核分裂，但没有异型性（图2-4）。

在一些病例中，单核细胞更趋向于梭形，成纤维细胞和巨细胞可以围绕一个中心呈放射状排列，形成“车辐状结构”（storiform结构），与纤维组织细胞瘤类似（图2-5）。

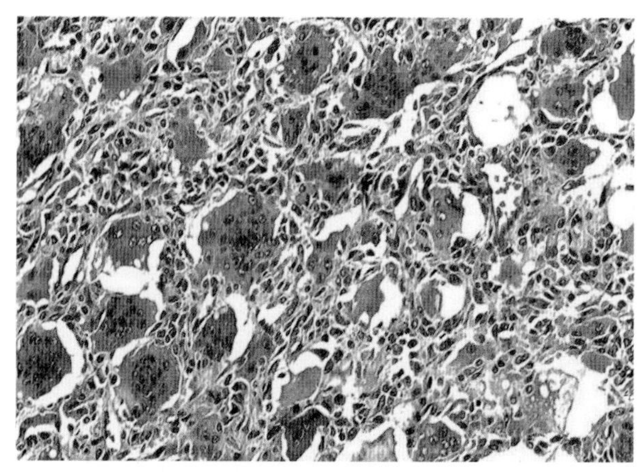

图2-4　典型的骨巨细胞瘤镜下表现。多核巨细胞均匀分布于单核梭形基质细胞和其他单核细胞之间。巨细胞的细胞核可呈空泡状（放大倍数：200倍）

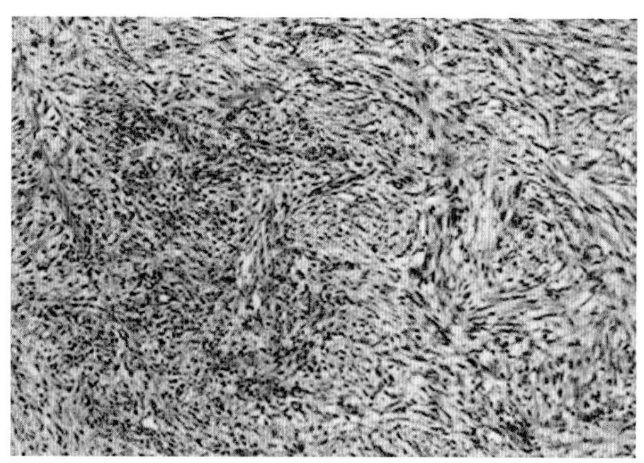

图2-5　“车辐状结构”（storiform结构），多见于纤维组织细胞瘤（放大倍数：100倍）

（二）单核梭形基质细胞

单核梭形基质细胞是骨巨细胞瘤显微镜下的主要组成部分。它的细胞核与巨细胞核的形态相似，染色质疏松，核分裂象持续存在，但没有病理性核分裂（如发现病理性核分裂，需考虑富含巨细胞的肉瘤）。有时也可见到双核或三核的大细胞。细胞核中央是核仁，形态上与巨细胞的核相同。基质细胞的细胞质边界不清，嗜酸性小，细胞间含有少量胶原，边界不清。

（三）单核细胞

单核细胞也可呈圆形、卵圆形、多角形或梭形，分裂活跃，表现出不同程度的异型性，在有出血和纤维蛋白沉积的区域，单核细胞的异型性较为突出。

（四）其他表现

骨巨细胞瘤显微镜下其他常见的表现包括灶性坏死和血管浸润。肿瘤也有部分区域的形态可以类似于良性纤维组织细胞瘤或非骨化性纤维瘤。

（五）电镜表现

超微结构方面，骨巨细胞瘤中单核细胞的细胞质特点包括：大量扩张的粗面内质网，发达的高尔基体和线粒体，偶尔有脂滴。这些特点十分突出，但不具有特异性。多核巨细胞则具有类似破骨细胞的特征。

二、鉴别诊断

显微镜下看到巨细胞并非骨巨细胞瘤的特异性表现。实际上，几乎所有类型的骨病变中均含有巨细胞，有时数量还不少。由于骨巨细胞瘤组织学构成复杂，鉴别诊断需要特别注意排除其他含有巨细胞的肿瘤，比如动脉瘤样骨囊肿变异、纤维性干骺端缺损、软骨母细胞瘤、甲状旁腺功能亢进棕色瘤、富含巨细胞的骨肉瘤等。同时，还需注意判断是否有恶性巨细胞瘤的存在。以下列出骨巨细胞瘤组织学上常见的鉴别诊断。

（一）恶性巨细胞瘤

临床上区分良性和恶性巨细胞瘤尤其重要。特别是在肿瘤切除手术前，如果使用穿刺活检，标本来源有限，更需要提高警惕。

一般来说，骨巨细胞瘤的细胞核虽然分裂象始终存在，但没有异型性。镜下若发现具有异型性表现的细胞核或有恶性类骨质的形成，则往往提示恶变的可能。此外，原发性恶性巨细胞瘤中可见到普通巨细胞瘤的区域，含有单核基质细胞和破骨巨细胞成分，但这种区域与明显异型的梭形细胞的肉瘤区域界限清楚。多核巨细胞可有可无。继发性恶性巨细胞瘤为高级别的梭形细胞肉瘤，骨样组织可有可无，通常看不到残存的巨细胞瘤成分（图2-6）。

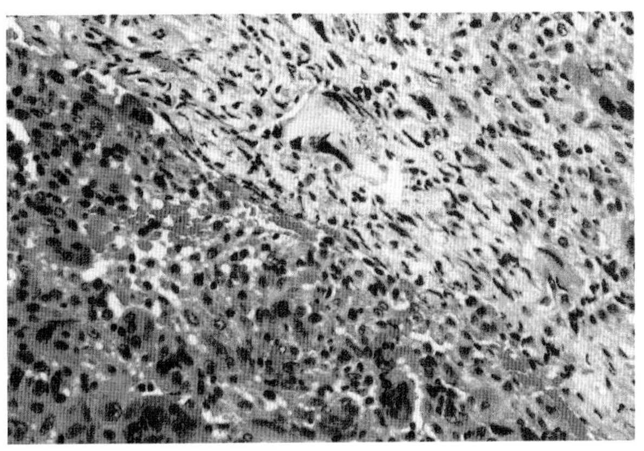

图2-6　恶性巨细胞瘤。普通巨细胞瘤的区域与明显异型的梭形细胞的肉瘤区域界限清楚。放大倍数：200倍

（二）动脉瘤样骨囊肿

动脉瘤样骨囊肿是骨的良性囊性病变，多发

生于20岁以下的青少年。好发于椎骨及扁骨，但也可发生于长骨干。主要发生于骨内并向骨外膨胀生长。X线片上动脉瘤样骨囊肿与骨巨细胞瘤十分相似，都为偏心性骨质破坏、骨皮质变薄。动脉瘤样骨囊肿可为原发性，也可以继发于其他出现出血囊性变的良性或恶性骨肿瘤。10%的骨巨细胞瘤可合并动脉瘤样骨囊肿。

大体标本上，动脉瘤样骨囊肿为边界清楚的、充盈血液的多房性囊性包块，其外围可由骨膜单独构成，也可由薄的骨层构成。切开动脉瘤样骨囊肿时，可有相当多的非搏动性出血。在切面上，含有血凝块和血清液，有铁锈色或灰白色间隔，同时有或多或少的骨化现象。镜下，动脉瘤样骨囊肿为典型的海绵样结构，囊腔大小不一，病灶内除含有凝血及血清外，还可含有细胞及钙化的碎屑。囊腔之间的间隔含有成纤维细胞、散在的破骨细胞型多核巨细胞及围绕骨母细胞的编织骨等成分，核分裂象常见，但没有病理性核分裂象。

动脉瘤样骨囊肿与骨巨细胞瘤组织学上的不同之处在于，动脉瘤样骨囊肿的多核巨细胞分布不均且多位于血管囊肿和出血灶附近，胞体较小，间质为成熟的纤维组织。特别需要注意的是，当动脉瘤样骨囊肿合并病理性骨折时，可因病灶坏死、出血及多核巨细胞反应，而误诊为骨巨细胞瘤合并病理性骨折。

（三）富含巨细胞的骨肉瘤

富含巨细胞的骨肉瘤，是普通型骨肉瘤的罕见组织学亚型，占原发骨肉瘤的1%～3%。该型骨肉瘤内反应性巨细胞的数量异常增多，以致掩盖了作为肿瘤本质的恶性肉瘤细胞，形成类似于巨细胞瘤的组织学图像，在临床上易与骨巨细胞瘤混淆。

大体标本上，富含巨细胞的骨肉瘤与普通型骨肉瘤相似，都为白色或玫瑰色的致密肿瘤组织，质地较为坚硬，常可见到起源于肿瘤骨的小梁骨结构，肿块内可见到出血区及坏死区。组织病理学检查，不同于普通型骨肉瘤的以肉瘤组织细胞为主，富含巨细胞的骨肉瘤镜下主要为大量反应性破骨细胞样巨细胞，甚至掩盖了肉瘤细胞的存在。巨细胞之间的肿瘤性单核细胞可见不同程度的畸形、核异型，核分裂象多见，并可见病理性核分裂象。同时组织中可见到幼稚的类骨质或骨质沉积。

虽然富含巨细胞的骨肉瘤与骨巨细胞瘤都含有大量的破骨细胞样巨细胞，但前者的组织内常可见到程度不等的异型性和数量不等的病理性核分裂象，并可见到与正常骨组织完全不同的类骨质或骨质沉积，而骨巨细胞瘤中则没有病理性核分裂象，可作为鉴别诊断的重要依据。但是，有时取材部位的差别，或穿刺活检时标本量不足，可能导致组织学标本中的细胞缺乏异型性，没有明显病理性核分裂象和类骨质形成，使鉴别困难。由于富含巨细胞的骨肉瘤和骨巨细胞瘤的治疗方式和预后完全不同，此时需要根据骨肿瘤临床表现、影像学表现、病理“三结合”的诊断原则进行综合判断，避免误诊。

（四）甲状旁腺功能亢进棕色瘤

甲状旁腺功能亢进棕色瘤是由于原发或继发因素所致甲状旁腺功能亢进，分泌过多的甲状旁腺激素，动员骨钙进入血循环，而引起骨质吸收、骨质疏松、反应性纤维结缔组织增生，骨质膨大变薄，从而形成骨骼的假瘤性病变。因常伴出血、囊性变产生含铁血黄素而使病变组织呈棕红色，故名“棕色瘤”。

棕色瘤临床可表现为多发性骨痛、骨畸形等，甚至可能出现病理性骨折。实验室检查常伴有血钙、碱性磷酸酶、PTH升高和血磷降低等甲状旁腺功能亢进表现。X线下棕色瘤可表现为全身多处骨受累或者只有单骨受累，病灶周围的骨骼往往表现为典型的甲状旁腺功能亢进所引起的腔隙性骨质疏松。当病灶只有一处并累及骨骺时，其放射学图像可能与巨细胞瘤的相似。

棕色瘤在显微镜下也可见到大量多核巨细胞，其具体表现为：正常骨组织结构消失，取而代之的是大量纤维组织增生，许多多核巨细胞分布不均，还可见到出血灶、吞噬含铁血黄素的巨噬细胞、修复性肉芽及血管组织，病灶周围可见到新生骨小梁及破骨细胞吸收后残存的板状骨。棕色瘤与骨巨细胞瘤的组织学表现有时难以鉴别。因此，实验室检查如果出现高血钙、低血磷，则临床医师需要考虑棕色瘤的可能。在病因去除后，骨骺病灶可随之自愈。

（五）纤维性干骺端缺损（非骨化性纤维瘤）

纤维性干骺端缺损，又称非骨化性纤维瘤，是属于骨的纤维性及组织细胞性病变，系局部骨化障碍、纤维组织增生或骨膜下纤维组织侵入皮质所致。患者常无明显临床症状及体征，少数有局部疼痛和轻微的肿胀及压痛，多在外伤或其他体格检查时被发现。本病多发生于生长期儿童和青少年管状骨的干骺端，其中以股骨远端及胫骨、腓骨两端最为多见。本病常发生于8～20岁，20岁之后发病的极为少见。本病一般为孤立性病变，少数可多发。影像学检查本病常在一侧皮质上呈偏心性溶骨性改变，皮质内见典型的透光区，病变周围可见硬化带。

术中肉眼观，病灶为黏稠的树胶状物，呈草黄色或土棕色，内由坚韧的纤维结缔组织构成，无骨结构。在显微镜下，病灶主要由梭形纤维细胞构成，呈车辐样排列，细胞大小不一，较致密；多核破骨细胞样巨细胞散在分布，体积较小，核数目为3～12个；细胞质中可有类脂质或含铁血黄素沉积。

由于本病影像学检查及镜下表现均与骨巨细胞瘤相似，故极易误诊，而导致过度治疗。主要的鉴别方法包括：① 纤维性干骺端缺损以20岁以下青少年多发，而骨巨细胞瘤多发生于20～40岁的成年人。② 组织学上骨巨细胞瘤具有圆形单核间质细胞，其巨细胞分布均匀一致，数目多，体积大，核数目也多；而纤维性干骺端缺损的巨细胞少，体积小，核数目少，分布疏松不均。③ 临床上骨巨细胞瘤的症状常比较明显，而纤维性干骺端缺损症状轻微。总之，在诊断中需严格遵守临床表现、影像学表现、病理“三结合”的原则，避免误诊。

（六）软骨母细胞瘤

软骨母细胞瘤，又名钙化巨细胞瘤、骨骺软骨瘤性巨细胞瘤，是由成软骨细胞所形成的良性肿瘤。肿瘤常发生在骨骺或骨突处。常在儿童后期或青春期发病，发病年龄一般在10～20岁，男性多于女性。X线片表现为骨骺处的溶骨区，呈中心性或偏心性，边缘清楚，但有超越生长软骨而向干骺端扩展的趋势。

大体观察，肿瘤质地致密、柔软，且与周围骨分界清楚，部分区域可为囊性。肿瘤颜色多变，可从灰色至棕褐色，伴有黄白色的钙饱和区，少有骨质出现。组织病理学上，可见到特征性的软骨母细胞，细胞为圆形或多边形，边界清楚，细胞核呈圆形或卵圆形，胞核常有一纵向核沟，核内含有1个或数个小的或不明显的核仁。软骨母细胞密集排列成类似小叶的片状，呈铺路石样。个别软骨母细胞有细胞学的不典型性，最常表现为细胞增大、核染色质增多。核分裂象多见，但无病理性核分裂。钙化区是软骨母细胞瘤在病理学方面的另一特征，钙盐包围细胞间质及细胞，形成精细的细胞周围网，称为“鸡笼状钙化”。软骨母细胞瘤内还可见到数量不定的多核巨细胞。

软骨母细胞瘤与骨巨细胞瘤发病部位相似，影像学差别也不明显，组织学上的差别主要在于：① 软骨母细胞瘤常有清楚的边缘，而骨巨细胞瘤边缘较模糊。② 软骨母细胞瘤细胞周围可见钙化区，而骨巨细胞瘤没有。但有时由于穿刺活检取材有限，组织学形态也难以区分，同样需要仔细鉴别。

总之，巨细胞并非骨巨细胞瘤的特异性表现，有时标本取材的差别，可能导致鉴别诊断出现困难。因此在病理诊断骨巨细胞瘤时，必须看到单核间质细胞和均匀分布的巨细胞，且没有细胞异型性和病理性核分裂象。在诊断时必须严格遵守骨肿瘤临床表现、影像学表现、病理“三结合”的原则，综合判断，避免误诊。

第三节　骨巨细胞瘤的免疫组化表现

一、免疫组化特点

骨巨细胞瘤以大量多核巨细胞均匀分布于单核梭形基质细胞和其他单核细胞之间为特征。这些巨细胞来源于单核细胞的前体细胞。大量的研究表明，骨巨细胞瘤中的巨细胞具有许多破骨细胞的特性，且富含多种破骨细胞的标记基因，如组织蛋白酶K（cathepsin K）、肌酸激酶的脑亚型（the brain isoform of creatine kinase）、胸苷激酶（thymidine kinase）等。因此，骨巨细胞瘤也曾被称为“破骨细胞瘤”，甚至从骨巨细胞瘤中分离出的巨细胞也常被用于制作破骨细胞模型。

在免疫组化中，骨巨细胞瘤中的巨细胞同样具有正常破骨细胞的免疫表型，表达组织细胞系列的抗原，包括CD33、CD45、CD51、CD68等。其中，CD68是巨噬细胞分化抗原，是巨噬细胞最可靠的标记物，骨巨细胞瘤中的多核巨细胞和单核基质细胞CD68均为阳性反应。

CD33则是在骨巨细胞瘤中的特征性表达，曾有人猜想将其作为一个理想的治疗靶点。增殖细胞核抗原（proliferating cell nuclear antigen, PCNA）则主要在单核基质细胞中表达，是反映骨巨细胞瘤恶性程度的重要指标之一。

骨巨细胞瘤还有显著的血管相关性，血管内皮生长因子（vascular endothelial growth factor, VEGF）及基质金属蛋白酶（matrix metalloproteinases, MMPs）的表达与病变密切相关，促进肿瘤新生血管的形成。MMPs还能降解细胞外基质，增加肿瘤的侵袭性。而Ki-67、CD147、p53、p63在肿瘤中的表达水平也与肿瘤的分级、侵袭性和预后密切相关。

二、与骨巨细胞瘤生物学行为相关的标记物

（一）增殖细胞核抗原

PCNA是一种核内蛋白质，是判断细胞增殖活性的重要标准。PCNA在正常组织和肿瘤组织中均

存在，但肿瘤组织中的含量高于正常组织，其表达越高，细胞增殖性越强。大量研究表明，PCNA的表达可以有效反映肿瘤细胞的代谢、肿瘤细胞DNA和RNA的合成等情况。另外，PCNA的过度表达也可以反映肿瘤细胞的多个生物学过程，包括分化、浸润、转移、复发、预后等。

在骨巨细胞瘤中，PCNA的阳性反应主要见于单核基质细胞，而巨细胞则几乎为阴性反应。这也从侧面反映出骨巨细胞瘤的生长主要是单核基质细胞的增殖。肿瘤中PCNA的表达越高，则肿瘤的侵袭性越高，是反映骨巨细胞瘤恶性程度的重要指标之一。

（二）Ki-67

Ki-67是一种存在于增殖细胞细胞核中的抗原，与核糖体RNA转录有关。Ki-67是增殖性细胞核的标记物，也是检测肿瘤细胞增殖活性的金标准之一。肿瘤中Ki-67的表达越高，表明肿瘤细胞越活跃，生长越迅速，肿瘤的恶性程度就越高，预后越差。

在骨巨细胞瘤中，Ki-67在各级别的肿瘤中均有表达，且表达率随着级别的增加而增强。Ki-67表达水平与肿瘤的分级，无论是病理分级还是影像学分级，都有明确的相关性，因此既可以用于肿瘤分级的参考，也可以用来判断预后。

（三）血管内皮生长因子

VEGF，是存在于组织中的一种促血管生成因子。在迄今发现的多肽类血管生长因子中，VEGF是针对内皮细胞特异性最高、促血管生长作用最强的关键调节因子。VEGF广泛分布于人和动物的脑、肾、肝与骨骼等组织中。VEGF的作用包括：促进内皮细胞增殖、变形、迁徙；促进纤维蛋白沉积和血浆蛋白外渗；调控血管密度、生长率来影响供血量；提高血管的通透性等。这一系列作用都有利于血管的生长。另外，VEGF还可诱导血管内皮细胞产生基质金属蛋白酶，进一步促进血管生长。目前的研究发现，在多种原发性肿瘤组织中，VEGF呈现高表达，从而诱导血管形成，促进肿瘤生长，其表达程度越高，肿瘤的侵袭性和转移性就越高。

骨巨细胞瘤中含有丰富的新生血管，且骨巨细胞瘤的微血管密度和肿瘤的侵袭程度、预后都有相关性。VEGF在骨巨细胞瘤中的单核梭形基质细胞、多核破骨细胞样巨细胞和单核细胞中均有表达。一方面，VEGF可以反映骨巨细胞瘤新生血管的状况；另一方面，大量的研究也发现，VEGF的表达水平与肿瘤的分级、侵袭程度和预后密切相关。

（四）基质金属蛋白酶-9（MMP-9）

MMPs，是一种锌离子依赖性的水解细胞外基质的蛋白水解酶家族。在正常生理状态下，MMPs以酶原形式分泌，其合成、分泌、降解活性受到严格的控制和调节。但在肿瘤中，MMPs表达明显升高。细胞外基质的降解，有利于肿瘤细胞穿越组织自然屏障，向身体各部位侵袭和转移。此外，研究还表明，MMPs是重要的血管生成调节因子，既可以促进血管内皮细胞迁徙，促进血管生长，还能激活VEGF，促进肿瘤血管新生。而肿瘤组织早期产生的VEGF，也可诱导血管内皮细胞产生MMPs。根据MMPs作用底物的特异性，可分为胶原酶、明胶酶、基质溶解酶、巨噬细胞弹性蛋白酶和膜型MMPs，MMP-9属于其中的明胶酶。

研究发现，在骨巨细胞瘤中，多核巨细胞可分泌TNF-α，通过特定的转录因子诱导，上调基质细胞的MMP-9表达。而MMPs和VEGF的协同作用，促进了肿瘤新生血管的形成。文献报道，MMP-9的表达水平与骨巨细胞瘤的分级和预后相关，也可以作为评估预后的重要参考指标。

（五）CD147

CD147，又称细胞外基质金属蛋白酶诱导因子（extracellular matrix metalloproteinase inducer, EMMPRIN），是一种广泛表达于细胞表面的跨膜糖蛋白，属于免疫球蛋白超家族成员。其被证实在多种肿瘤组织的癌变过程中出现高表达。CD147主要促使肿瘤间质成纤维细胞分泌MMPs，从而降解细胞外基质，并诱导肿瘤血管生成，在肿瘤侵袭和转移中发挥巨大作用。此外，肿瘤细胞还能将CD147以旁分泌的形式作用于内皮细胞，诱导MMPs的产生。

文献报道，在骨巨细胞瘤中，CD147在多核巨细胞和基质细胞中均有表达，在多核巨细胞的细胞膜中呈强阳性，在基质细胞中呈弱阳性，且在肿瘤中的表达水平与肿瘤分级、侵袭性和预后密切相关，提示CD147也可以作为评估骨巨细胞瘤恶性程度和预后的重要参考指标。

（六）p53

抑癌基因p53，是迄今为止发现的与人类肿瘤相关性最高的基因。p53基因主要有野生型及突变型两种类型。野生型p53基因存在于人体的正常细胞上，其编码的p53可参与细胞DNA的修复、调控细胞周期、诱导细胞凋亡等正常细胞周期的过程，能抑制细胞的癌变。而突变型p53基因不仅失去了原有基因正常的功能，还扩展出癌基因的功能，使得细胞周期变化，不断地存活增殖，从而促进肿瘤的产生及发展。

目前的研究发现，突变型p53在骨巨细胞瘤也有表达，并与肿瘤的组织学分级、复发和转移相关。p53表达水平高者，肿瘤的侵袭性大，复发和转移的可能性高。

（七）p63

p63是近年来发现的p53基因家族新成员，主要与骨骼肌的发育和肿瘤的形成有关，参与肿瘤的发生、发展和细胞凋亡的过程。

国外的研究发现，在巨细胞含量丰富的肿瘤中，骨巨细胞瘤的p63蛋白阳性率最高，为36.3%～69%，其次为动脉瘤样骨囊肿和软骨母细胞瘤，而在继发于甲状旁腺功能亢进的棕色瘤、中心性巨细胞肉芽肿、腱鞘巨细胞瘤、色素沉着绒毛结节性滑膜炎等肿瘤中则未发现p63表达。提示p63可以作为区分骨巨细胞瘤与其他巨细胞含量丰富的肿瘤一个有用的生物肿瘤标志物。但p63表达水平与肿瘤发生、发展及预后的关系，目前罕有文献报道。

第四节　骨巨细胞瘤的病理分级

一、病理学Jaffe分级

骨巨细胞瘤是一种具有恶性潜能的肿瘤，局部侵袭性强，复发率高。20世纪40年代，Jaffe对骨巨

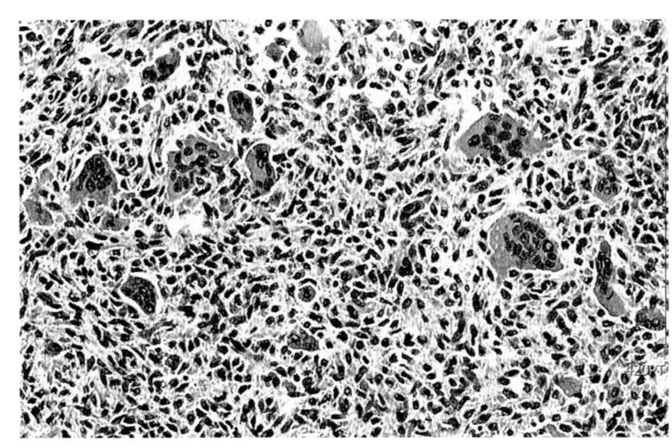

图2-7　病理Ⅰ级。单核基质细胞较少，分布稀疏，多核巨细胞数量多（放大倍数：200倍）

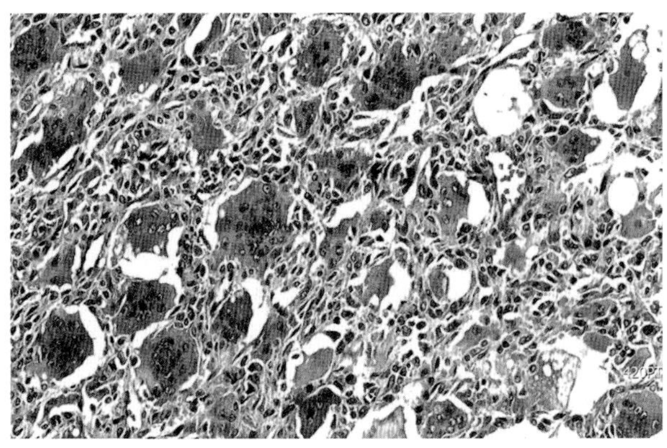

图2-8　病理Ⅱ级。单核基质细胞多而致密，多核巨细胞分布不均（放大倍数：200倍）

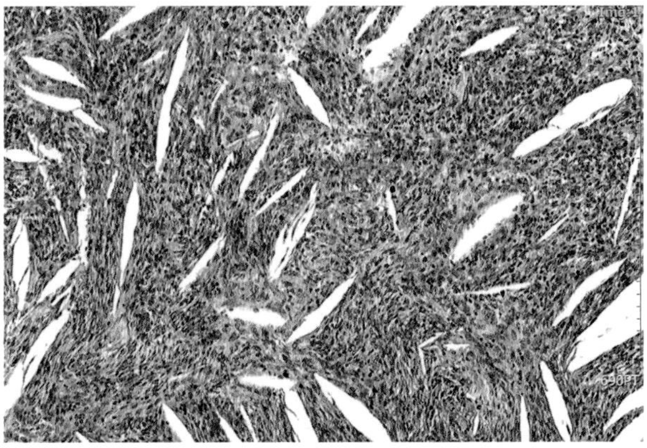

细胞瘤的病理学特点进行了深入的研究，在排除了许多含有破骨巨细胞的其他肿瘤或瘤样病变后，根据骨巨细胞瘤演变侵袭的不同程度，将其分为三个组织学等级。

Ⅰ级：良性。单核基质细胞较少，分布稀疏，形态及大小较一致，偶见核分裂象；多核巨细胞数量较多，细胞核也多（图2-7）。

Ⅱ级：中间型，介于Ⅰ级和Ⅲ级之间。单核基质细胞丰富，较密集，大小及形态差异较大，核分裂象常见；多核巨细胞分布不均，体积缩小（图2-8）。

图2-9　病理Ⅲ级。单核基质细胞极丰富而密集，形状不规则，核分裂象多见，并可见病理性核分裂；多核巨细胞数量少，有明显异型性（放大倍数：100倍）

Ⅲ级：恶性。单核基质细胞极丰富而密集，形状不规则，细胞核大小不一，核分裂象多见，并可见病理性核分裂；多核巨细胞数量少，体积小，细胞核数量少且有明显异型性（图2-9）。

二、Jaffe分级的争议及局限性

在Jaffe的分级标准中，认为骨巨细胞瘤预后与病理组织学分级有关。Ⅰ级基本为良性，侵袭性低；Ⅲ级为恶性肿瘤表现，易复发、易转移；Ⅱ级介于两者之间。但是在临床应用中，人们逐渐发现骨巨细胞瘤的病理分级与临床观察到的生物学行为并不完全一致，例如，有时病理Ⅰ级的肿瘤也出现了浸润性生长，甚至发生了远处转移等恶性表现。因此，半个世纪以来，人们对Jaffe分级的价值及实用性展开了持续的争论。

除了Jaffe分级不能准确反映骨巨细胞瘤的复发转移风险外，在临床工作和研究中，人们还发现，Jaffe分级与反映肿瘤增殖倾向和预后的免疫组化指标大小并不完全平行，表明Jaffe分级系统无法完全提示肿瘤的增殖情况和预后。在与后来得到广泛认可的Enneking分期和Campanacci分级的比较中，Jaffe和Enneking分期、Campanacci分级的关联性也不是很好。此外，Jaffe分级完全依赖于病理医师的主观判断，缺乏客观指标，而在许多医院，骨巨细胞瘤甚至是骨肿瘤的手术量并不多，病理医师对肿瘤分级的经验往往不足，不同病理医师对同一标本的病理分级判定也常存在差别，这些都极大影响了Jaffe分级的可靠性和应用。

由于单独依据组织学特征对骨巨细胞瘤进行分级并不能准确反映肿瘤的生物学行为，甚至可能造成误导。尤其是对于病理Ⅰ级的肿瘤，如果不通过临床病史及影像学表现综合判断，仅依据病理结果行病灶刮除手术，则可能延误最佳的治疗时机，导致肿瘤的快速复发及远处转移。为了建立更适用于临床的分期分级系统，Enneking和Campanacci分别提出了不同的骨巨细胞瘤分期或分级方法（详见本书第四章第五节），其可靠性都已得到临床的检验。通过临床、影像学、病理“三结合”的方法，综合分析肿瘤的病史、影像学表现、组织学特征，才能有效地指导治疗和判断预后。

三、总结

Jaffe分级对骨巨细胞瘤的复发、转移及预后的风险评估能力有限，且完全依赖于病理诊断医师的经验，从而限制了它的应用价值。不过，即使在临床实践中，Enneking分期和Campanacci分级都能对骨巨细胞瘤的侵袭性、术后复发率及预后做出良好的判断，这也并不代表我们可以完全摒弃Jaffe分级。病理学是临床诊断的“金标准”，笔者认为，Enneking分期和Campanacci分级是对单纯依靠病理表现的Jaffe分级的良好补充，只有通过临床、影像学、病理“三结合”的方法，综合分析肿瘤的病史、影像学表现、组织学特征，才能有效地指导治疗和判断预后。

（刘畅）

参考文献

[1] Fletcher C, Unni K, Mertens F. 软组织与骨肿瘤病理学和遗传学[M]. 程虹，等，译. 北京：人民卫生出版社，2006: 367–372.

[2] Thomas DM, Skubitz KM. Giant cell tumour of bone[J]. Curr Opin Oncol, 2009, 21(4): 338–344.

[3] Sobti A, Agrawal P, Agarwala S, et al. Giant cell tumor of bone — an overview[J]. Arch Bone Jt Surg, 2016, 4(1): 2–9.

[4] Raskin KA, Schwab JH, Mankin HJ. Giant cell tumor of bone[J]. J Am Acad Orthop Surg, 2013, 21(2): 118–126.

[5] Chakarun CJ, Forrester DM, Gottsegen CJ, et al. Giant cell tumor of bone: review, mimics, and new developments in treatment[J]. Radiographics, 2013, 33(1): 197–211.

[6] Cowan RW, Singh G. Giant cell tumor of bone: a basic science perspective[J]. Bone, 2013, 52(1): 238–246.

[7] Werner M. Giant cell tumour of bone: morphological, biological and histogenetical aspects[J]. Int Orthop, 2006, 30(6): 484–489.

[8] van der Heijden L, Dijkstra PD, van de Sande MA. The clinical approach toward giant cell tumor of bone[J]. Oncologist, 2014, 19(5): 550–561.

[9] Gupta R, Seethalakshmi V, Jambhekar NA, et al. Clinicopathologic profile of 470 giant cell tumors of bone from a cancer hospital in western India[J]. Ann Diagn Pathol, 2008, 12(4): 239–248.

[10] 王桂勇，陈志伟. 骨巨细胞瘤的组织病理学特性和基因表达研究进展[J]. 吉林医学，2009，30(19): 2376–2378.

[11] Wülling M, Delling G, Kaiser E. The origin of the neoplastic stromal cell in giant cell tumor of bone[J]. Hum Pathol, 2003, 34(10): 983–993.

[12] Gong L, Liu W, Sun X, et al. Histological and clinical characteristics of malignant giant cell tumor of bone[J]. Virchows Arch, 2012, 460(3): 327–334.

[13] 赵立明，苗军，胡永成. 骨巨细胞瘤多学科联合的诊治进展[J]. 天津医科大学学报，2016，22(1): 90–93.

[14] Balla P, Moskovszky L, Sapi Z, et al. Epidermal growth factor receptor signalling contributes to osteoblastic stromal cell proliferation, osteoclastogenesis and disease progression in giant cell tumour of bone[J]. Histopathology, 2011, 59(3): 376–389.
[15] Bertoni F, Bacchini P, Staals EL. Giant cell-rich osteosareoma[J]. Orthopedics, 2003, 26(2): 179–181.
[16] 黄瑾，蒋智铭，张惠箴.富于巨细胞的骨肉瘤和骨巨细胞瘤的临床病理鉴别诊断[J].中华病理学杂志，2014，43(6): 379–382.
[17] 方义杰，洪国斌，卢慧芳，等.棕色瘤的临床病理特征及影像学表现[J]. 中华医学杂志，2015，95(45): 3691–3694.
[18] Bandeira F, Cusano NE, Silva BC, et al. Bone disease in primary hyperparathyroidism[J]. Arq Bras Endocrinol Metabol, 2014, 58(5): 553–561.
[19] 韩跃虎，杨柳，黄景辉. CD147、PCNA、VEGF和MMPs在骨巨细胞瘤中的表达及临床意义[J].中国骨与关节外科，2012，5(1): 65–71.
[20] 李颖智，金海鸿，秦悦洋，等. VEGF、MMP-9表达水平与骨巨细胞瘤侵袭性相关性[J].中国实验诊断学，2013，17(11): 1989–1991.
[21] Schocdel KE, Greco MA, Stetler Stevenson WG, et al. Expression of metalloproteinase and tissue inhibitors of metalloproteinases in giant cell tumor of bone: an immunohistochemical study with clinical correlation[J]. Hum Pathol, 1996, 27(11): 1144–1148.
[22] Dickson BC, Li SQ, Wunder JS, et al. Giant cell tumor of bone express p63[J]. Mod Pathol, 2008, 21(4): 369–375.
[23] Lee CH, Espinosa I, Jensen KC, et al. Gene expression profiling identifies p63 as a diagnostic marker for giant cell tumor of the bone[J]. Mod Pathol, 2008, 21(5): 531–539.
[24] Yu W, Liu J, Xiong X, et al. Expression of MMP9 and CD147 in invasive squamous cell carcinoma of the uterine cervix and their implication[J]. Pathol Res Pract, 2009, 205(10): 709–715.
[25] Kanekura T, Chen X, Kanzaki T. Basigin(CD 147) is expressed on melanoma cells and induces tumor cell invasion by stimulating production of matrix metalloproteinases by fibroblasts[J]. Int J Cancer, 2002, 99(4): 520–528.
[26] Yurehenko V, Constant S, Eisenmesser E, et al. Cyclophilin CD147 interactions: a new target for anti-inflammatory therapeutics[J]. Clin Exp Immunol, 2010, 160(3): 305–317.
[27] Knowles HJ, Athanasou NA. Hypoxia-inducible factor is expressed in giant cell tumour of bone and mediates paracrine effects of hypoxia on monocyte-osteoclast differentiation via induction of VEGF[J]. J Pathol, 2008, 215(1): 56–66.
[28] Kumta SM, Huang L, Cheng YY, et al. Expression of VEGF and MMP-9 in giant cell tumor of bone and other osteolytic lesions[J]. Life Sci, 2003, 73(11): 1427–1436.
[29] Oda Y, Sakamoto A, Saito T, et al. Secondary malignant giant-cell tumour of bone: molecular abnormalities of p53 and H-ras gene correlated with malignant transformation[J]. Histopathology, 2001, 39(6): 629–637.
[30] Yalcinkaya U, Ugras N, Kabul S, et al. Prognostic value of p53 protein expression in giant cell tumor of bone[J]. Pol J Pathol, 2015, 66(4): 389–396.
[31] Saito T, Mitomi H, Izumi H, et al. A case of secondary malignant giant-cell tumor of bone with p53 mutation after long-term follow-up[J]. Hum Pathol, 2011, 42(5): 727–733.
[32] Saito T, Mitomi H, Suehara Y, et al. A case of de novo secondary malignant giant-cell tumor of bone with loss of heterozygosity of p53 gene that transformed within a short-term follow-up[J]. Pathol Res Pract, 2011, 207(10): 664–669.

第三章

分子生物学

第一节　RANK信号通路与骨巨细胞瘤

一、概述

骨巨细胞瘤是一种良性、局部侵袭性的骨肿瘤，好发于青年人，以骨溶解、骨破坏为主要表现，并有恶变的倾向。恶性骨巨细胞瘤可出现肺转移，危及患者生命。组织病理学上，骨巨细胞瘤由梭形单核基质细胞、破骨细胞样多核巨细胞和其他单核细胞组成。

骨巨细胞瘤最初被定性为恶性肿瘤，外科治疗主要为截肢手术或肿瘤大范围切除后融合关节。此后，病理学家和临床工作者逐步发现骨巨细胞瘤具备良性的组织学特点和临床进程，病灶扩大刮除手术成了主要的外科治疗手段，但术后肿瘤的复发率极高。据统计，单纯行肿瘤刮除治疗，复发率可达到15%～48%；肿瘤刮除后病灶局部使用灭活处理后，复发率为12%～20%。自20世纪90年代初期，双膦酸盐成为良性和恶性骨病的标准治疗。唑来膦酸是最常用的双膦酸盐药物。双膦酸盐的使用使骨巨细胞瘤术后的局部复发率降到了5%左右。

20世纪90年代后期，随着RANKL-RANK-OPG通路的发现，骨巨细胞瘤的治疗再次出现了里程碑式的进展。研究表明，RANKL-RANK-OPG通路是骨再生的关键信号通路，在前体细胞向多核破骨细胞分化和激活破骨细胞引起骨吸收中，都扮演着重要角色。骨处于持续动态重塑的过程，由成骨细胞和破骨细胞分别介导骨形成和骨溶解，在整体调控的作用下处于骨量相对恒定的动态平衡状态。而在骨巨细胞瘤中，RANKL出现高表达，从而会引起骨生成和骨溶解的失衡，增加了破骨细胞介导的骨破坏、骨转移和骨肿瘤的侵袭。该机制的阐明，为骨巨细胞瘤的治疗提供了新的靶点。

地诺单抗是一种单克隆抗体，以RANKL为靶点且具有高亲和性和特异性。一些大型Ⅲ期研究已经显示，在减少因骨转移癌造成的骨破坏上，地诺单抗比双膦酸盐更有效。一些临床研究显示，骨巨细胞瘤患者使用地诺单抗治疗后获得了良好的收益。地诺单抗的出现为骨巨细胞瘤的治疗开启了一个崭新的方向。

此外有研究显示，除了是骨重建的关键信号通路，RANK通路在淋巴结形成与存活、树突状细胞活化、B细胞分化、孕期乳腺增殖、胸腺微环境的建立、T细胞活化、炎症期体温变化等方面，都发挥着必不可少的作用。RANKL还被认为与多发性骨髓瘤、乳腺癌转移、前列腺癌等疾病引起的骨并发症有关。

本章节主要对RANKL-RANK-OPG通路进行介绍，并阐释其与骨巨细胞瘤发病机制、侵袭性之间的联系。

二、RANK信号通路的组成

RANK信号通路有三个关键组成，分别是：核因子κB受体激活因子配体(receptor activator of nuclear factor-κB ligand, RANKL)、核因子κB受体激活因子(receptor activator of nuclear factor-κB, RANK)和骨保护素(osteoprotegerin, OPG)。文献中三者常被表示为“RANKL/RANK/OPG”或“RANKL-RANK-OPG”。三者之间相互作用，调整骨形成和骨吸收之间的平衡，维持骨量。

（一）核因子κB受体激活因子配体

RANKL又被称为肿瘤坏死因子相关的活化诱导细胞因子(tumor necrosis factor-related activation-induced cytokine, TRANCE)、破骨细胞分化因子(osteoclast differentiation factor, ODF)、骨保护素配体(osteoprotegerin ligand)等。RANKL是肿瘤坏死因子超家族的成员，由包括成骨细胞、基质细胞和淋巴细胞在内的多种类型的细胞表达。RANKL蛋白属Ⅱ型跨膜蛋白，它既可与破骨细胞前体表面的RANK结合，产生转录活化信号，促进前体细胞向多核破骨细胞的分化，也可以与其诱饵受体——OPG结合，从而减少与RANK的结合，避免过度的骨溶解，维持骨的完整性。研究发现，缺乏RANKL的小鼠可以出现骨硬化、牙萌出失败，显示出RANKL对破骨细胞成熟和发挥功能具有促进作用。

（二）核因子κB受体激活因子

RANK属于与RANKL同源的肿瘤坏死因子受体超家族，由造血细胞中的破骨细胞前体表达于细胞表面，是RANKL的信号受体。RANK属于Ⅰ型跨膜蛋白，自身没有催化活性。RANK与RANKL结合后，可刺激细胞内的肿瘤坏死因子受体相关因子(tumor necrosis factor receptor-associated factors, TRAFs，包括TRAF1、TRAF2、TRAF3、TRAF5和TRAF6)集聚到RANK胞质区，以转换信号，继而通过一系列相关信号转导因子，向细胞内传递信号，促进破骨细胞的形成、活化和存活，并引起骨吸收。

（三）骨保护素

OPG属于肿瘤坏死因子受体超家族，属分泌型糖蛋白，由破骨细胞和有成骨作用的干细胞分泌。OPG有7个结构域(D1～D7)。其中，D1～D4区为半胱氨酸含量丰富区域，位于N端，主要功能是抑制破骨细胞分化和骨吸收；D5、D6区是位于C端的高度同源的两个区域，为死亡域；D7区含有肝素结合位点，可通过N端糖基化，形成巯基化二聚体。OPG实质上是RANKL的诱饵受体，它可与RANKL家族竞争性结合，从而阻止RANKL与RANK结合，达到抑制破骨细胞形成、成熟的目的，从而避免过度的骨溶解，使骨形成和骨吸收处于平衡状态。研究显示，缺乏OPG的小鼠会有骨质缺乏的表现。

三、RANK信号通路的信号传导

如前所述，RANK与RANKL结合后，可激活TRAFs集聚到RANK胞质区，以转换信号。目前，

RANK信号通路在细胞内的介质还不能完全明确，包括NF-κB在内的多种分子的特性和作用还需要大量的研究探索。在生理条件下，目前所知的细胞内RANK信号通路如图3-1所示，主要分为以下几个部分。

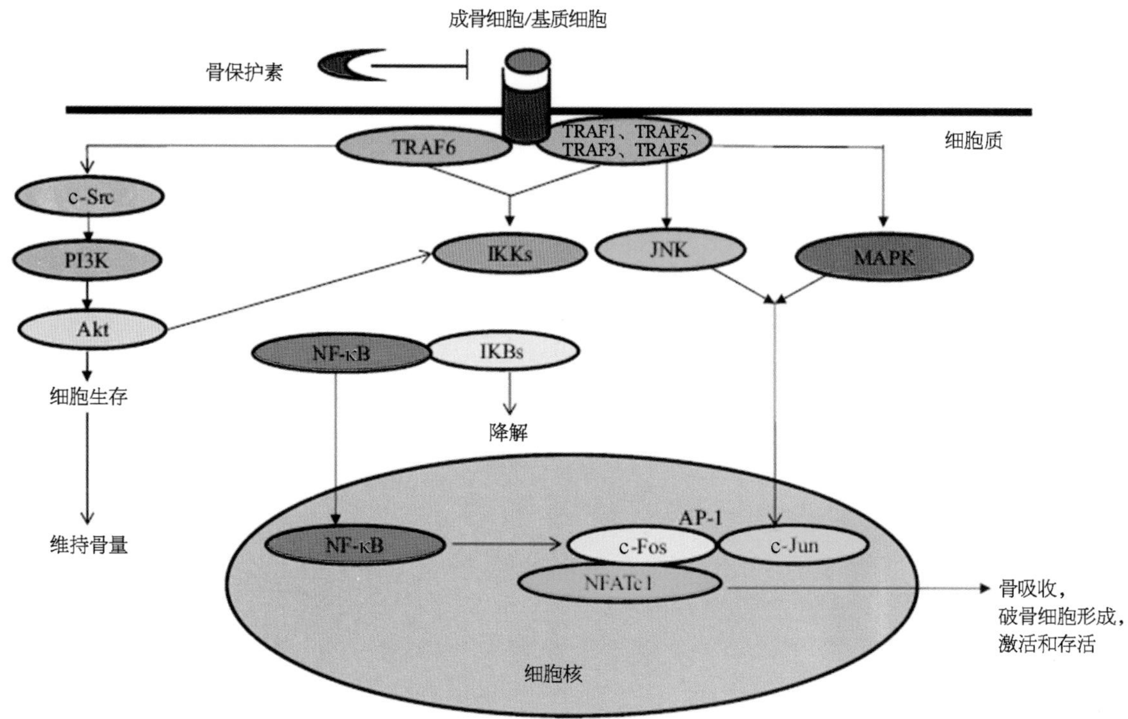

图3-1　正常的破骨细胞生成的RANK-RANKL-OPG通路。成骨细胞生成的RANKL与位于破骨细胞前体表面的RANK结合，集聚细胞内的TRAFs（肿瘤坏死因子受体相关因子），继而激活MAPK（促细胞分裂活性的蛋白激酶）、NF-κB（核因子κB受体）和JNK（c-Jun N端酶）通路，接着激活AP1（由c-Fos和c-Jun组成）。NF-κB相关激酶的激活引起IKKs（I-KappaB酶）的激活，促进NF-κB抑制剂IKBs（I-KappaBs）的蛋白酶降解。IKBs的下调显露NF-κB核定位序列，使其进入细胞核。在细胞核中，NF-κB增加c-Fos的表达。c-Fos与NFATc1（激活T细胞核因子1）相互作用，调控用于破骨细胞分化的基因表达。RANK还和TRAF6结合，继而与c-Src相互作用，促进PI3K/Akt信号传导通路，介导内皮细胞存活对多核破骨细胞的影响，维持骨的完整性，也在IKKs的磷酸化中发挥重要作用。OPG抑制RANKL和RANK结合，通过与RANKL结合防止过度的骨溶解［图片来源：Wu PF, Tang JY, Li KH. RANK pathway in giant cell tumor of bone: pathogenesis and therapeutic aspects［J］. Tumour Biol, 2015,36(2): 495-501.］

（一）RANK通路引起破骨细胞活化的机制

破骨细胞前体表面的RANK和TRAF1、TRAF2、TRAF3、TRAF5结合后，引起促分裂原活化的蛋白激酶（mitogen-activated protein kinase, MAPK）、核因子κB受体（NF-κB）和c-Jun N端酶（c-Jun N-terminal kinase, JNK）的激活，继而引起c-Jun的磷酸化和转录因子的激活，活化细胞核内的蛋白-1（protein-1, AP-1）。

此外，NF-κB诱导激酶的激活引起I-KappaB酶（I-KappaB kinases, IKKs）的活化，IKKs依次磷酸化抑制蛋白I-KappaBs表面的丝氨酸残余，以此为目标降解蛋白酶体。I-KappaB的降解暴露了NF-κB核定位序列，使NF-κB能够进入细胞核。

在细胞核中，NF-κB增加了c-Fos（一种转录因子，是AP-1的成分）的表达。c-Fos与激活T细胞核因子1（NFATc1，破骨细胞生成的主要调控因子）相互作用，调节破骨细胞分化所需基因的表达，从而促进破骨细胞形成、活化和存活，引起骨溶解。

另外，与RANKL结合的RANK，在细胞质内的部分还可以与TRAF6等分子产生相互作用，TRAF6可以加强c-Src激酶的活性，引起NF-κB、AP-1、IKKs等信号分子的磷酸化作用，促进破骨细胞的形成和发挥功能。

（二）RANK通路中的骨保护机制

RANK通路中的骨保护机制主要包括OPG的作用和TRAF6的作用两个方面。

一方面，诱饵受体OPG通过与RANKL结合，阻止RANKL与RANK的作用，从而防止破骨细胞的形成和活化，防止过度的骨溶解。在体内，当破骨细胞前体活化并分化为破骨细胞时，RANKL/OPG比值升高；反之，当未分化的成骨细胞前体分化为成熟的成骨细胞时，RANKL/OPG比值减少。

另一方面，TRAF6与c-Src的相互作用，可以刺激PI3K/Akt（磷脂酰肌醇3-激酶/蛋白激酶B）信号传导通路，介导多核破骨细胞的内皮细胞存活效应和维持骨骼完整性。

总而言之，RANKL和OPG相互作用的平衡，是破骨细胞生成、骨重塑、骨量和骨完整性维持等的重要决定因素。但是，基因突变等原因可能引起RANKL-RANK-OPG通路的失调，导致该通路组成成分表达的异常，从而使骨形成和骨吸收之间失衡，并最终导致骨量改变。肿瘤中如果出现RANKL的过表达，则可能增加破骨细胞介导的骨破坏，使肿瘤侵袭性增加，并增加骨转移和远处转移的风险。

四、RANK通路异常与骨巨细胞瘤

骨完整性的维持需要依靠骨重建过程中调控的平衡。RANK通路是维持骨溶解和骨形成之间平衡的关键通路。但是，在肿瘤中，该平衡可能因为肿瘤细胞的作用而打乱，形成溶骨或成骨的病灶。

目前的研究显示，RANKL-RANK-OPG通路与骨巨细胞瘤的发病机制密切相关。RANKL对破骨细胞的分化、功能和生存而言必不可少，而且能够增加肿瘤细胞的迁移和侵袭特性。许多研究显示，RANKL在骨巨细胞瘤的单核基质细胞中高水平表达，这被认为是肿瘤发病和发展的关键。也有报道，间充质基质细胞中RANKL的过度表达，可以刺激单核细胞形成多核破骨细胞样巨细胞，导致肿瘤部位骨的过度吸收，并导致肿瘤中这些细胞具有侵袭的溶骨特性。

骨巨细胞瘤中，肿瘤细胞分泌细胞因子（tumor cells secret cytokine）和肿瘤衍生生长因子（tumor-derived growth factor），如白介素-1β、白介素-6、白介素-8、白介素-11、白介素-17、巨噬细胞集落刺激因子（macrophage colony-stimulating factor, M-CSF）、肿瘤坏死因子-α（TNF-α）、甲状旁腺素释放蛋白（parathyroid hormone-releasing protein, PTHrP）、前列腺素E（prostaglandin E, PGE_2）等，参与RANKL-RANK系统。这些因子在成骨细胞中，或增加RANKL的表达，或降低OPG的表达，从而使RANK/OPG比值升高，引起破骨细胞分化增加、功能增强，从而增加了骨重建及发生差错的概率。破骨细胞活性的增强还使骨的微环境发生改变，如钙的水平增加、来自骨基质的活化的生长因子释放、来自活化的破骨细胞的骨衍生生长因子［包括转化生长因子-β（transforming growth factor-β，TGF-β）、胰岛素样生长因子（insulin-like growth factors, IGFs）、成纤维细胞生长因子（fibroblast growth factors, FGFs）、血小板源生长因子（platelet-derived growth factor, PDGF）、骨形态发生蛋白（bone morphogenetic proteins, BMPs）]增加等。这些改变增加了破骨细胞介导的骨吸收和骨破坏，帮助肿瘤细胞增殖，引起严重的临床症状，并出现恶性循环（图3-2）。

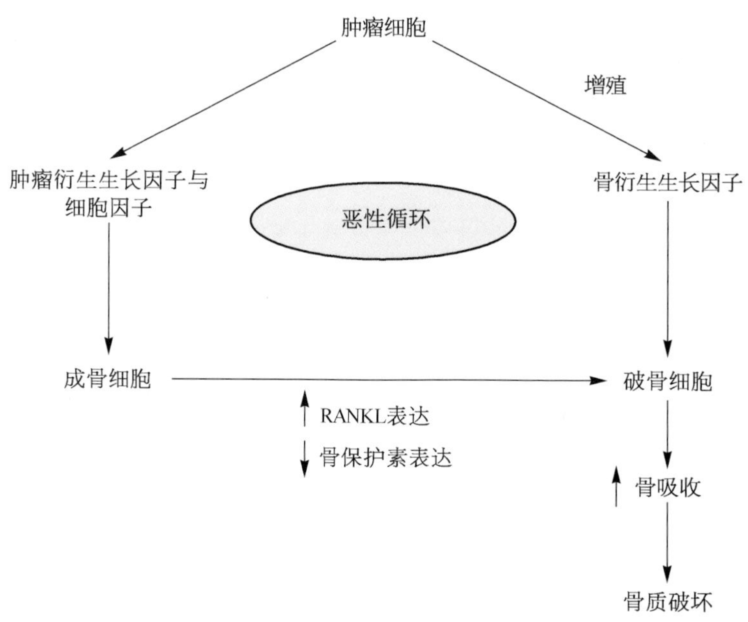

图3-2　骨巨细胞瘤的RANKL-RANK-OPG通路。骨巨细胞瘤中，肿瘤细胞分泌细胞因子和肿瘤衍生生长因子参与RANKL-RANK通路。成骨细胞中RANKL/OPG比值的增加引起破骨细胞分化和功能的增加。活化的破骨细胞增加骨衍生生长因子，引起破骨细胞介导的骨溶解和破坏的增加，并促进肿瘤细胞增殖[图片来源：Wu PF, Tang JY, Li KH. RANK pathway in giant cell tumor of bone: pathogenesis and therapeutic aspects[J]. Tumour Biol, 2015,36(2): 495-501.]

在骨巨细胞瘤中，RANKL在基质细胞中的高表达，使其被普遍认为是骨巨细胞瘤发病的关键。骨巨细胞瘤似乎还代表了一种高度专业化的肿瘤与宿主相互依赖的形式，概括起来就是正常成骨细胞与破骨细胞关联的肿瘤形式。骨巨细胞瘤的基质细胞有不成熟的成骨细胞表型，其部分转录成分包括RANKL和其他早期成骨细胞系标记物。基质细胞高水平表达RANKL的遗传基础目前还不完全了解。遗传学研究没有发现基质细胞中存在RANKL相关基因的改变及和骨巨细胞瘤有关的细胞结构改变。此外，有研究发现，如果将这些基质细胞从骨巨细胞瘤中分离出来进行培养，其表达RANKL的能力会迅速丧失，这提示基质细胞表达RANKL的能力可能来自所处的细胞环境而非其自身基因的改变。有研究者猜测可能是来自巨细胞的还未被发现的信号参与了基质细胞不成熟成骨细胞表型的维持，并使其高水平表达RANKL。

RANK通路的发现，为骨巨细胞瘤的治疗提供了新的靶点。研究发现，抑制RANKL不仅能降低骨吸收率，而且可能还能抑制骨转移的进展。在动物模型中，通过将RANKL与骨保护素-Fc或RANK-Fc重组抗体结合来抑制RANKL活性，可以明确地显示出对RANKL诱导的破骨细胞生成和功能的抑制。地诺单抗作为一种完全的人单克隆抗体，以RANKL为靶点且具有高亲和性和特异性（图3-3）。许多临床Ⅱ、Ⅲ期研究显示，骨巨细胞瘤患者应用地诺单抗后，病灶明显缩小，影像学检查发现骨破坏减少，病灶内骨量增加，甚至在之后的再次活检中，病理学上明确的巨细胞几乎消失。而一些处于进展期或手术无法切除的骨巨细胞瘤患者，使用地诺单抗治疗后，骨破坏减少，病灶内骨密度增加。地诺单抗的出现为骨巨细胞瘤的治疗开启了一个崭新的方向，其在骨巨细胞瘤治疗中的应

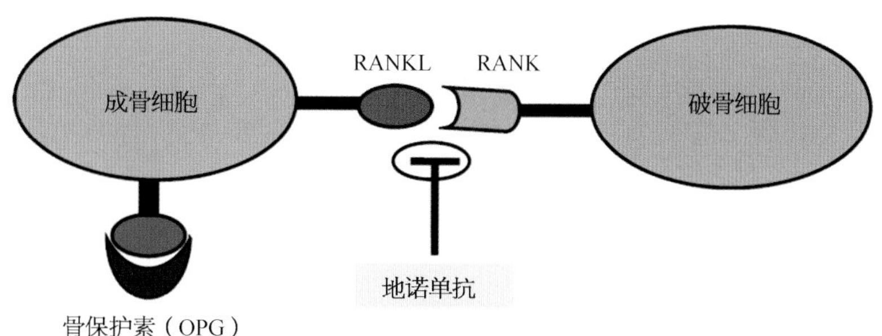

图3-3 地诺单抗与成骨细胞（osteoblast）表面的RANKL结合，抑制RANKL与破骨细胞（osteoclast）表面RANK的结合，抑制破骨细胞活性［图片来源：Wu PF, Tang JY, Li KH. RANK pathway in giant cell tumor of bone: pathogenesis and therapeutic aspects［J］. Tumour Biol, 2015, 36（2）: 495–501.］

用，将在本书骨巨细胞瘤治疗的章节中详细阐述。

当然，RANK通路并不是骨巨细胞瘤产生和进展的唯一信号通路。例如，骨巨细胞瘤还存在一个缺氧–血管生成轴的通路。研究发现，低氧可诱导破骨细胞生成。低氧诱导因子–1α（hypoxia-inducible factor 1α, HIF–1α）和VEGF在骨巨细胞瘤中由基质细胞表达。VEGF是HIF1α的一个转录靶点，有报道其支持CSF–1驱动的破骨细胞生成。

第二节 巨细胞形成过程及可能的细胞机制

骨巨细胞瘤由多种细胞类型组成，肿瘤的显著特点是含有许多多核巨细胞。这些多核巨细胞均匀分布于单核梭形基质细胞和其他单核细胞之间。目前的研究表明，多核巨细胞来源于造血系统的前体细胞，其合成由梭形基质细胞介导和调节，并与破骨细胞的生成十分相似。实际上，多核巨细胞也具有许多破骨细胞的特性。目前对于巨细胞形成的详细过程和细胞机制仍不完全清楚，本节将综合现有的研究成果进行阐述。

一、巨细胞的形成过程

研究表明，巨细胞是由单核细胞集聚并融合而形成，包括单核细胞集聚、单核细胞增殖分化、单核细胞融合三个阶段。

（一）基质细胞促进单核细胞集聚

在本阶段，由基质细胞生成趋化因子，包括基质细胞衍生因子–1（stromal cell-derived factor–1, SDF–1）、单核细胞趋化蛋白–1（monocyte chemoattractant protein–1, MCP–1）、RANKL、转化生长因子等。这些趋化因子可以使单核细胞在肿瘤组织内集聚。这些单核细胞来源于CD14和CD34阳性的前体细胞，该前体细胞也表达趋化因子受体CXCR4（SDF–1的受体）。

此外，基质细胞表达的VEGF也可能参与单核细胞的集聚。

（二）单核细胞增殖分化

集聚单核细胞后，基质细胞合成并分泌M-CSF和白介素-34（IL-34），它们与表达于单核细胞表面的集落刺激因子-1受体（colony stimulating factor 1 receptor, CSF-1R）作用，使单核细胞进一步增殖和分化。

另外，有研究表明，M-CSF可以诱导单核细胞在细胞表面表达RANK。RANK是单核细胞融合成巨细胞的关键成分之一。

（三）单核细胞融合成巨细胞

在单核细胞增殖及分化后，基质细胞分泌的RANKL与单核细胞表面表达的RANK结合，从而激活一系列信号传导通路，使单核细胞借助缝隙连接，融合形成多核巨细胞。

此外，有研究表明，基质细胞还可分泌B细胞活化因子、神经生长因子、胰岛素样生长因子等，通过其他途径促进单核细胞的融合。

二、单核细胞融合成巨细胞的可能机制

单核细胞集聚生成巨细胞的具体过程和机制目前仍不完全清楚。有研究显示，$CD33^+$的单核细胞是巨细胞的一个完整组成部分。$CD14^+$的单核细胞尽管在体外实验中能够独立形成破骨细胞，但是在骨巨细胞瘤中，它们与$CD33^+$的多核细胞联合聚集，可能最终并入$CD33^+$巨细胞。然而，巨细胞一经形成，一些包括CD14和HLA-DR在内的造血系统来源的标记物便不再出现。

在体外实验中还发现，基质细胞能够在不与单核细胞接触的情况下，诱导外周血单核细胞和鼠类的RAW 264.7单核细胞系生成破骨细胞，而在肿瘤中发现了可溶解RANKL的基质金属蛋白酶MMP-3、MMP-14和TNF-α转化酶，因此可溶的RANKL可能来自剪接作用或蛋白水解。在体外试验中，研究者还发现了一些不需要RANKL而促进破骨细胞生成的通路，因此还无法确定在骨巨细胞瘤中是否存在可溶的RANKL。

RANKL对RANK的刺激，有力地诱导了NFATc1的表达。NFATc1是破骨细胞生成必需的转录因子，能够直接调控多核破骨细胞相关因子（如组织蛋白酶K、TRAP、降钙素受体、β_3整合素等）的表达。此外，NFATc1在RANKL刺激后还参与自身的扩增。NFATc1可能也刺激破骨细胞刺激性跨膜蛋白（osteoclast stimulatory transmembrane protein, OC-STAMP）的表达。OC-STAMP和表达于单核细胞表面的树突细胞特异性跨膜蛋白（dendritic cell-specific transmembrane protein, DC-STAMP）配合，介导单核细胞的细胞融合。尽管单核细胞融合的机制仍不完全清楚，但据目前所知，RANKL潜在地通过一个还没发现的配体，诱导一些单核细胞内吞DC-STAMP，从而减少DC-STAMP在细胞表面的表达。细胞表面DC-STAMP表达减少的单核细胞比例越高，融合后的细胞体积越大，核越多。在骨巨细胞瘤中，DC-STAMP的表达是升高的。

去整合素样金属蛋白酶12（a disintegrin and metalloproteinase 12, ADAM 12）是细胞膜结合糖蛋白家族中的成员，与细胞融合及破骨细胞的形成密切相关。研究表明，ADAM也在骨巨细胞瘤中表达，提示其可能也参与了单核细胞融合为巨细胞的过程。

转录因子CCAAT/增强子结合蛋白β（transcription factor CCAAT/enhancer binding protein β, C/EBP β）的短亚型在骨巨细胞瘤的巨细胞中也有升高，提示其可能参与多核破骨细胞的形成。在基

质细胞中也存在C/EBP β表达升高，与促进RANKL表达增加有关。一些研究发现巨细胞也表达RANKL，因此C/EBP β表达升高可能同样有助于巨细胞自身的RANKL表达，从而使巨细胞也促进肿瘤中破骨细胞的生成。

三、总结

骨巨细胞瘤中，基质细胞分泌相关因子，促进单核细胞集聚，并融合形成多核巨细胞，而新生的多核巨细胞协同基质细胞一起促进更多的多核巨细胞形成。但有研究将基质细胞注入裸鼠皮下，发现并没有产生巨细胞。也有研究通过干预，增加植入鸡胚绒毛膜尿囊中肿瘤组织的血管化，也没有发现单核细胞集聚为巨细胞。因此，巨细胞的形成是体内多种细胞及细胞因子共同作用、相互协调的结果，目前巨细胞形成的机制仍未完全搞清。基质细胞主要通过集聚单核细胞，促进巨细胞形成，将研究的焦点转向骨巨细胞瘤的基质细胞，可能能够寻找到肿瘤治疗的新方法。

此外，基质细胞中RANKL表达升高及其他促进巨细胞形成的因子分泌增加的原因也还需要大量的探索。由于多核巨细胞在肿瘤的骨质破坏中发挥着主要作用，因此了解参与巨细胞形成的细胞因子及它们的相互作用、细胞机制，以及引起这些细胞因子增加的原因，将有助于针对性地研发靶向药物。通过特异性药物限制单核细胞的集聚，或使用血管生成抑制剂来抑制巨细胞形成，从而避免巨细胞对骨质的破坏，减少骨巨细胞瘤的侵袭性，也许可以成为将来骨巨细胞瘤的治疗方向之一。

第三节　与骨巨细胞瘤骨溶解相关的细胞因子

局部骨破坏增加导致的骨溶解是骨巨细胞瘤的特征性表现之一，因此理解肿瘤引起骨溶解的机制十分重要。目前的研究表明，多核巨细胞在肿瘤的骨质破坏中发挥着主要作用，而基质细胞在主要参与介导和调节巨细胞的溶骨作用的同时，也部分参与骨溶解的过程。因此，虽然目前对骨巨细胞瘤中骨溶解的机制还没有完全阐明，但可以确定的是肿瘤中的骨溶解是不同细胞类型相互作用的结果。

一、骨巨细胞瘤中参与骨溶解的细胞因子

巨细胞是骨巨细胞瘤中骨溶解的要素。尽管基质细胞的存在能够增强骨溶解作用，但实验证实，巨细胞自身能够独立地吸收骨性成分。巨细胞能够表达破骨细胞必要的骨吸收成分——组织蛋白酶K（cathepsin K）、空泡的ATP酶（V-ATPase）和抗酒石酸酸性磷酸酶（TRACP）。组织蛋白酶K是一种溶酶体蛋白水解酶，能够在很大程度上溶解细胞基底膜、细胞外基质及结缔组织。V-ATPase能够去除骨质中的矿物质。TRACP可能使骨基质蛋白脱磷酸及帮助破骨细胞增殖。这些酶的存在显示巨细胞对骨质的吸收方式和破骨细胞的相同。

此外，在骨巨细胞瘤中，多种MMPs明显升高，主要包括MMP-2、MMP-9和MMP-13。MMPs在

肿瘤中已被明确的主要作用为降解细胞外基质，有利于肿瘤细胞穿越组织自然屏障，向身体各部位侵袭和转移，此外，MMPs还是重要的血管生成调节因子，与VEGF相互作用，促进血管内皮细胞迁徙，并促进血管生长。有研究表明，MMPs可能也涉及骨溶解过程的启动。在破骨细胞中，MMP-9和MMP-13能帮助破骨细胞前体迁移骨质内破骨细胞成熟的位置，还帮助破骨细胞迁移穿过胶原蛋白，显示MMPs对于趋化破骨细胞移动到骨吸收的位置这一过程十分重要。MMPs还能通过刺激破骨细胞平滑膜形成，进行骨溶解。在骨巨细胞瘤中，MMPs可能也参与巨细胞的趋化。有试验表明，基质细胞与巨细胞混合培养后在体外的骨吸收作用能被MMP-13抑制剂减弱。

另外，也有证据显示MMPs直接参与骨溶解。例如，MMPs在骨溶解过程中参与胶原蛋白溶解，破骨细胞对细胞外基质的降解作用可被MMPs特异的抑制剂所抑制。在使用特异性半胱氨酸蛋白酶或MMPs抑制剂后，颅骨溶解过程中的时间依赖作用显示，在经过脱盐和其后的被半胱氨酸蛋白酶消化之后，MMPs也参与了基质蛋白的溶解。此外，MMPs也参与骨形成，因为破骨细胞引起骨溶解后，骨内层细胞需要通过MMPs，在新的基质沉积之前除去残留的胶原。

除了组织蛋白酶和MMPs，巨细胞也表达细胞外基质金属蛋白酶诱导因子（extracellular matrix metalloproteinase inducer, EMMPRIN），即CD147。CD147是一种广泛表达于细胞表面的跨膜糖蛋白，现已证实其能通过多种方式刺激MMPs的生成，参与骨溶解过程。

一些金属蛋白酶组织抑制物（tissue inhibitor of metalloproteinases, TIMPs）也在骨巨细胞瘤中表达。TIMPs是MMPs的特异性抑制物，包括TIMP-1、TIMP-2和TIMP-3。生理条件下，TIMPs能够抑制MMPs的活性，通过两者之间的动态平衡，协同调节组织的吸收和重建。骨巨细胞瘤中，MMPs过度增高，导致了MMPs和TIMPs之间的不平衡，也是骨质过度吸收的原因之一。

转化生长因子-β_1（transforming growth factor-β_1, TGF-β_1）可能也参与了骨巨细胞瘤中巨细胞的趋化作用。生理状态下，TGF-β_1可以调整破骨细胞的形成和分化，趋化破骨细胞迁移，以及促进成熟破骨细胞的骨吸收。而在骨吸收及骨形成的局部微环境中，成骨细胞和破骨细胞也都能分泌和活化TGF -β，调节骨质吸收和骨质溶解之间的平衡。研究中发现，在骨巨细胞瘤的肿瘤内及周围的反应区域中，都存在TGF-β_1基因转录物。在骨巨细胞瘤的体外培养液中，TGF-β_1对正常破骨细胞及其前体具有趋化作用，该趋化作用可被TGF-β_1抗体抑制。以上研究说明，骨巨细胞瘤能合成分泌TGF-β_1，并趋化破骨细胞及其前体聚集，融合成多核破骨细胞样巨细胞。

此外还有研究表明，IL-1β、IL-6和17β-雌二醇等因子可能也参与调控巨细胞引起的骨溶解。

本节中，图3-4总结了骨巨细胞瘤中基质细胞、单核细胞和多核巨细胞表达的多种关键组分。

二、总结

骨巨细胞瘤的溶骨性破坏是肿瘤中多种细胞类型和细胞因子共同作用的结果。多核巨细胞能够通过与正常破骨细胞相似的机制吸收骨质，基质细胞和多核巨细胞还能合成和分泌多种细胞因子，增强骨溶解作用。骨巨细胞瘤中还存在着骨质吸收和骨质溶解之间的失衡，导致骨质的过度溶解。总之，骨巨细胞瘤中存在着一个自刺激、自循环的体系，使骨破坏不断进行。

此外，骨巨细胞瘤和其他包含巨细胞的肿瘤，如巨细胞性肉芽肿、腱鞘巨细胞瘤、甲状旁腺功能亢进棕色瘤等，可能在细胞表型和功能上具备相似的特点。进一步了解这些含有巨细胞的肿瘤之间的异同，可能有助于进一步加深对骨巨细胞瘤发生、发展及其作用机制上的理解。

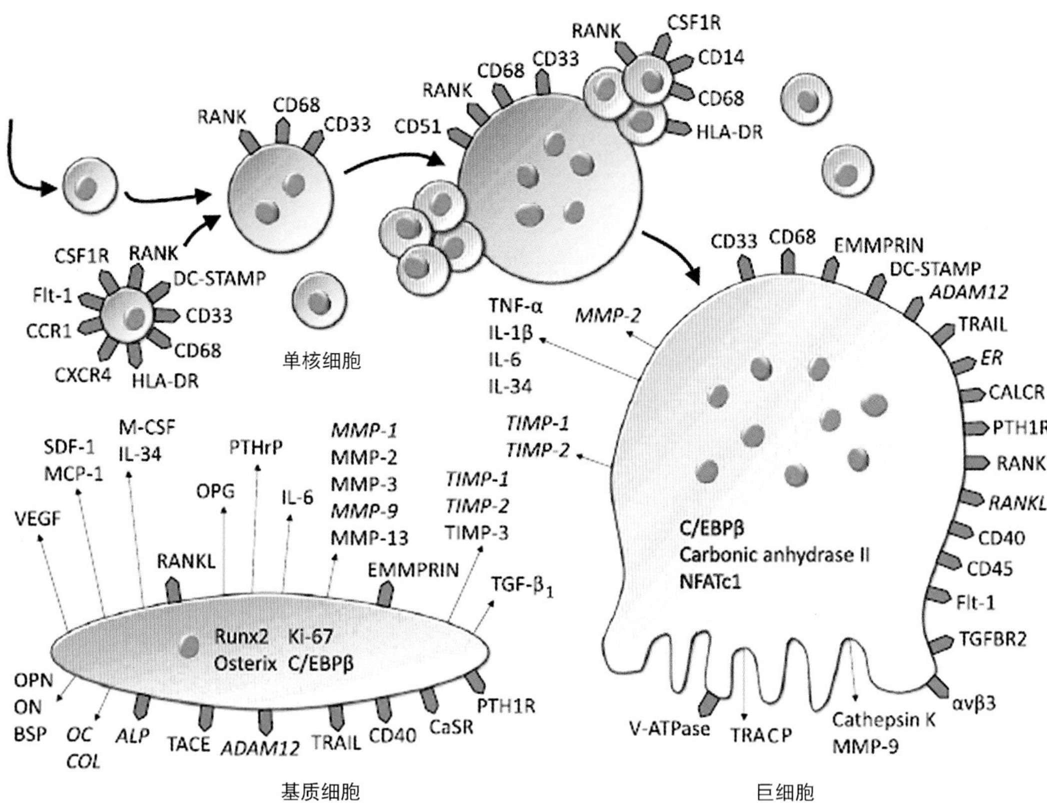

图3–4　显示梭形基质细胞、单核细胞和多核巨细胞表达的多个关键组分。蛋白质或者是分泌因子（如VEGF）、膜相关蛋白（如RANK），或者是核/胞质蛋白（如Runx2）。这些用斜体标注的蛋白表示是偶尔表达

OC，骨钙蛋白；ALP，碱性磷酸酶；COL，胶原蛋白；ON，骨粘连蛋白；BSP，骨唾液蛋白；TRAIL，肿瘤坏死因子相关凋亡诱导配体；CALCR，降钙素受体；ER，雌激素受体；TGFBR2，转化生长因子β受体Ⅱ型；CCR1，趋化因子（C—C结构域）受体1；CXCR4，趋化因子（C—C结构域）受体4；Cathepsin K，组织蛋白酶K；V-ATPase，空泡的ATP酶；TRACP，抗酒石酸酸性磷酸酶；MMP，基质金属蛋白酶；VEGF，血管内皮生长因子；EMMPRIN，细胞外基质金属蛋白酶诱导因子；TIMPs，金属蛋白酶组织抑制因子；TGF-β_1，转化生长因子-β_1［图片来源：Cowan RW, Singh G. Giant cell tumor of bone: a basic science perspective［J］. Bone, 2013, 52(1): 238–246.］

当前骨巨细胞瘤的靶向治疗策略，比如双膦酸盐、抗RANKL抗体地诺单抗等的使用，极大地改善了骨巨细胞瘤引起的骨溶解，取得了良好的效果。使用组织蛋白酶抑制剂或MMP特异性的抑制剂可能也能阻止肿瘤细胞引起的骨溶解。基质细胞分泌的因子能够增强巨细胞的溶骨作用，进一步探索基质细胞在骨溶解中的协同作用，可能也有助于开发药物延缓骨溶解的进展。但是，这些方法主要是用于改善肿瘤症状的，由于目前骨巨细胞瘤的病因仍然不明确，因此寻找引起肿瘤发展和引起骨溶解的根本启动因子，可能可以寻找到根治骨巨细胞瘤的方法。

（周振华，刘畅）

参考文献

［1］ Cowan RW, Singh G. Giant cell tumor of bone: a basic science perspective［J］. Bone, 2013, 52(1): 238–246.

［2］ Werner M. Giant cell tumour of bone: morphological, biological and histogenetical aspects［J］. Int Orthop, 2006, 30(6): 484–489.

［3］ Thomas DM, Skubitz KM. Giant cell tumour of bone［J］. Curr Opin Oncol, 2009, 21(4): 338–344.

[4] Sobti A, Agrawal P, Agarwala S, et al. Giant cell tumor of bone — an overview[J]. Arch Bone Jt Surg, 2016, 4(1): 2–9.

[5] Raskin KA, Schwab JH, Mankin HJ. Giant cell tumor of bone[J]. J Am Acad Orthop Surg, 2013, 21(2): 118–126.

[6] van der Heijden L, Dijkstra PD, van de Sande MA. The clinical approach toward giant cell tumor of bone[J]. Oncologist, 2014, 19(5): 550–561.

[7] 赵立明,苗军,胡永成.骨巨细胞瘤多学科联合的诊治进展[J].天津医科大学学报,2016,22(1): 90–93.

[8] Wu PF, Tang JY, Li KH. RANK pathway in giant cell tumor of bone: pathogenesis and therapeutic aspects[J]. Tumour Biol, 2015, 36(2): 495–501.

[9] Thomas DM. RANKL, denosumab, and giant cell tumor of bone[J]. Curr Opin Oncol, 2012, 24(4):397–403.

[10] Xu SF, Adams B, Yu XC, et al. Denosumab and giant cell tumour of bone—a review and future management considerations.Curr Oncol, 2013, 20(5): E442–447.

[11] Amanatullah DF, Clark TR, Lopez MJ, et al. Giant cell tumor of bone[J]. Orthopedics, 2014, 37(2): 112–120.

[12] Lewin J, Thomas D. Denosumab: a new treatment option for giant cell tumor of bone[J]. Drugs Today (Barc), 2013, 49(11): 693–700.

[13] 吕建敏. OPG/RANK/RANKL系统在实验动物骨骼发育营养需要评估中的应用[J].中国比较医学杂志,2015, 25(11): 76–80.

[14] Dougall WC. Molecular pathways: osteoclast-dependent and osteoclast-independent roles of the RANK/RANKL/OPG pathway in tumorigenesis and metastasis[J]. Clin Cancer Res, 2012, 18(2): 326–335.

[15] Dong SS, Liu XG, Chen Y, et al. Association analyses of RANK/RANKL/OPG gene polymorphisms with femoral neck compression strength index variation in Caucasians[J]. Calcif Tissue Int, 2009, 85(2): 104–112.

[16] Leibbrandt A, Penninger JM. RANK(L) as a key target for controlling bone loss[J]. Adv Exp Med Biol, 2009, 647: 130–145.

[17] Tanaka S. Signaling axis in osteoclast biology and therapeutic targeting in the RANK/RANKL/OPG system[J]. Am J Nephrol, 2007, 27(5): 466–478.

[18] Atkins GJ, Kostakis P, Vincent C, et al. RANK expression as a cell surface marker of human osteoclast precursors in peripheral blood, bone marrow, and giant cell tumors of bone[J]. J BoneMiner Res, 2006, 21(9): 1339–1349.

[19] Morgan T, Atkins GJ, Trivett MK, et al. Molecular profiling of giant cell tumor of bone and the osteoclastic localization of ligand for receptor activator of nuclear factor kappa B[J]. Am J Pathol, 2005, 167(1): 117–128.

[20] 王桂勇,陈志伟.骨巨细胞瘤的组织病理学特性和基因表达研究进展[J].吉林医学,2009,30(19): 2376–2378.

[21] Wu Z, Yin H, Liu T, et al. MiR–126–5p regulates osteoclast differentiation and bone resorption in giant cell tumor through inhibition of MMP–13[J]. Biochem Biophys Res Commun, 2014, 443(3): 944–949.

[22] Miyamoto H, Suzuki T, Miyauchi Y, et al. Osteoclast stimulatory transmembrane protein and dendritic cell-specific transmembrane protein cooperatively modulate cell-cell fusion to form osteoclasts and foreign body giant cells[J]. J Bone Miner Res, 2012, 27(6): 1289–1297.

[23] Mak IW, Seidlitz EP, Cowan RW, et al. Evidence for the role of matrix metalloproteinase–13 in bone resorption by giant cell tumor of bone[J]. Hum Pathol, 2010, 41(9): 1320–1329.

[24] Smink JJ, Tunn PU, Leutz A. Rapamycin inhibits osteoclast formation in giant cell tumor of bone through the C/EBP β–MafB axis[J]. J Mol Med (Berl), 2012, 90(1): 25–30.

[25] Forsyth RG, De Boeck G, Baelde JJ, et al. $CD33^{+}$ $CD14^{-}$ phenotype is characteristic of multinuclear osteoclast-like cells in giant cell tumor of bone[J]. J Bone Miner Res, 2009, 24(1): 70–77.

[26] Baud' huin M, Renault R, Charrier C, et al. Interleukin–34 is expressed by giant cell tumours of bone and plays a key role in RANKL-induced osteoclastogenesis[J]. J Pathol, 2010, 221(1): 77–86.

[27] Mensah KA, Ritchlin CT, Schwarz EM. RANKL induces heterogeneous DC–STAMP(lo) and DC–STAMP(hi) osteoclast precursors of which the DC–STAMP(lo) precursors are the master fusogens[J]. J Cell Physiol, 2010,

223(1): 76–83.

[28] 冉祥英，张惠箴，蒋智铭.骨巨细胞瘤侵袭性生物学行为的病理学研究进展[J].临床与实验病理学杂志，2013，29(10): 1119–1121.

[29] 兰杰，刘晓光，韦峰姜，等.骨巨细胞瘤生物学特性研究进展[J].中华外科杂志，2012，50(5): 468–470.

[30] Lindeman JH, Hanemaaijer R, Mulder A, et al. Cathepsin K is the principal protease in giant cell tumor of bone[J]. Am J Pathol, 2004, 165(2): 593–600.

[31] Itonaga I, Sabokbar A, Sun SG, et al. Transforming growth factor-beta induces osteoclast formation in the absence of RANKL[J]. Bone, 2004, 34(1): 57–64.

第四章

骨巨细胞瘤的诊断

第一节　临床表现

一、流行病学

骨巨细胞瘤占所有原发骨肿瘤的4%～5%，其发病年龄多为20～40岁，有报道显示女性较男性更为常见，但目前的流行病学研究显示不同性别之间骨巨细胞瘤发病无显著差异。

90%以上的骨巨细胞瘤发生于典型的长骨骨端，肿瘤往往延伸至关节软骨下甚至紧邻软骨，但关节腔或关节囊则很少受到侵犯。极少患者在骨骺未闭合前发病。骨巨细胞瘤的好发部位依次为股骨远端、胫骨近端、桡骨远端及骶骨。约有50%的患者发生于膝关节周围。其他常见的肿瘤部位包括腓骨头、股骨与肱骨近端等，骨盆骨巨细胞瘤较为罕见。大部分骨巨细胞瘤为单发病变，极少数患者(<1%)可同时或先后出现多个病灶，称为多中心骨巨细胞瘤，最常见于同侧膝关节周围。

二、症状及体征

（一）四肢骨巨细胞瘤

四肢骨巨细胞瘤的患者症状通常表现为不同程度的疼痛，可与活动相关，但许多患者也存在静息疼痛，抑或是夜间疼痛。与活动有关的疼痛主要是由于肿瘤导致的重要骨结构丢失及骨力学性能的丧失。静息疼痛及夜间疼痛则是肿瘤生长、肿瘤周围的骨膜扩张及肿瘤进展引起的骨膜反应导致。疼痛持续时间各有不同，但是大多数患者有3～6个月的病程，其症状表现并无特异性，不易与其他骨肿瘤相鉴别。患者通常表现出一种止痛步态以减轻患侧不适。查体可发现一处区域的直接触痛，软组织肿胀及有肿块。

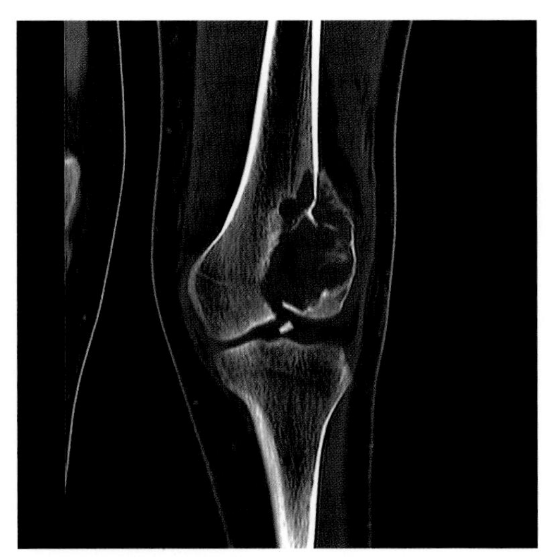

图4-1　CT显示左股骨远端骨巨细胞瘤伴关节内病理性骨折、前交叉韧带起点撕脱骨折

病理性骨折可发生于长骨溶骨性破坏部分，并成为首次疼痛及就诊的原因，初次诊断时，有大约12%的患者合并有病理性骨折，尤其是在承重骨上(图4-1)。由

于重力发生在长骨骨骺区域，故骨折线可延伸穿过关节面。在这种情形下，肿瘤处理及重建将变得特别困难。如果关节连续性好，有时候等待骨折愈合后再行手术更为合适。有学者研究发现，合并有病理性骨折的骨巨细胞瘤其侵袭性更高，局部复发与转移扩散的风险更大。但也有人认为，没有数据表明病理性骨折增加复发及转移的风险。

（二）脊柱骨巨细胞瘤

脊柱部位的骨巨细胞瘤依次常见于骶骨、胸椎、颈椎和腰椎，病变最常见于椎体，其次为椎弓根。

脊柱部位的骨巨细胞瘤早期疼痛并不典型，常表现为病变部位酸胀不适及钝痛感。多数患者存在椎旁肌肉痉挛，当肿瘤侵及椎旁软组织时可看到或触及软组织肿块。当病灶累及神经时，可出现神经根性痛，并呈现相应的定位体征。肿瘤一旦引起椎体压缩、塌陷则会压迫脊髓，出现肢体麻木、瘫痪、大小便失禁等症状。

根据肿瘤侵犯脊柱节段的不同，脊柱骨巨细胞瘤呈现不同的临床表现。

1. 颈椎和胸椎

颈椎和胸椎的骨巨细胞瘤临床症状往往相差很大，从没有症状到脊髓完全受压导致截瘫，20%～90%的患者具有神经功能障碍，确诊时42%的患者出现截瘫或括约肌张力完全丧失。疼痛为最多见的初始症状，可伴有肌无力、感觉丧失、自主神经功能异常、共济失调等。

2. 腰椎和骶骨

腰骶椎部位的骨巨细胞瘤大部分通过压迫或浸润脊神经根产生症状，上腰椎的病变以脊髓或脊髓圆锥的压迫症状为主，表现为膀胱和肠道功能异常，伴有性功能障碍。在脊髓圆锥水平以下，可导致马尾综合征，症状包括下肢无力、尿潴留、大便失禁及鞍区感觉丧失。偏外侧者则可导致神经根病变，引起支配区域疼痛，以及运动、感觉功能障碍。

位于骶骨部位的病灶初始常常表现为局部疼痛，神经根受压时疼痛放射至会阴、臀部及大腿后侧，压迫进一步加重时可出现骶尾部疼痛甚至大小便障碍，部分患者肛门指检可扪及骶前肿块（图4-2）。

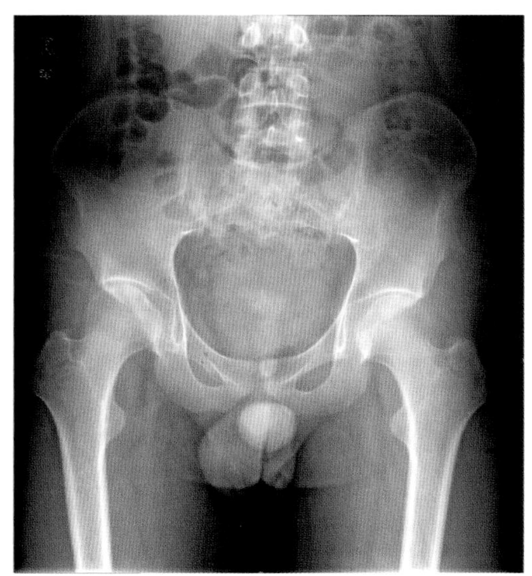

图4-2　X线平片显示骶尾部骨质破坏，术后病理提示为骶骨骨巨细胞瘤

第二节　影像学表现

传统的X线片、CT及MRI增强是骨巨细胞瘤诊断最重要的影像手段，可以提供其局部分期、评价全身治疗的反应及检测局部复发。

一、X线平片

X线是骨巨细胞瘤影像学当中最具价值的检查手段，尤其是在全身长骨中的病灶，具有典型的特征性改变。

（一）长管骨

表现为偏心性、溶骨性、膨胀性病变，伴有非硬化的明确边界（窄区过渡），位于长骨骨端并且在关节下区延伸到骨骺区域，可达软骨下骨，病变周围出现程度不一的骨皮质连续性中断，骨膜可随皮质扩张（图4-3）。但是，在更具侵袭性的病变中，过渡区域可能很宽，突破皮质并且延伸到周围软组织，基质矿化消失（图4-4）。

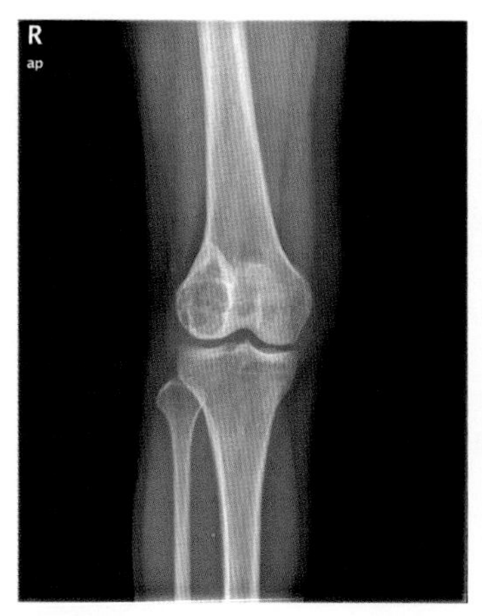

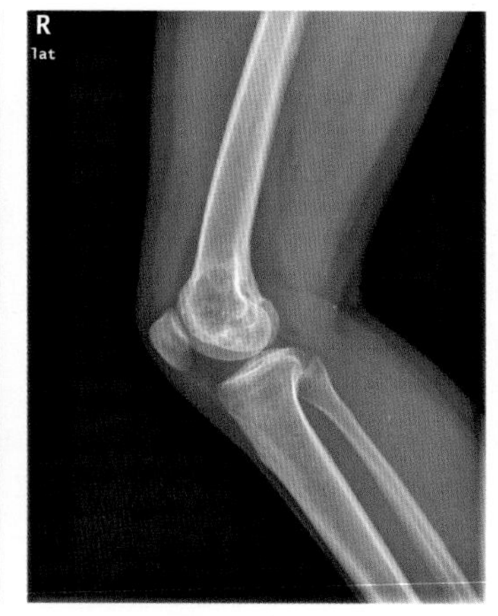

图4-3　股骨远端骨巨细胞瘤的X线片表现。X线片显示股骨远端一个偏心、界限清晰的溶骨性肥皂泡样病变

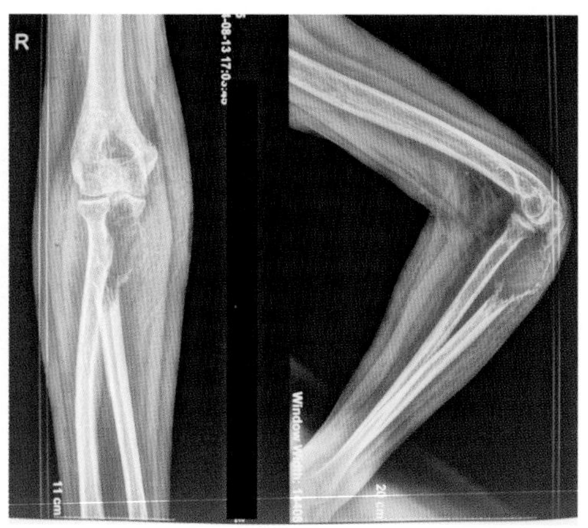

图4-4　X线片显示尺骨近端一处较大的膨胀性溶骨病变，肿瘤突破骨皮质并且延伸到周围软组织

（二）手足短管骨

影像学特点与长骨相似，多呈对称性膨胀生长，并累及骨的大部或全部，常有残缺不全的骨壳。但是，因为腱鞘巨细胞瘤能够侵犯骨骼，往往具有类似表现，需要进行鉴别。

（三）脊柱

骶骨是中轴骨中最常受累的骨骼，但是骨巨细胞瘤也存在于椎体，延伸至椎弓根并且有可能引起压缩性骨折。

二、CT

CT比X线具有更高的密度分辨率，更易于显示骨巨细胞瘤所引起的骨皮质连续性中断及周围软组织改变。

骨巨细胞瘤典型的CT表现为干骺端偏心性的溶骨性、膨胀性骨质破坏，骨皮质变薄（图4-5、图4-6）。部分病例可出现多处骨皮质连续性中断（图4-7）。肿瘤边界清晰，伴或不伴有软组织肿块形成。大部分累及关节的骨巨细胞瘤可侵犯达软骨下骨，但很少有软组织突出其外。

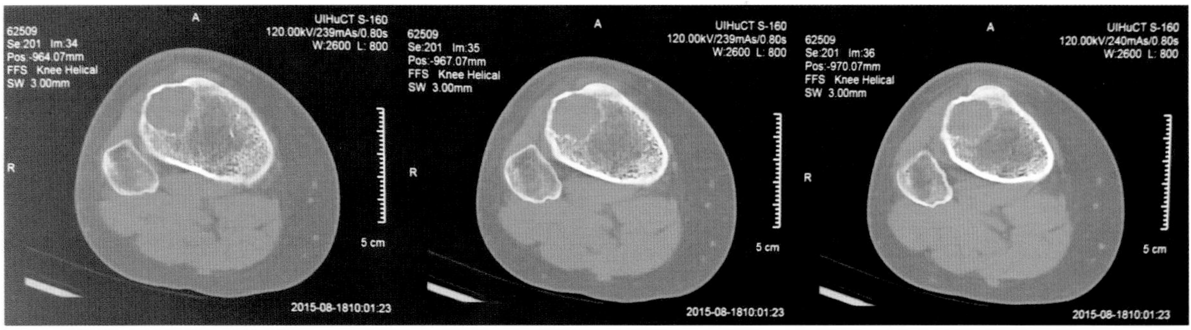

图4-5　胫骨近端骨巨细胞瘤的CT平扫影像，肿瘤与胫骨平台前外侧呈偏心性、溶骨性生长，骨皮质变薄

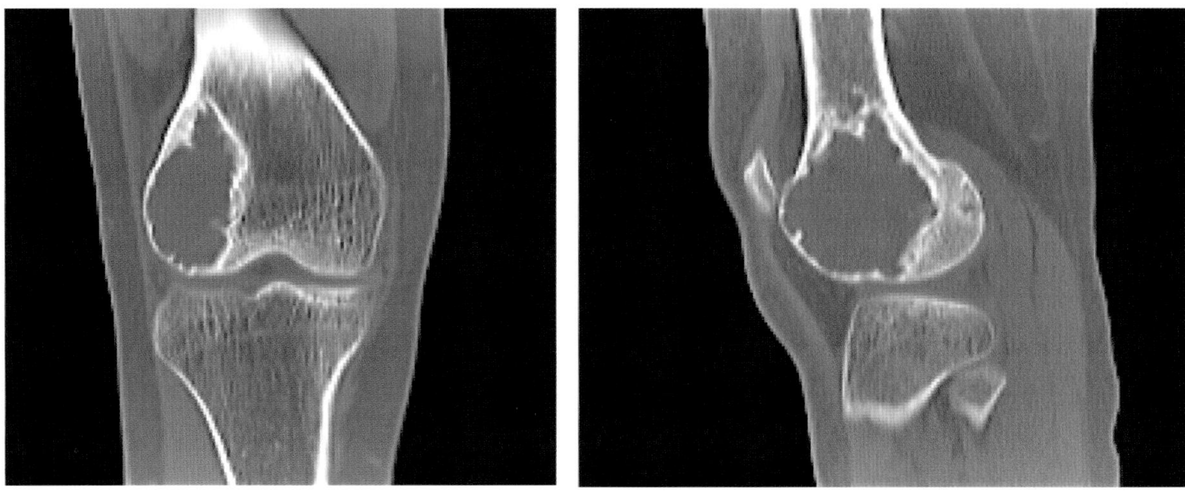

图4-6　右股骨远端骨巨细胞瘤的CT平扫影像，肿瘤呈偏心性生长，骨皮质变薄

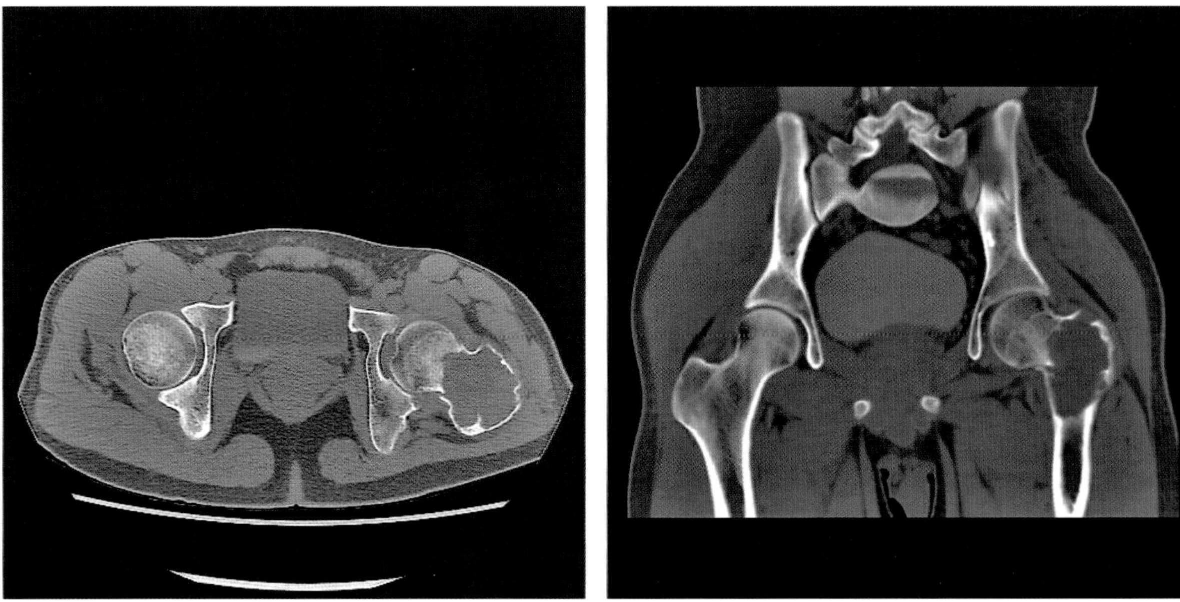

图4-7　左股骨近端骨巨细胞瘤CT平扫，可见股骨近端膨胀性溶骨性破坏，局部可见多处骨皮质连续性中断

采用CT薄层扫描后进行三维重建可以更为直观、清晰地显示病灶累及的范围（图4-8）。如果将其与3D打印技术相结合，则有利于在术前判断肿瘤波及的范围，对肿瘤准确分期，制订手术计划及方案，避免术中误伤神经血管及邻近的重要脏器。

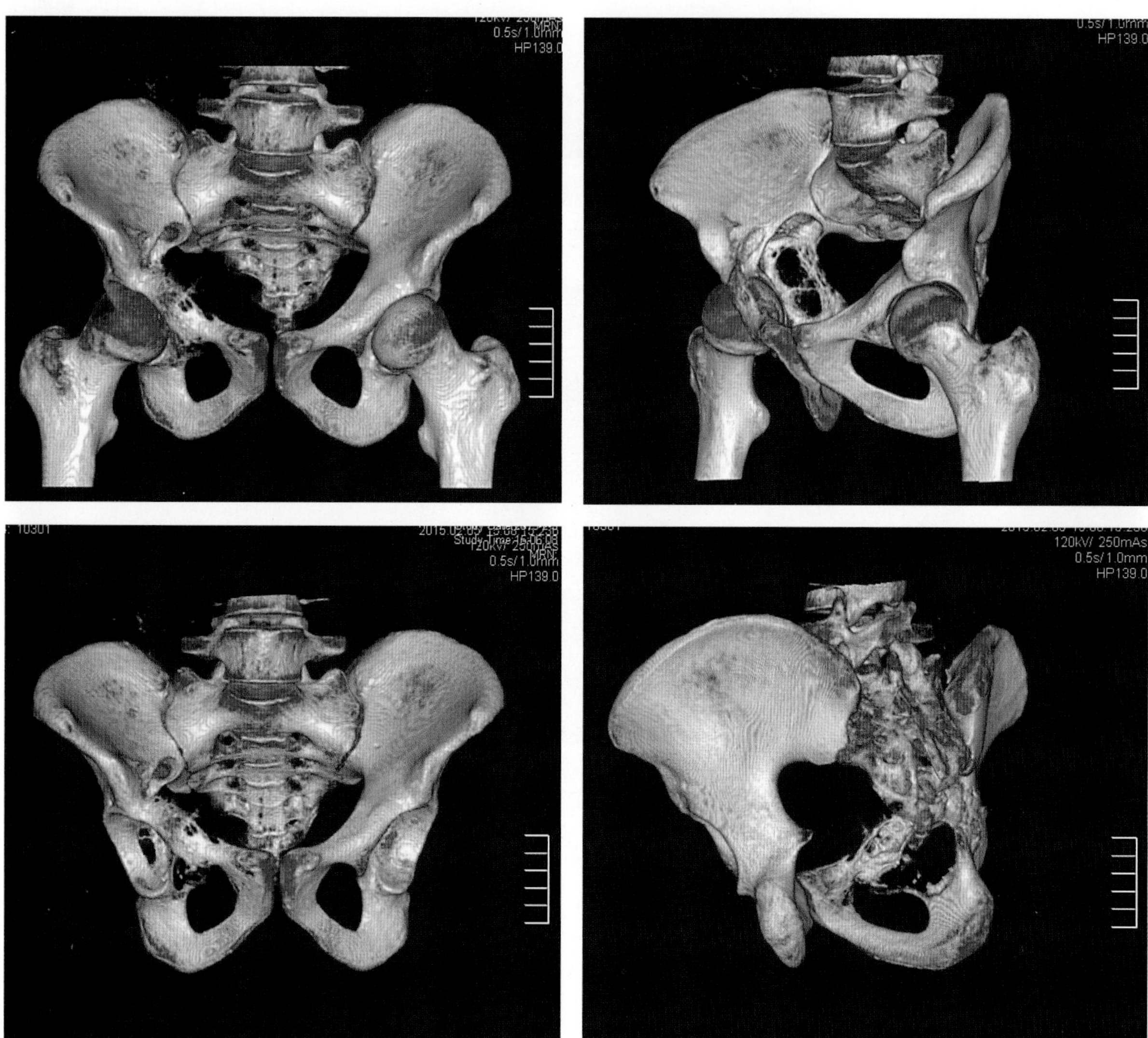

图4-8　右侧髋臼骨巨细胞瘤的CT三维重建影像，能清晰地显示髋臼骨质被累及及破坏的范围

与此同时，依据CT扫描的数据，还能进行计算机假体辅助设计，确定术中切除范围，设计截骨导向装置等，使得手术过程更为简便和精确（图4-9）。

三、MRI

CT在骨骼侵犯和破坏的显示上具有独特的优势，但是在软组织的扫描上，MRI具有更高的分辨率。

骨巨细胞瘤常见的典型MRI表现为：T_1加权像为等或低信号强度病变，T_2加权像为中高信号强度改变，病变边缘常有环形的低信号带，常呈不均匀强化（图4-10）。病变邻近关节面，但多无关节积液及软组织肿块形成。

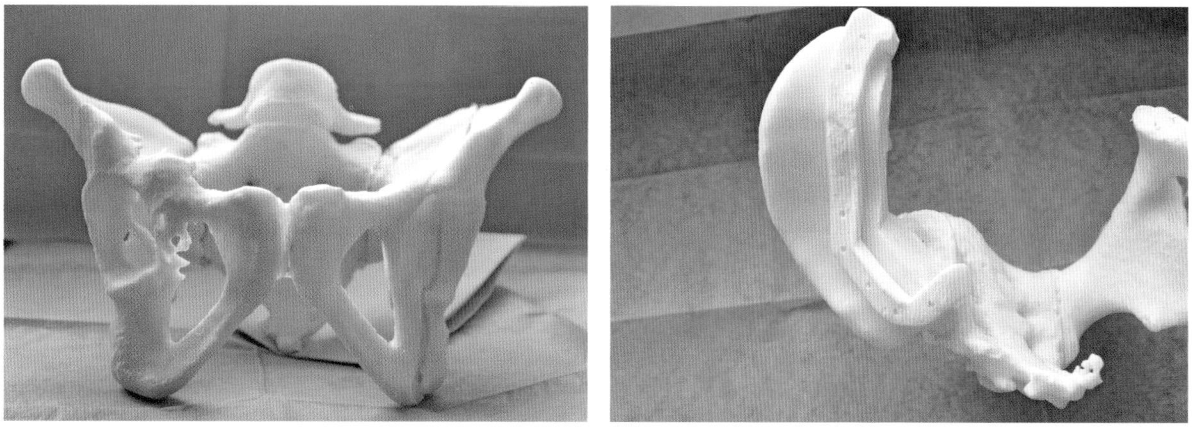

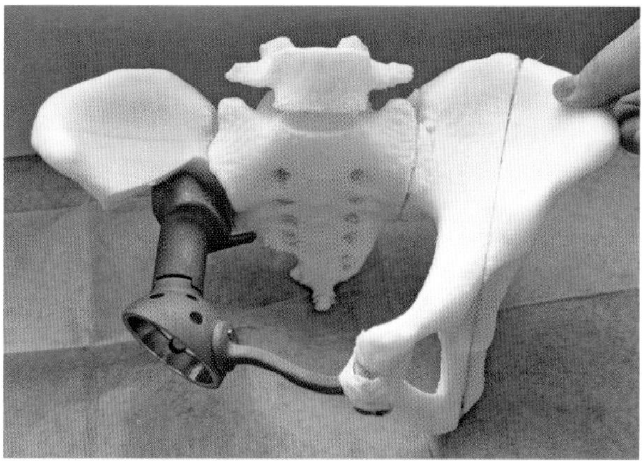

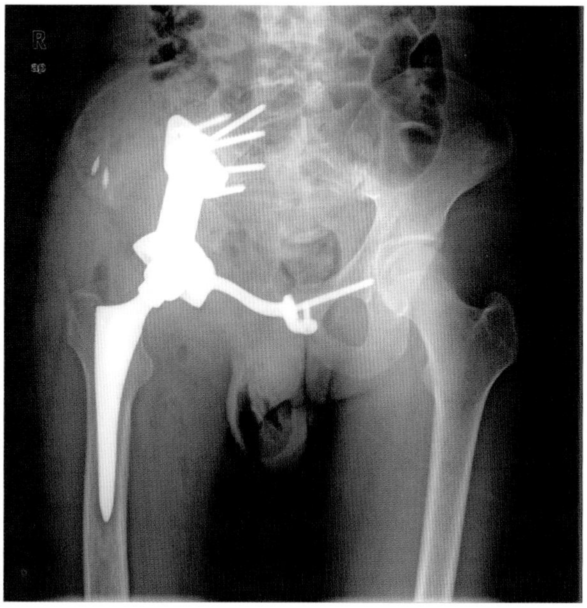

图4-9　右侧髋臼骨巨细胞瘤，根据CT三维重建数据进行3D打印，设计截骨导板并进行术前模拟操作，术后骨盆X线片显示假体位置满意

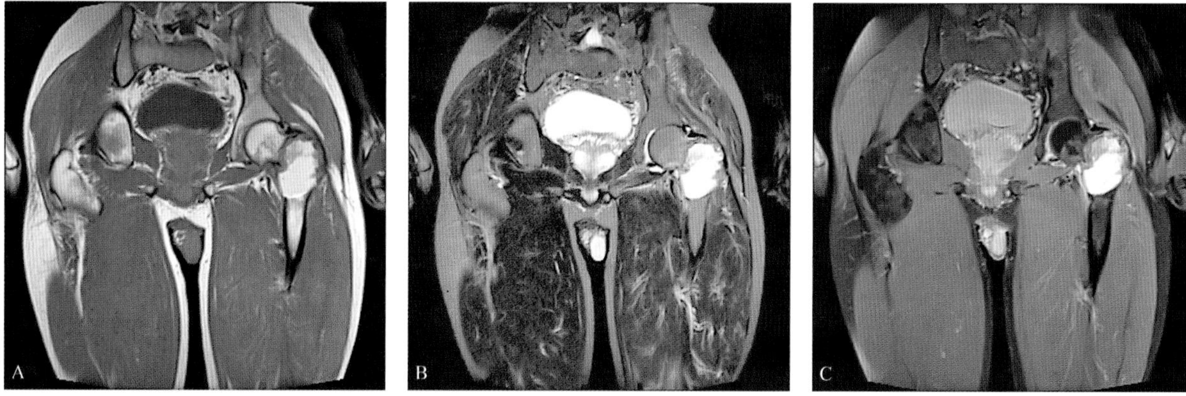

图4-10　骨巨细胞瘤MRI表现

A. T_1加权像显示中等信号强度的膨胀性病变；B. T_2加权显示通过含铁血黄素沉积为低信号，继发性囊变为高信号；C. T_1加权脂肪抑制像在静脉钆造影剂后表现为显著、相对均匀的增强

囊性变是骨巨细胞瘤常见的继发改变。在MRI上，骨巨细胞瘤具有与任何侵袭性骨肿瘤相似的特征（包括骨肉瘤等恶性病变）。因为骨巨细胞瘤和动脉瘤样骨囊肿在组织学及MRI上的特点颇为相似，因此同样可以观察到液-液平面。如果MRI上存在液-液平面，则还必须进行鉴别诊断，排除毛细血管扩张型骨肉瘤。

典型脊柱骨巨细胞瘤表现为椎体或骶骨的膨胀性改变，有一狭窄移行带，伴或不伴有皮质骨断裂，可累及附件或相邻椎体，T_1和T_2加权表现为不均一低信号至中信号强度，这是由于肿瘤中含有含铁血黄素及胶原成分，且强化明显。病灶内可见局灶囊性成分和出血，并可见低信号强度的“假包膜”。

评估脊柱肿瘤的常用MRI序列见表4-1。

表4-1　评估脊柱肿瘤的常用MRI序列

序列名称	MRI表现
T_1加权SE	成人脊髓富含脂肪，呈高信号；骨髓信号低于椎间盘提示肿瘤浸润
T_2加权SE	使用FSE在骨髓高信号背景下，高信号病变难以辨认
T_1加权+钆增强	没有脂肪饱和，脊椎增强可能不显著；序列可显示硬膜外、硬膜内和椎旁病变的特征
STIR	脂肪饱和T_2加权序列。与FSE T_2脂肪饱和相比，具有更好的脂肪饱和均质性；正常骨髓信号较低的背景下，病变通常呈高信号

注：SE，自旋回波；FSE，快速自旋回波；STIR，短时反转回复序列。

第三节　骨代谢检测

骨巨细胞瘤是一种潜在恶性或介于良恶性之间的溶骨性肿瘤。骨巨细胞瘤的实验室检测，主要针对其溶骨性的特点，采集血清或尿液样本后检测相关指标，从而辅助诊断骨巨细胞瘤并对患者的病情进行判断。

骨巨细胞瘤的骨代谢检测可分为骨矿相关检测、骨代谢调节激素检测、骨吸收标志物检测及骨形成标志物检测。

一、骨矿检测

骨矿检测包括血液标本中的钙、磷、镁检测。

（一）血钙

又称为总钙，正常值为2.25～2.75 mmol/L，可分为骨盐（即羟磷灰石结晶和无定形磷酸钙沉淀）及体液钙的形式。体液钙分为非扩散钙和可扩散钙：非扩散钙90%以上是与血清白蛋白结合而无法通过血管壁上皮细胞的结合钙；可扩散钙中45%为游离钙，其余为与乳酸、柠檬酸结合的可扩散结合钙。血浆中发挥生理作用的是离子钙（正常值0.96～1.26 mmol/L），离子钙与非扩散结合钙及可扩散结合钙三者在体内形成动态平衡，三者间的转换受人体pH的影响。人体pH每改变0.1单位，血清游离钙浓度改变量则为0.05 mmol/L。体内pH升高，蛋白结合钙向离子钙转移；pH降低，血浆离子钙降低而血浆总钙量可能无变化，人体出现低钙血症症状。因此在观察患者血清钙的同时，还必须注意患者的血清pH。

骨巨细胞瘤破坏骨组织，将骨骼中的钙释放出来，可引起血钙增高，甚至导致高钙血症。血清白蛋白作为血循环中主要的钙结合蛋白，低蛋白血症将导致血钙浓度降低。在骨巨细胞瘤患者血清白蛋白严重降低的情况下，两者对血钙的影响相互抵消，患者的血清总钙浓度反而处于正常范围内，给临床医师造成误导。但是此时，患者血中的游离钙浓度是升高的，并可能引起患者肌张力和心功能的改变，需要临床医师提高警惕。对骨巨细胞瘤患者而言，骨髓重吸收增加和甲状旁腺素（PTH）过度分泌是血钙增高的主要原因；血浆白蛋白减少、维生素D缺乏及电解质代谢紊乱是血钙降低的主要原因。

（二）血磷

血液中的磷通常是指血浆中的无机磷，正常值为0.81～1.45 mmol/L，儿童由于成骨旺盛，碱性磷酸酶活性较高导致血磷高。80%～85%的无机磷和氧复合成磷酸盐，是骨内羟磷灰石晶体的重要组成成分。骨作为人体磷储备库，可缓冲血浆与细胞内的磷酸盐变化。人体胃肠道对磷的吸收依赖维生素D，而钙离子可抑制维生素D_3-1-羟化酶活性，参与自身及磷代谢调节。

正常人血钙与血磷的乘积在36～40。若乘积大于40，则钙与磷以骨盐形式沉积于骨组织；若乘积小于36，则使骨盐溶解，影响成骨作用。骨巨细胞瘤患者溶骨亢进时血磷增高。

（三）血镁

镁是体内含量最多的阳离子之一，正常值为0.8～1.2 mmol/L。血清镁、骨骼镁占体内总镁的50%，主要以磷酸镁及碳酸镁的形式存在。镁不易从骨中动员，但可以从羟磷灰石中置换出钙。骨骼镁的升高可抑制骨的矿化。

二、骨代谢调节激素检测

骨代谢调节激素检测包括甲状旁腺素、降钙素、维生素D_3和甲状旁腺激素相关蛋白（PTHrP）检测。

（一）甲状旁腺素

PTH是甲状旁腺主细胞分泌的碱性单链多肽类激素，主要功能是调节脊椎动物体内钙和磷的代谢，促使血钙水平升高、血磷水平下降。PTH通过调节细胞外液中的钙离子、与活化维生素D_3互相间接促进肠道对钙离子吸收、促进肾小管对钙离子重吸收等，来调节人体的钙离子水平。PTH 的分泌主要受血浆钙离子浓度、活性维生素D_3和降钙素的负反馈调节。PTH的分泌导致破骨细胞活性增强及未分化的间叶细胞向破骨细胞转化，同时抑制成骨细胞活动和破骨细胞向成骨细胞转化，促进溶骨，升高血钙，降低血磷，酸化血液的同时作用于小肠和肾，促进钙、磷吸收，促进活性维生素D_3形成。PTH的分泌不足，引起肾脏的磷酸盐排泄量降低、磷酸钙沉积。

骨巨细胞瘤由拥有PTH受体的单核基质细胞和降钙素受体的多核巨细胞组成，而前者是成瘤的主要因素。因此，骨巨细胞瘤的早期，虽然存在骨溶解及血钙升高，但PTH依然可能升高。随着病情的进展，如果血钙的升高导致降钙素进一步升高，可能会出现PTH降低。另外，国内外有多例甲状旁腺功能亢进患者骨质破坏被误诊为骨巨细胞瘤的报道。对于存在骨质破坏的患者，可以通过PTH测定，与甲状旁腺功能亢进相鉴别。患者PTH升高在排除甲状旁腺功能亢进等疾病后，可能提示骨巨细胞瘤。

（二）降钙素

降钙素是由甲状腺的滤泡旁细胞制造分泌的一种含32个氨基酸的直线型多肽类激素，通过拮抗PTH，影响人体钙、磷代谢过程。降钙素作用于骨，抑制间叶细胞转化为破骨细胞及抑制破骨细胞活性，促使破骨细胞向成骨细胞转化，从而抑制溶骨作用，促进骨盐沉积，降低血钙；降钙素作用于肾脏近曲小管，抑制钙、磷重吸收，促尿钙、尿磷排出，降低血钙、血磷。

近年发现一些恶性肿瘤可使血中降钙素增加，因此降钙素可能是一个有价值的标志。骨巨细胞瘤患者由于骨质破坏，血钙增高，降钙素可能会增高。

（三）维生素D_3

目前已知的维生素D至少有10种。维生素D_3除存在于少数动物性食物之外，还由大多数高级动物的表皮和真皮内含有的7-脱氢胆固醇经紫外线（228～265 nm）照射转变而成，是维生素D中生物代谢率最高的一种活性形式。维生素D_3并不能直接发挥作用，必须先后在肝脏和肾小管的作用下转化成为活性形式——1，25-二羟维生素D_3，通过维生素D受体（VDR）才能发挥以下生理作用：① 促进小肠黏膜细胞合成钙结合蛋白，增加小肠黏膜对钙、磷的吸收。② 增加近端肾小管对钙、磷重吸收，升高血钙水平。③ 直接作用于骨矿物质代谢，促进骨的钙化。④ 在大剂量时作为主要激活因子激活破骨细胞成熟，诱导破骨细胞前体细胞成熟，促进破骨细胞分化，促进骨吸收。⑤ 正常生理剂量下促进成骨细胞增殖，刺激成骨细胞活性，促进骨基质形成。在骨钙动员和骨盐沉积中起重要作用。因此，维生素D活性代谢产物对骨具有双向调节作用。临床上通过检测血清25-（OH）D_3含量来反映血液维生素D_3水平。活性维生素D_3的生成受PTH和血清钙离子的正反馈调节，受血磷、降钙素及自身的负反馈调节。

骨巨细胞瘤患者治疗前期由于溶骨，体内活性维生素D_3含量可升高。患者手术治疗后，监测其体内活性维生素D水平可监测预后及预测复发。

（四）甲状旁腺激素相关蛋白（PTHrP）

甲状旁腺激素相关蛋白具有与甲状旁腺素（PTH）相似的生物活性，在人体内一般以自分泌和（或）旁分泌方式作用于PTH靶器官。人PTHrP基因是位于12号染色体短臂的单拷贝基因，与位于11号染色体的PTH基因位置相同。由于11号和12号染色体短臂来源于进化过程中的基因重组，所以PTH和PTHrP的N端具有同源性。正常人体中如骨、肾、脑等组织也可表达PTHrP或PTHrP mRNA，但是正常人血浆中的PTHrP浓度很低，很难检测出来。

骨巨细胞瘤患者的肿瘤细胞可能分泌PTHrP，作用于骨和肾，从而导致恶性肿瘤致体液性高钙血症。

三、骨吸收标志物检测

骨吸收标志物检测包括TRACP、尿Ⅰ型胶原C/N端肽、尿吡啶啉（Pyr）和尿脱氧吡啶啉（DPyr）检测。

（一）抗酒石酸酸性磷酸酶

TRACP是酸性磷酸酶6种同工酶中的第5型，主要存在于肺泡巨噬细胞和破骨细胞中。其中，TRACP-5a主要来源于炎性巨噬细胞，TRACP-5b则主要来源于破骨细胞。纯化的人破骨细胞TRACP是TRACP-5b，不含唾液酸残基，而TRACP-5a含有唾液酸残基。TRACP-5b与总TRACP的活性有强烈的相关性，表明总TRACP 活性大部分为破骨细胞来源的TRACP-5b。测定血清中TRACP尤其是TRACP-5b的浓度，有助于了解生理条件和各种病理条件下的骨代谢状况。

有研究表明，骨巨细胞瘤≥5 cm或X线分级Ⅲ期的骨巨细胞瘤患者，TRACP-5b显著提高，提示其对骨肿瘤诊断及鉴别有一定的临床意义，TRACP-5b和血清Ⅰ型胶原交联氨基末端肽（NTX）的联合检测可能更有利于骨巨细胞瘤患者临床病理特征分级的预测。

（二）Ⅰ型胶原C/N端肽

Ⅰ型胶原是人体最丰富的胶原蛋白形式，是骨中唯一的胶原成分，占骨基质的90%以上。在骨组织骨基质的不断重建中，Ⅰ型胶原被降解，小片段释放入血，部分出现于尿液中。Ⅰ型胶原C端肽（CTX）和Ⅰ型胶原N端肽（NTX）是其中的一种。骨更新时Ⅰ型胶原被降解，CTX以由MMP加工而成的CTX-MMP和只含有8个氨基酸序列的α-CTX及β-CTX形式存在。CTX-MMP是含有Pyr和DPyr的3条多肽链的C端肽，其中两条为1个Ⅰ型胶原分子C端螺旋区的α1链和α2链。α-CTX和β-CTX统称为胶原序列。

CTX的检测能反映体内骨吸收情况，可作为骨吸收敏感而特异的指标。CTX水平反映了破骨细胞骨吸收活性，是以破骨细胞活性显著增强为特点的代谢性骨病的有效标志物。随着骨巨细胞瘤的进展，被侵蚀的骨质增加，血清NTX的水平升高，且单纯手术、单纯唑来膦酸治疗或两者联合治疗，均可使NTX水平下降。

（三）尿吡啶啉和尿脱氧吡啶啉

Pyr和DPyr是Ⅰ型胶原分子之间构成胶原纤维的交联物，起到胶原链作用。作为骨吸收胶原后的降解产物释放进入血循环，这两者是目前最有价值的骨吸收指标之一。Pyr存在于骨、软骨、牙齿、肌腱等结缔组织中，DPyr主要来自骨骼。

Pyr和DPyr反映骨吸收状态，与骨密度呈负相关。在骨关节炎时Pyr和DPyr升高，反映骨关节炎不同阶段的活动状况，是胶原退化的标志。肿瘤患者尿中Pyr和DPyr含量高于正常人群，肿瘤骨转移患者尿中的Pyr和DPyr含量高于无骨转移人群。

四、骨形成标志物检测

骨形成标志物检测包括骨特异性碱性磷酸酶（BALP）、骨钙素（BGP）、Ⅰ型前胶原氨基/羧基末端前肽（PICP与PINP）和OPG检测。

（一）碱性磷酸酶（ALP）

碱性磷酸酶能催化核酸分子脱掉5′磷酸基团，从而使DNA或RNA片段的5′-P末端转换成5′-OH末端。目前已发现有6种同工酶。其中，ALP3来自骨细胞，ALP4产生于胎盘及癌细胞。王京生等的研究表明，20～50岁年龄段骨巨细胞瘤患者血清总碱性磷酸酶（TALP）含量为（98.75 ± 78.80）U/L，消除了生长发育对ALP的影响，因此骨肿瘤患者血清ALP异常升高基本上是由骨肿瘤活跃成骨引起的。BALP是成骨细胞的一种细胞外酶，在成骨过程中水解磷酸酶，为羟基磷灰石的沉积提供磷酸，同时水解焦磷酸盐，解除其对骨盐形成的抑制作用，有利于成骨。ALP合成于骨基质成熟阶段，与骨基质矿化密切相关。骨骼矿化受阻时，成骨细胞合成大量ALP，使TALP大量升高。

骨巨细胞瘤是一种溶骨性疾病，因此骨巨细胞瘤患者ALP的升高对骨巨细胞瘤并不影响。有文献指出，骨巨细胞瘤的复发和预后与ALP有关。BALP是成骨细胞成熟和具有活性的标志，其水平与成骨细胞和前成骨细胞活性呈线性关系，是最精确的骨形成标志物。骨巨细胞瘤患者经治疗后TALP与BALP的监测，可以反映患者术后恢复情况。

（二）骨钙素

BGP又称为骨 γ-羧谷氨酸包含蛋白，是由非增殖期的成骨细胞合成、分泌的一种特异性非胶原骨基质蛋白，是骨组织内非胶原蛋白的主要成分，维持骨的矿化速度，是成骨细胞功能的敏感标志，是骨基质矿化的必需物质。在骨吸收和骨溶解时，沉积在骨基质中的BGP的片段会游离至血液中，从而表示骨吸收的变化及骨形成的速率。

BGP水平与年龄呈明显负相关，女性在绝经后骨转换增快导致BGP升高，老年后再次逐渐下降。BGP联合骨密度检测，可以判断骨丢失率，间接预测骨折发生情况。骨折、肿瘤骨转移、低磷血症时，BGP均可升高。骨巨细胞瘤中成纤维样基质细胞骨钙素免疫组化染色呈阳性表达。

（三）Ⅰ型前胶原氨基/羧基末端前肽

PICP与PINP是指Ⅰ型胶原基因在成骨细胞内转译出前α肽链，组成前胶原，前胶原N端和C端的多余肽链被切下，成为PICP和PINP进入血液，反映成骨细胞合成骨胶原的能力，构成检测骨细胞活力和骨形成的实验室指标，反映Ⅰ型胶原的合成速率和骨转换情况，是新骨形成的特异性敏感指标。PINP的检测不受激素影响。骨代谢疾病患者PINP升高；骨肿瘤、肿瘤骨转移患者血清PICP增高。

（四）骨保护素

OPG又称破骨细胞生成抑制因子，属于肿瘤坏死因子受体超家族成员，在骨髓基质细胞、成骨细胞、成纤维细胞等细胞中均有表达。主要作用是抑制破骨细胞发生，促进成熟破骨细胞凋亡。OPG随年龄递增。骨巨细胞瘤患者肿瘤溶骨性破坏时，OPG表达可降低。

第四节　穿刺与开放活检

骨肿瘤的诊断，需要遵从临床表现、影像学特征、病理"三结合"的诊断原则。和其他骨肿瘤相比，骨巨细胞瘤并没有特征性的临床表现，影像学表现也常常不典型，绝大部分患者需要依靠活检来明确诊断。尤其是在肿瘤性质和良、恶性不明确的情况下，活检更是必不可少，且活检结果一定程度上决定了临床医师手术方式的选择。但活检也需遵循相应的原则，以减少活检对治疗的影响。

一、活检的方法

进行病灶活检是确诊骨巨细胞瘤的金标准，一定程度上决定了临床医师手术方式的选择。常用的活检方式主要包括穿刺活检及切开活检。

骨肿瘤中常用的活检方法包括穿刺活检（needle biopsy）和开放活检（open biopsy）两大类。其中，穿刺活检还分为细针抽吸活检（fine-needle aspiration biopsy, FNAB）和穿刺针钻取活检（core needle biopsy, CNB）。开放活检包括切开活检（incisional biopsy）和切除活检（excisional biopsy）。开放活检一直以来是骨肿瘤诊断的金标准，但随着超声、CT、MRI等图像引导技术的应用，穿刺活检凭借其微创、安全、经济等优势，应用不断增多。

（一）穿刺活检

穿刺活检可由骨科手术医师或影像科医师完成。影像科医师可利用先进的影像学设备，在CT引导下进行穿刺，其穿刺精准度更高。而骨科医师穿刺往往要依赖经验及术中反复透视操作等。

穿刺活检的优点在于创伤相对较小，活检通道处理较为容易，且对肿瘤组织的干扰较小，肿瘤播散等并发症发生的风险较低。但穿刺活检所取组织量相对较少，有可能导致活检失败，无法取得满意的肿瘤组织，从而无法最终确诊。

目前，穿刺活检主要包括FNAB和CNB两种。FNAB的穿刺孔径最小、安全性最高，但是其取得的组织量也最少，有时无法给病理医师提供足够的诊断依据。此外，大多数骨巨细胞瘤表面的骨皮质较为完好，细针有时无法穿透坚硬的骨皮质，从而使得取材失败。因此FNAB在骨巨细胞瘤的诊断中作用有限。

CNB是目前应用最多的穿刺活检方法。近年来国外文献常用的穿刺针直径为1～2 mm。目前普遍认为CNB所取得的病灶组织多于FNAB，增加了标本取样的成功率。但由于骨巨细胞瘤的发病率较低，目前还没有单独针对骨巨细胞瘤CNB准确性的研究。综合近年来国外的相关文献，CNB对骨与软组织肿瘤总体的诊断准确率在75%以上，部分文献中可以超过90%。其中，CNB对恶性骨肿瘤的判断准确率高于良性肿瘤，还有研究显示中、高级别肿瘤的诊断准确性高于低级别肿瘤和良性肿瘤。在国内，北京积水潭医院的刘文生等分析了1 304例骨与软组织肿瘤的CNB结果，提示CNB对肿瘤的诊断准确率为69.4%，对肿瘤良、恶性的判断准确率达到了95.6%。

（二）开放活检

开放活检的暴露更为清楚，使术者能够在直视下取得较为满意的病灶组织，诊断准确率可以达到近乎100%，因此一直是骨与软组织肿瘤活检的“金标准”。

开放活检可根据情况选择先切开活检，待获得明确病理诊断后二次手术；或是术中先活检，待获得术中冰冻病理结果后单次手术完成治疗。前者能够获得更为准确的病理学诊断，但需要二次手术，增加了手术风险治疗费用。后者虽然可以根据术中冰冻病理及肉眼所见判断肿块性质，单次手术中即完成肿瘤切除，避免了二次手术，但是存在病理诊断可能不明确，冰冻病理与最终病理不相符等风险。一般来说，对于良性骨肿瘤，往往活检和手术切除在一次手术中完成。而对于骨肉瘤等恶性肿瘤，则需通过石蜡切片明确病理性质后，再制订下一步治疗方案，有时在肿瘤切除手术前，患者还需接受新辅助化疗。但是，骨巨细胞瘤兼具良性和恶性肿瘤的特性，因此如果开放活检术中，冰冻病理提示骨巨细胞瘤，那么到底是采用一次手术还是二次手术，需要手术医师根据患者的具体情况、病灶的影像学表现和术中切开活检的结果，灵活掌握。

开放活检的不足之处包括花费较多、创伤较大、并发症发生率高于穿刺活检等，而且其活检通道处理起来也比穿刺活检麻烦。开放活检的并发症包括血肿、感染、肿瘤局部扩散等。开放活检必须彻底止血，否则如果形成血肿，被肿瘤细胞污染的血肿就可能促进肿瘤播散。此外，开放活检不可避免地会破坏肿瘤周围的包膜，增加肿瘤扩散的危险性。肿瘤的局部扩散对于活检是灾难性的并发症，必须尽一切可能避免。

二、活检的原则和注意事项

在骨肿瘤患者中，外科手术前的活检是非常重要的。对于不同性质的骨肿瘤，治疗方法可能完全不同，因此活检是骨肿瘤明确诊断必不可少的环节。尤其对已经有特异性靶向药物的骨巨细胞瘤来说，活检的明确诊断有助于及时了解骨巨细胞瘤有无恶变，并使患者尽早接受合适的治疗。但是肿瘤的活检有许多原则和注意事项，不恰当的活检有可能导致患者的不良预后。

活检部位的选择也是手术前最需要考虑的内容之一，因为肿瘤在活检通道中种植转移的风险一直被人所关注。无论是穿刺活检还是开放活检，除了要求活检操作的准确性之外，在术前还需对穿刺部位或是手术切口部位进行慎重的选择。一般来说，应该尽量将活检部位选择在下次手术的切口通道上，或在此后手术切除肿瘤时可以同时切除的部位，以便二次处理时能够将活检通道予以完整切除。对于穿刺活检，还要求穿刺通道必须与肿瘤病灶处于同一解剖学分隔中，从而将解剖分隔作为防止肿瘤播散的屏障。虽然这些做法在部分情况下可能增加操作难度或限制取材，但对于预防肿瘤沿活检通道播散是十分必要的。在肿瘤切除手术中，应该将活检通道切除，防止肿瘤在活检通道中种植。

在活检过程中，采集标本数量不同可能也将影响到活检的诊断率和诊断准确性。许多学者建议应在肿瘤的多个部位多次取样，以取得有代表性的样本。对于较大的病灶，如果采用切开活检，可以在多处进行取样；如果采用穿刺活检，则可以多点多次穿刺。

在活检过程中，骨科医师、影像科医师、病理科医师之间的交流也十分有必要。对骨肿瘤病理学切片阅片经验丰富的病理科医师、对骨肿瘤影像特点有深入研究的影像科医师，以及能够熟练阅读影像资料的骨科医师的通力合作，才能确保活检达到最佳的效果。由于骨肿瘤相比其他肿瘤少见，且变化多样，因此在一些较少进行骨肿瘤切除手术的医疗机构中，病理医师对此类型病灶的诊断未必有丰富的经验，需要骨科医师和影像科医师提供相应的提示。另外，如果病理医师能够具备一定骨科相关的临床和影像学知识，那么在对病史、影像学表现进行综合分析后再进行组织学诊断，也许能进一步提高活检的诊断准确率。此外，病理科医师如果能在活检前探望患者，阅读影像学检查结果，并在活检时亲临手术台，指导外科医师采集标本，也能够提高活检的准确性，避免因为取材不佳而对病理诊断造成影响。

此外，由于活检的目标是在取得足够有代表性的组织的同时，污染尽可能少的活检通道周围邻近组织，因此进行活检前，骨科医师需要认真复习病史，通过影像学检查明确病灶的位置、周围结构、病灶内和病灶周围的血管分布，准备完善后再进行活检。

另外，活检操作应当在已经具备完善的影像学检查结果后再进行。因为如果先进行活检，就会改变肿瘤周围组织在影像学上的表现，从而对通过影像学检查确定肿瘤范围、明确肿瘤性质造成影响。

三、骨巨细胞瘤活检方法的选择

一般来说，开放活检是骨肿瘤诊断的“金标准”。但是开放活检的风险、创伤、费用均高于穿刺活检。随着超声、CT等图像引导技术的进步，以及病理科医师经验的提高，穿刺活检的诊断准确率也能达到较为满意的水平，并且微创、安全、经济等优势使其应用不断增多。

对于怀疑骨巨细胞瘤的患者，无论是开放活检还是穿刺活检，都是可以选择的方法。可以根据实际情况，个体化地决定活检方法。实际上，由于大部分骨巨细胞瘤都呈良性表现，并且许多骨巨细胞瘤有较为特征性的影像学表现，因此活检前便可制订较为全面的治疗计划和手术方案。如果采取切开活检，则一旦术中冰冻证实良性骨巨细胞瘤的判断，便可立即手术切除病灶，在一次手术中完成肿瘤的切除，使患者受益。

但是，由于少数骨巨细胞瘤可以出现恶变，甚至远处转移，因此对于术前已怀疑恶变的骨肿瘤，或根据影像学检查结果不能明确判断良、恶性的骨肿瘤，可以考虑采用切开活检。因为恶变后的骨巨细胞瘤组织成分复杂，在同一肿瘤中可能同时存在完全呈现良性表现的普通巨细胞瘤的区域和具有明显细胞异型性的肉瘤区域，不同良、恶性表现的部分可能相互混杂，穿刺活检取材有限，可能错过恶性病变的区域，从而延误治疗。

此外，部分肿瘤可能位于穿刺活检难以到达的位置，此时只能采用切开活检。相反，对于处于解剖结构复杂，血管、神经分布较多的区域的肿瘤，切开活检可能导致出血较多，甚至形成血肿，增加肿瘤播散的风险，因此穿刺活检可能更为安全。

四、骨巨细胞瘤的组织病理学

由于病灶内出血，骨巨细胞瘤通常红润柔软。肿块大小从几厘米到大于15 cm。骨巨细胞瘤的组织学特点在于肿瘤中散落着无数多核的破骨样巨细胞。任一单个细胞中的细胞核数是可变的，但是可能会超过50个。这个数字比其他包含巨细胞的骨肿瘤或骨病都要多。细胞核呈现卵圆形空泡状，核仁倾向于位于细胞中心，周围有丰富的嗜酸性细胞质。

骨巨细胞瘤是一种间质来源的肿瘤，细胞来源是产生Ⅰ型和Ⅱ型胶原的成纤维成骨细胞。特征性的大量多核巨细胞不是细胞来源；这些巨细胞的细胞核形态与周围基质细胞一样。单核基质细胞对甲状旁腺激素具有亲和性，会产生碱性磷酸酶。c-myc、N-myc和c-Fos癌基因改变进一步证实了其肿瘤特性。在骨巨细胞瘤骨转移病灶中也能够发现p53基因改变。

骨巨细胞瘤中单核基质细胞边界不清，胞质嗜酸性小。核是由小泡组成的，呈圆形或卵形的形状，中央是核仁，形态上与巨细胞的核相同。单核细胞分裂活跃，表现出多变的异型性程度，这些在之前有出血和纤维蛋白沉积的区域较为突出。其他常见的发现包括灶性坏死和血管浸润。这些肿瘤也有区域形态类似于良性纤维组织细胞瘤或非骨化性纤维瘤。超微结构方面，骨巨细胞瘤中单核细胞的细胞质突出，但非特异性的细胞特征包括大量扩张的粗面内质网、发达的高尔基体和线粒体，偶尔有脂滴。在电子显微镜下，多核巨细胞具有类似于破骨细胞的特征。单核细胞表达波形蛋白和α_1胰蛋白酶抑制剂，S-100蛋白抗体不染色。巨细胞的免疫组化与巨噬细胞相似。这些发现表明，骨巨细胞瘤中单核和多核细胞是组织细胞来源的。骨巨细胞瘤中还可以观察到端粒融合和不同染色体发生融合。另外，骨巨细胞瘤有显著的血管相关性，VEGF及MMP的表达与病变密切相关，转移和(或)操纵宿主血管以进行播散。Kumtad等发现，VEGF和MMP-9的表达与骨破坏程度及复发潜能直接相关。更进一步的研究表明，测定VEGF和MMP-9水平对于确定患者复发及远处转移的风险是有用的。

第五节　临床评估

一、骨巨细胞瘤的临床分级和分期

骨巨细胞瘤具有恶性潜能，局部侵袭性强，复发率高。20世纪40年代，Jaffe根据骨巨细胞瘤演变侵袭的不同程度，将其分为三个组织学等级(详见本书第二章“病理分级”一节)。但是在实际应用中，人们逐渐发现Jaffe病理分级与临床观察到的生物学行为并不完全一致，有时不能准确反映骨巨细胞瘤的发展及预后，具有一定的局限性。为了建立更适用于临床的分期分级系统，Enneking和Campanacci分别提出了不同的骨巨细胞瘤分期或分级方法，对骨巨细胞瘤的侵袭性和预后进行判定，其可靠性都已得到临床的检验。Enneking分期和Campanacci分级的比较见表4-2。此外，骨肿瘤常用的AJCC分期和外科分期也可用于骨巨细胞瘤生物学特点的评估。

表4-2　Enneking分期与Campanacci分级的比较

分期/分级	Enneking分期	Campanacci分级
Ⅰ	肿瘤呈现良性的、惰性的或是生物学上相对静止的临床表现	X线片上肿瘤边界清楚，周围有硬化带，没有侵袭性特征(如骨膜反应、软组织肿块、骨皮质破裂等)
Ⅱ	肿瘤呈侵袭性生长，但是被天然的屏障包裹	X线片上肿瘤具有相对清楚的影像学边界，没有硬化边，骨皮质完整
Ⅲ	肿瘤呈侵袭性生长，屏障被破坏，伴软组织肿块	X线片上肿瘤边界模糊不清，骨皮质破裂，并伴有侵犯软组织的肿块，可见骨膜反应

(一) Ennecking临床分期

Ennecking在临床、X线表现和病理学三结合的基础上对骨巨细胞瘤进行临床分期，可分为三期。

Ⅰ期——无临床症状，X线表现病灶局限，骨无变形和膨胀，病理变化呈良性。此期肿瘤处于生物学静止状态。

Ⅱ期——有临床症状，X线病灶呈膨胀性生长，但骨皮质尚完整，病理变化呈良性。此期肿瘤增生活跃。

Ⅲ期——有临床症状，X线片示肿瘤呈侵袭性，突破骨皮质进入周围软组织，骨皮质缺损，病灶边界模糊，病理变化可为良性或恶性。此期肿瘤具有侵袭性，表现出恶性倾向。

（二）Campanacci影像学分级

Campanacci依据X线表现，将骨巨细胞瘤分为三个级别，对肿瘤的局部侵袭性和复发转移风险进行评估。

Ⅰ级——静止性。肿瘤边界清楚，周围有硬化带；骨皮质完整或稍变薄，病变骨无变形（图4-11）。

Ⅱ级——活动性。肿瘤边界相对清楚，局限于骨内，但是没有硬化边；骨皮质虽完整，但明显变薄，轻度膨胀；无骨膜反应（图4-12）。但是，如果Ⅱ级肿瘤合并骨折，则需要另外进行说明，提示骨折对骨巨细胞瘤的预后将有不利影响。

Ⅲ级——侵袭性。肿瘤边界模糊，突破骨皮质侵入软组织；骨皮质缺损；可见骨膜反应（图4-13）。

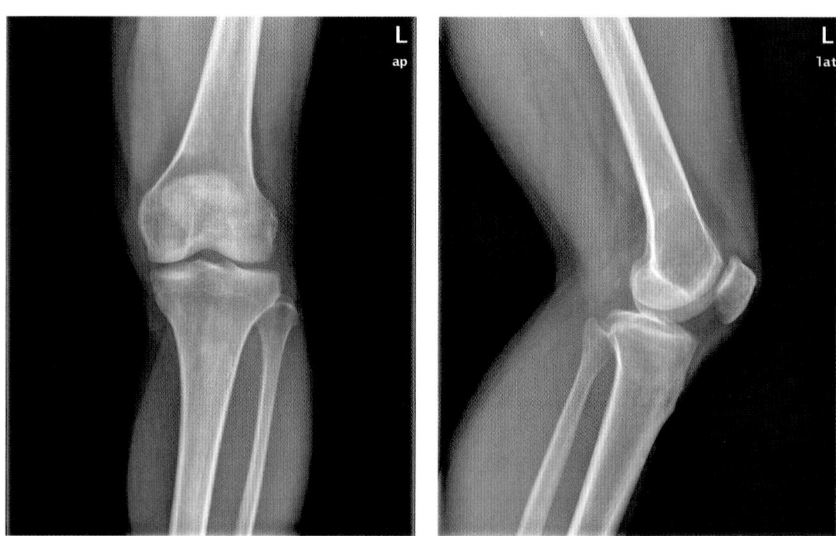

图4-11　Campanacci Ⅰ级——左股骨远端骨巨细胞瘤。左膝正侧位片示肿瘤边界清楚，周围有硬化带，骨皮质完整

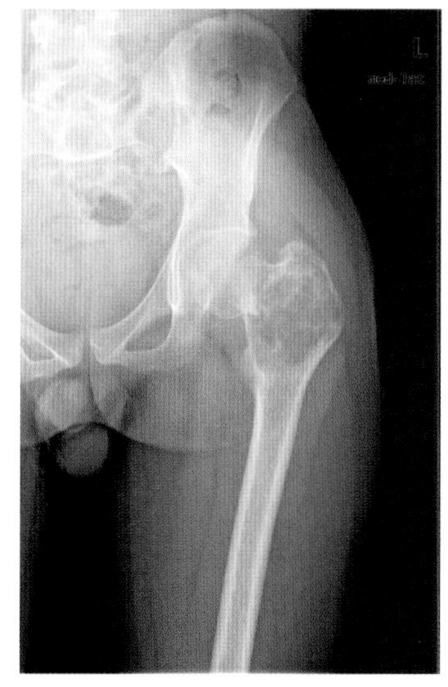

图4-12　Campanacci Ⅱ级——左股骨近端骨巨细胞瘤。左髋正位片示肿瘤边界相对清楚，局限于骨内，骨皮质明显变薄，轻度膨胀

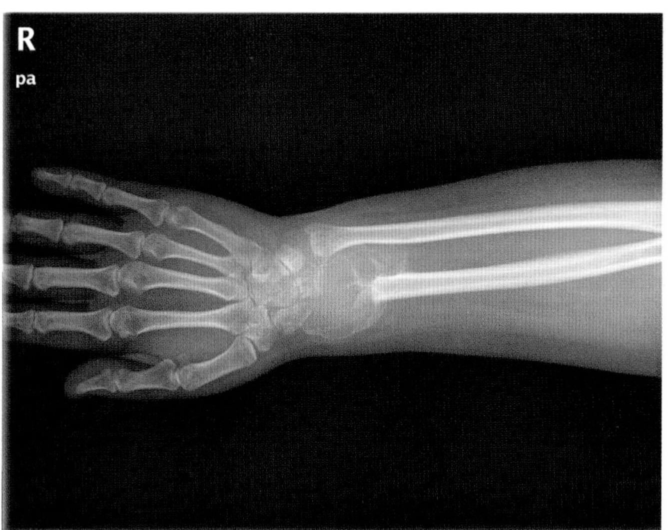

图4-13　Campanacci Ⅲ级——右桡骨远端骨巨细胞瘤。右腕关节正位片示肿瘤边界模糊，突破骨皮质侵入软组织，骨皮质缺损

（三）AJCC/TNM分期

这是由美国癌症联合委员会（American Joint Committee on Cancer, AJCC）发布的骨肿瘤分期系统。根据骨肿瘤的组织学级别（G）、肿瘤大小（T）、区域淋巴结转移（N）和有无远处转移（M）进行分期。其中，根据原发肿瘤的大小，分为T_X、T_0、T_1、T_2、T_3五个等级；根据有无区域淋巴结转移，分为N_X、N_0、N_1三个等级；根据有无远处转移，先分为M_0、M_1两个等级，M_1级又根据转移部位，进一步细分为M_{1a}、M_{1b}两个等级；根据肿瘤的分化程度，分为G_X、G_1、G_2、G_3、G_4五个等级。根据不同的G、T、N、M等级，对骨肿瘤进行分期。具体划分标准见表4-3，AJCC分期标准见表4-4。需要注意的是，该分期不适用于来源于骨髓、网状内皮系统的肿瘤（如白血病、淋巴瘤、骨髓瘤等）和转移性肿瘤。

表4-3　AJCC分期的等级划分标准

等级分类	原发肿瘤大小（T）	区域淋巴结转移（N）	远处转移（M）	组织学级别（G）
X	无法评估	无法评估	—	无法评估
0	没有发现原发肿瘤	无	无	—
1	最大径≤8 cm	有	有 M1a——肺转移 M1b——其他部位转移	分化良好/高分化——低级别
2	最大径>8 cm	—	—	中度分化——低级别
3	肿瘤不连续	—	—	低分化
4	—	—	—	未分化

表4-4　骨肿瘤的AJCC分期标准

分　期	T	N	M	G
ⅠA	T1	N0	M0	G1、G2低级别，GX
ⅠB	T2	N0	M0	G1、G2低级别，GX
	T3	N0	M0	G1、G2低级别，GX
ⅡA	T1	N0	M0	G3、G4高级别
ⅡB	T2	N0	M0	G3、G4高级别
Ⅲ	T3	N0	M0	G3
ⅣA	任何T	N0	M1a	任何G
ⅣB	任何T	N1	任何M	任何G
	任何T	任何N	M1b	任何G

（四）骨肿瘤的外科分期系统（surgical staging system, SSS）

骨肿瘤的外科分期系统由骨骼肌系统肿瘤协会（Musculoskeletal Tumor Society）发布，是骨肿瘤的另一个可用的分期系统。该系统根据骨肿瘤的外科级别（G）、局部范围（T）和区域或远处转移（M）表现，对骨和软组织肉瘤进行分级。其中，外科级别（G）分为G_1（肿瘤呈低度恶性表现）和G_2（肿瘤呈高度恶性表现）。局部范围（T）是指肿瘤侵袭范围，根据肿瘤与解剖学间室的关系，划分为T_1（肿瘤局限于解剖学间室内）和T_2（肿瘤穿破解剖学间室）。根据肿瘤的区域或远处转移（M）表现，划分为M_0（无转移）和M_1（有远处转移）。骨肿瘤的外科分期（SSS）标准详见表4-5。该系统可以用于对AJCC分期系统的补充。

表4-5　骨肿瘤的外科分期(SSS)标准

分　　期	级　　别	部　　位
ⅠA	低度恶性(G_1)	肿瘤局限于解剖学间室内(T_1)
ⅠB	低度恶性(G_1)	肿瘤穿破解剖学间室(T_2)
ⅡA	高度恶性(G_2)	肿瘤局限于解剖学间室内(T_1)
ⅡB	高度恶性(G_2)	肿瘤穿破解剖学间室(T_2)
Ⅲ	任何G+区域或远处转移	任何T

二、其他评估内容

骨巨细胞瘤的评估，主要包括病史、体格检查、影像学检查(如肿瘤部位的X线、增强CT、CT三维重建增强MRI、胸片或胸部CT)、血生化等。肿瘤部位的CT主要用于确定是否存在骨皮质的破坏和缺损，辅助骨巨细胞瘤的分期。肿瘤部位的MRI则有助于明确肿瘤的范围，明确有无侵犯周围软组织，以及肿瘤与神经、血管等重要毗邻结构的关系，从而指导手术方案。胸片和胸部CT可以作为判断骨巨细胞瘤有无远处转移的依据，尤其是对于怀疑存在恶变的骨巨细胞瘤患者，胸部CT检查是十分必要的。如有必要，还可进行骨扫描、PET-CT的检查，有助于明确肿瘤范围、侵袭程度及有无远处转移。碱性磷酸酶、乳酸脱氢酶(LDH)也是重要的判断骨巨细胞瘤恶性程度的化验指标。此外，血钙、磷酸盐和甲状旁腺素等级的测定，有助于骨巨细胞瘤与甲状旁腺功能亢进棕色瘤的鉴别诊断。

活检是骨巨细胞瘤诊断的“金标准”。在手术前，活检是必不可少的。活检可以明确骨巨细胞瘤的诊断，并对肿瘤的恶性程度做出初步判断，从而为此后的治疗指明方向。目前来说，穿刺活检或开放活检对骨巨细胞瘤的诊断准确性均较高。但是，活检的位置选择十分重要，一般来说，活检通道应该尽量位于下一步根治性手术的切口位置上，或在根治性手术切除肿瘤时可以同时切除的部位，以在最终手术时将活检通道完整切除，防止肿瘤沿活检通道种植转移。如果采用穿刺活检，则穿刺通道还应尽量与肿瘤病灶处于同一解剖学分隔中，从而将解剖分隔作为防止肿瘤播散的屏障。此外，建议活检在有能力进一步完成根治性手术的医疗机构进行。如果有条件，外科医师、影像科医师、病理科医师之间还可以在活检前或活检手术中对活检位置、方法进行交流，因为不恰当的活检可能延误患者的病情，甚至导致不良的预后。

三、总结

目前用于骨巨细胞瘤的分期和分级标准较多，不同的分级和分期对肿瘤的判断标准不一，但相互之间亦有交集。在临床实践中，不同的分级和分期方法在对骨巨细胞瘤侵袭、复发、预后等方面的判断上也都取得了良好的效果。但是各个标准的侧重点略有不同，一般来说，Campanacci分级偏重于根据影像学表现判断骨巨细胞瘤的生物学行为、恶性程度和预后；AJCC分期主要综合骨肿瘤的临床、影像和病理特点，综合判断患者的预后；Enneking分期和骨肿瘤的外科分期则主要用于帮助确定外科治疗方案。

Enneking和Campanacci主要根据肿瘤的X线表现判断肿瘤的生物学行为，对单纯依靠病理表现的Jaffe分级达到了良好的补充。在临床工作中，Enneking Ⅰ期和Campanacci Ⅰ级比较少见。大部分骨巨细胞瘤被发现和诊断时已经处于Enneking Ⅱ期或是Campanacci Ⅱ级。在大部分进展期的病变中，骨巨细胞瘤已突破骨皮质形成软组织肿块，推挤周围正常解剖结构，体积比较大的肿瘤可能还富含血管。肿瘤甚至可以通过邻近的韧带（如十字韧带）穿越到相邻的骨骼。因此单纯依靠X线作为判断指标的Enneking分期和Campanacci分级似乎略显粗糙。AJCC分期和外科分期可以进一步利用CT、MRI等检查结果，对肿瘤进行进一步判断。不过，随着影像学技术的进步，如何利用现有的断层扫描、三维重建，甚至3D打印等辅助诊断技术，进一步完善骨巨细胞瘤综合分型分期方法，仍是临床医师需要面对的课题。

对于骨科医师，尤其是骨肿瘤科医师来说，需要综合利用不同的分级分期方法，结合患者的临床表现、化验、活检结果，对骨巨细胞瘤的侵袭性、术后复发率及预后做出良好的判断，并制定治疗方案。总之，只有通过临床、影像学、病理“三结合”的方法，综合分析肿瘤的病史、影像学表现、组织学特征，才能有效地指导治疗和判断预后。

（乔苏迟，徐唯傑）

参考文献

[1] Sobti A, Agrawal P, Agarwala S, et al. Giant cell tumor of bone — an overview[J]. Arch Bone Jt Surg, 2016, 4(1): 2–9.

[2] Amanatullah DF, Clark TR, Lopez MJ, et al. Giant cell tumor of bone[J]. Orthopedics, 2014, 37(2): 112–120.

[3] Raskin KA, Schwab JH, Mankin HJ. Giant cell tumor of bone[J]. J Am Acad Orthop Surg, 2013, 21(2): 118–126.

[4] Thomas DM, Skubitz KM. Giant cell tumour of bone[J]. Curr Opin Oncol, 2009, 21(4): 338–344.

[5] Martin C, McCarthy EF. Giant cell tumor of the sacrum and spine: series of 23 cases and a review of the literature[J]. Iowa Orthop J, 2010, 30: 69–75.

[6] Zheng K, Wang Z, Wu SJ, et al. Giant cell tumor of the pelvis: a systematic review[J]. Orthop Surg, 2015, 7(2): 102–107.

[7] Chakarun CJ, Forrester DM, Gottsegen CJ, et al. Giant cell tumor of bone: review, mimics, and new developments in treatment[J]. Radiographics, 2013, 33(1): 197–211.

[8] Luksanapruksa P, Buchowski JM, Singhatanadgige W, et al. Management of spinal giant cell tumors[J]. Spine J, 2016, 16(2): 259–269.

[9] Kelly D, Mc Erlean S, Byrne D, et al. A case of thoracic giant cell tumor of bone and discussion of radiological features and current management practices[J]. Radiol Case Rep, 2016, 11(3): 222–226.

[10] Sharma V, Sharma S, Mistry KA, et al. Giant cell tumor of bone in skeletally immature patients — a clinical perspective[J]. J Orthop Case Rep, 2015, 5(4): 57–60.

[11] Pujani M, Bahadur S, Jairajpuri ZS, et al. Giant cell tumor bone in an elderly male — an unusual case misdiagnosed on MRI as a malignant sarcoma[J]. Indian J Surg Oncol, 2015, 6(3): 285–287.

[12] Ma Y, Xu W, Yin H, et al. Therapeutic radiotherapy for giant cell tumor of the spine: a systemic review[J]. Eur Spine J, 2015, 24(8): 1754–1760.

[13] López-Pousa A, Martín Broto J, Garrido T, et al. Giant cell tumour of bone: new treatments in development[J]. Clin Transl Oncol, 2015, 17(6): 419–430.

[14] Kocher MS, Gebhardt MC, Jaramillo D, et al. Multiple lytic skeletal lesions and hypercalcemia in a 13-year-old girl[J]. Clin Orthop, 2000, (374): 298–319.

[15] 陈江涛，艾克拜尔·尤努斯，徐磊磊，等. 血清NTX和TRACP-5b在骨巨细胞瘤中的表达及临床意义[J]. 临床和实验医学杂志，2016，15(8): 724–726.

[16] 李斌，李乐，牛晓辉. Ⅰ型胶原交联氨基末端肽在骨巨细胞瘤患者血清中的表达及不同治疗对其表达的影响[J].临床肿瘤学杂志，2014，19(7): 617–620.

[17] 王京生，屠重棋，段宏，等.碱性磷酸酶在骨肿瘤诊断中的价值[J].四川大学学报(医学版)，2008，39(2): 330–331.

[18] Layfield LJ, Schmidt RL, Sangle N, et al. Diagnostic accuracy and clinical utility of biopsy in musculoskeletal lesions: a comparison of fine-needle aspiration, core, and open biopsy techniques[J]. Diagn Cytopathol, 2014, 42(6): 476–486.

[19] Yang YJ, Damron TA. Comparison of needle core biopsy and fine-needle aspiration for diagnostic accuracy in musculoskeletal lesions[J]. Arch Pathol Lab Med, 2004, 128(7): 759–764.

[20] Adams SC, Potter BK, Pitcher DJ, et al. Office-based core needle biopsy of bone and soft tissue malignancies: an accurate alternative to open biopsy with infrequent complications[J]. Clin Orthop Relat Res, 2010, 468(10): 2774–2780.

[21] Hryhorczuk AL, Strouse PJ, Biermann JS. Accuracy of CT-guided percutaneous core needle biopsy for assessment of pediatric musculoskeletal lesions[J]. Pediatr Radiol, 2011, 41(7): 848–857.

[22] Seng C, Png W, Tan MH. Accuracy of core needle biopsy for musculoskeletal tumours[J]. Journal of Orthopaedic Surgery, 2013, 21(1): 92–95.

[23] Rimondi E, Rossi G, Bartalena T, et al. Percutaneous CT-guided biopsy of the musculoskeletal system: results of 2 027 cases[J]. Eur J Radiol, 2011, 77(1): 34–42.

[24] 姬涛，郭卫，沈丹华，等.骨肿瘤病理活检有效性的影响因素分析[J].中国矫形外科杂志，2007，15(17): 1296–1305.

[25] Leithner A, Maurer-Ertl W, Windhager R. Biopsy of bone and soft tissue tumours: hints and hazards[J]. Recent Results Cancer Res, 2009, 179: 3–10.

[26] McCarthy EF. CT-guided needle biopsies of bone and soft tissue tumors:a pathologist's perspective[J]. Skeletal Radiol, 2007, 36(3): 181–182.

第五章

骨巨细胞瘤的手术治疗

第一节　中轴骨骨巨细胞瘤

骨巨细胞瘤是一种少见的中轴骨原发肿瘤，它的发病率在中轴骨原发肿瘤中占7%～10%。中轴骨骨巨细胞瘤血供丰富，呈侵袭性生长，可累及椎体、附件甚至压迫周围血管和神经。它具有手术切除难度大、术后易复发、肺转移发生率高的特点。

目前中轴骨骨巨细胞瘤的治疗方法包括手术治疗、放射治疗、连续动脉栓塞治疗、辅助化疗及靶向治疗。由于发生于中轴骨骨巨细胞瘤的特殊位置，国内外对其手术治疗方式的选择存在争议，一些专家认为应当行跨边界的整块切除(en bloc resection)，以达到根治性手术的目的，减少复发率；另一些则倾向于更加保守的囊内刮除术，以避免损伤周围神经及血管。在本节中将着重介绍中轴骨骨巨细胞瘤的外科治疗。

一、临床表现

大多数中轴骨骨巨细胞瘤患者有背痛症状，如果肿瘤生长压迫神经根，可表现出神经根痛，一小部分患者表现出马尾神经受压症状。多数颈椎骨巨细胞瘤的神经压迫症状一般进展较慢，而胸腰椎骨巨细胞瘤神经压迫症状进展迅速。患者的背痛一般是由于肿瘤的破坏作用造成的，包括皮质骨的破坏及侵入椎管后压迫脊髓。椎体破坏后可引起压缩骨折，产生剧烈疼痛。作为肿瘤生长的屏障，后纵韧带最为薄弱，肿瘤很容易通过此处侵入椎管，同时也可以通过前、后纵韧带的下方侵入相邻椎体。

1. 颈椎骨巨细胞瘤

发生于颈椎的骨巨细胞瘤主要表现为慢性进行性的颈部及肩部疼痛，脊髓受压后会出现相应的神经症状，神经根受压会出现上肢的感觉、运动障碍。上颈椎肿瘤可出现呼吸及吞咽等功能障碍，压迫刺激椎旁的颈交感神经而出现霍纳综合征等交感神经激惹症状，椎动脉受压可出现头晕等椎动脉缺血症状。

2. 胸腰椎骨巨细胞瘤

发生于胸腰椎的骨巨细胞瘤除上述的疼痛及神经压迫症状外，位于中下胸段(T_4～T_9)的肿瘤如压迫胸髓的主要供应血管(脊髓前动脉)，则可出现脊髓缺血性损害，这种损害即使在手术解除压迫后也很难恢复，预后较差。

3. 骶骨骨巨细胞瘤

骶骨的骨巨细胞瘤一般发现较晚，早期症状主要以下腰部或臀部酸胀痛和持续性疼痛为主，可有放射痛和大小便及性功能障碍。局部可有肿胀和压痛，皮温升高，臀部及骶尾部偶可触及弹性肿块，压之有乒乓球样感觉，并有轻度压痛，肛门指诊时可触及直肠黏膜在肿瘤表面滑动，少部分病例可于下腹部触及肿块。一些患者常有较严重的疼痛、压痛，而肛门指诊肿块并不一定很大。部分病例因肿瘤侵及腰骶神经，可出现进行性加重的坐骨神经痛，同时伴有全身情况恶化等特点。因此，具备肛肠外科的诊治理念对于骶骨骨肿瘤的鉴别诊断有一定的帮助。

二、分期

Enneking肿瘤分期是较为经典的肿瘤分期，它通过组织学及是否突破间室对骨肿瘤进行分期。它可以很好地对四肢骨肿瘤进行外科指导，但对于脊柱骨肿瘤，上述分期方法显得有些不足。近些年逐渐在Enneking骨肿瘤分期的基础上提出了有关脊柱肿瘤的间室概念及针对脊柱骨肿瘤的外科分期方法，为术前更系统地评价脊柱肿瘤并指导手术提供了依据，主要有WBB（Weinstein-Boriani-Biagini）及Tomita分期系统。

（一）WBB分期系统

按照X线片、CT、MRI影像，把椎体水平断面分为12个放射状的区域，以椎管中心为圆点，由左后侧起始，依次分为1～12区；同时在水平断面上由外层向内层分为A、B、C、D、E共5层，A层为骨外软组织，B层为骨浅层，C层为骨深层，D层为硬膜外层，E层为硬膜内层（图5-1）；另外，在脊柱纵轴上计数被累及椎体的数目。据此，确定肿瘤的空间位置和范围，以及受累节段的毗邻关系，根据肿瘤的空间位置和范围，制订手术方案。

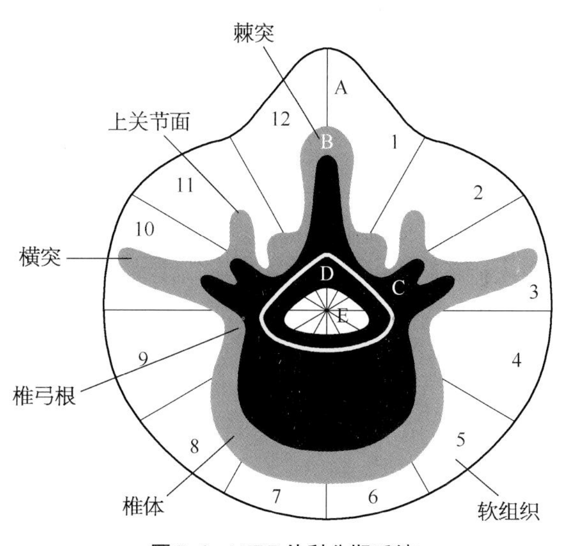

图5-1　WBB外科分期系统

A，骨外软组织；B，骨浅层；C，骨深层；D，硬膜外层；E，硬膜内层

（二）Tomita分期系统

按照X线片、CT、MRI影像将脊柱解剖学分类为五区：椎体区（1区），椎弓根区（2区），椎板、横突和棘突区（3区），椎管内硬膜外区（4区），椎旁区（5区）。进而按照病灶受累的顺序及范围进行外科分类，共三类七型（根据Enneking外科分期系统改进）：1～3型属间室内，4～6型属间室外，7型为多发或跳跃性转移病灶（图5-2）。

（三）骶骨肿瘤手术分期

骶骨也是骨巨细胞瘤高发的部位，发生于骶骨的骨巨细胞瘤占骨巨细胞瘤的2.5%，其他脊柱椎体的骨巨细胞瘤约占骨巨细胞瘤的2.9%，由此可见，骶骨骨巨细胞瘤占了中轴骨骨巨细胞瘤的半壁江山。由于其特殊的解剖结构及生物力学特点，决定了WBB和Tomita分期系统无法在骶骨骨巨细胞

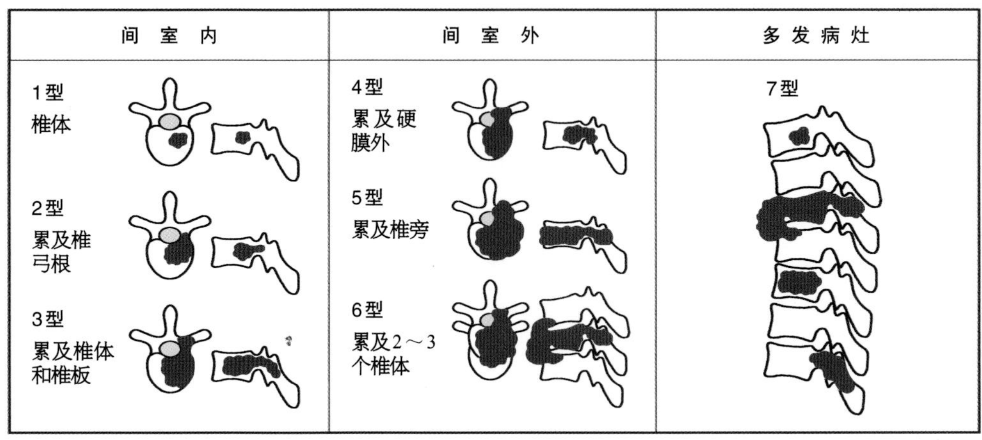

图5-2 Tomita分期系统

1型，病变局限在椎骨内，单纯前部或后部的原位病灶（1区）；2型，前部或后部病灶累及椎弓根[（1+2）区或（2+3）区]；3型，前部、后部及椎弓根均受累[（1+2+3）区]；4型，累及椎管（任何部位+4区）；5型，累及椎旁（任何部位+5区）；6型，累及相邻脊椎；7型，多发或跳跃性转移病灶

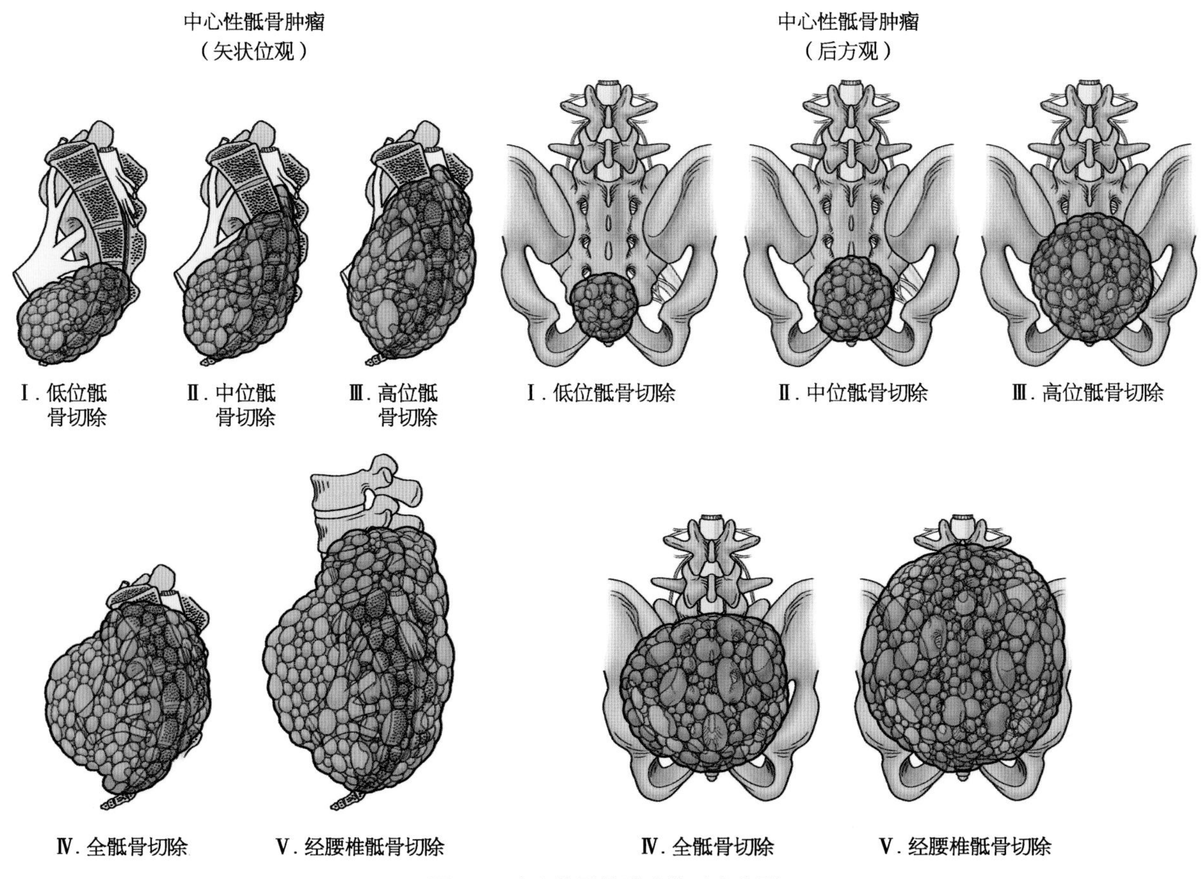

图5-3 中心性骶骨肿瘤的手术分型

Ⅰ型，低位骶骨切除术，手术时需切除至少一侧S_4及其远侧的神经根；Ⅱ型，中位骶骨切除术，包括至少切除一侧S_3及其远侧的神经根；Ⅲ型，高位骶骨切除术，包括至少切除一侧S_2或一侧S_1及其远侧的神经根；Ⅳ型—全骶骨切除术，包括双侧S_1及其远侧的神经根；Ⅴ型，经腰椎骶骨切除术，适用于骶骨肿瘤侵犯到腰椎时[图片来源：Fourney DR, Rhines LD, Hentschel SJ, et al. En bloc resection of primary sacral tumors: classification of surgical approaches and outcome. J Neurosurg Spine, 2005, 3(2): 111–122.]

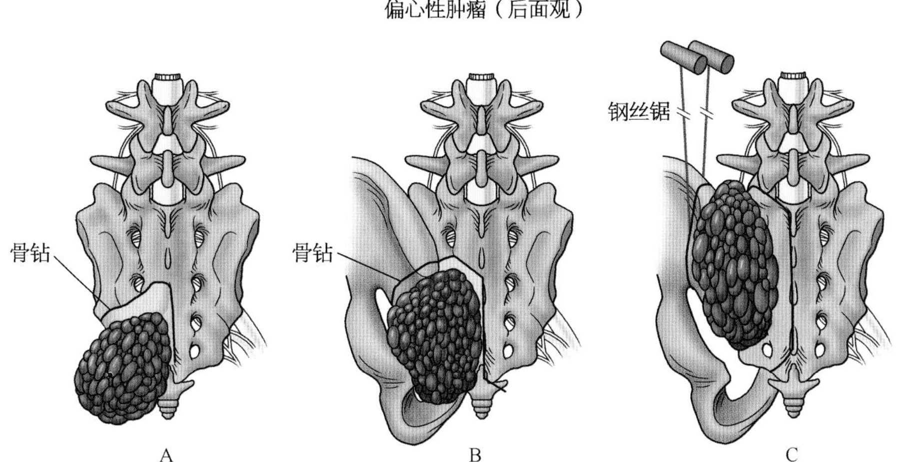

图5-4　偏心性骶骨肿瘤的手术分型［图片来源：Fourney DR, Rhines LD, Hentschel SJ, et al. En bloc resection of primary sacral tumors: classification of surgical approaches and outcome. J Neurosurg Spine，2005, 3(2): 111-122.］

瘤中应用。2005年，Fourney根据不同平面骶骨肿瘤的手术方法，将骶骨肿瘤分为两大类：一类为中心性骶骨肿瘤，另一类为偏心性骶骨肿瘤。根据不同平面的骶神经根受累，又将中心性骶骨肿瘤分成五种亚型（图5-3）。根据肿瘤发生位置及侵犯骶髂关节的情况，将偏心性骶骨肿瘤分为A、B、C三型（图5-4）。

三、手术方式和方法

中轴骨骨巨细胞瘤血供丰富，肿瘤周围解剖关系复杂，手术过程中不易将肿瘤彻底切除，手术并发症多，术后复发率高。同时，手术又是治疗中轴骨骨巨细胞瘤最有效的方法，因此这对骨肿瘤科医师来讲是一个挑战。

中轴骨骨巨细胞瘤的主要手术方式包括囊内刮除术、次全椎节切除术（subtotal spondylectomy, STS）和全椎节切除术（total spondylectomy, TS）等。其中，全椎节切除术根据切除方法可分为分块切除和整块切除（total en bloc spondylectomy, TES）（图5-5）。

最早期的脊柱肿瘤切除方式均为瘤体内刮除，也被称为椎体“蚕食切除”技术，在20世纪60年代末到80年代末使用比较广泛。20世纪80年代，Heining等发展了椎体肿瘤切除的“蛋壳技术”。这两种切除技术均为肿瘤内切除，由于局部肿瘤组织残留及手术区域肿瘤细胞的污染，导致肿瘤切除不彻底，引起术后脊柱肿瘤的局部高复发率，预后差。全椎体整块切除技术，于20世纪70年代末和80年代初由Stenert首次提出。至90年代中后期，Boriani及Tomita报道了进一步改良的椎体整块切除技术、楔形椎体切除术及全椎节整块切除技术。由于其在椎体肿瘤治疗中的优越性，因此在随后的脊柱外科发展中得到了越来越广泛的运用。

郭卫等对17例脊柱骨巨细胞瘤进行分块切除，经随访，8例（47%）复发，复发率较高，患者需再次手术，承受更多痛苦。肖建如等总结了120例脊柱骨巨细胞瘤，其中66例接受STS治疗，54例接受TS治疗，其中行TES 20例，结果发现STS、全椎节分块切除术及TES术后肿瘤复发率分别为33.3%、11.1%、5.0%。统计学分析提示，行TS较STS能明显降低肿瘤的复发。因此，避免肿瘤局部复发的主要措施是行TS，尤其是TES。

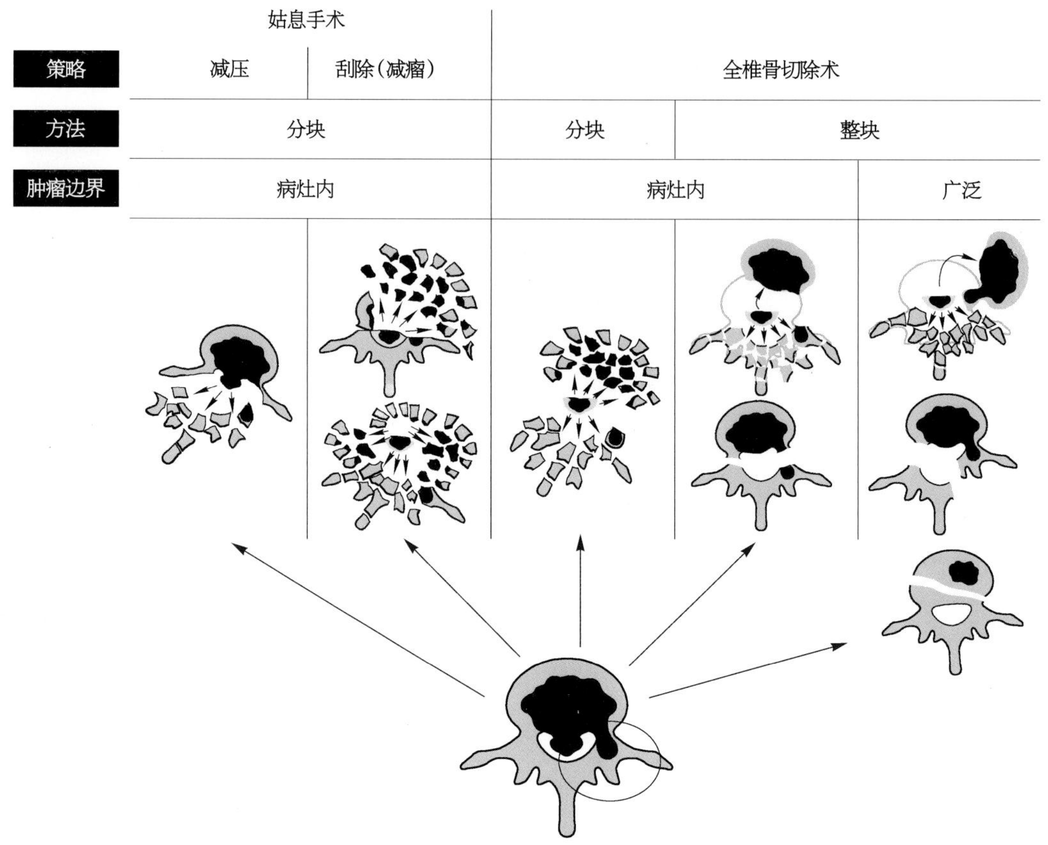

图5-5　中轴骨骨巨细胞瘤手术方式和方法

（一）楔形椎体切除术

Stefano对椎体部分切除术进行了改良，提出了楔形椎体切除术的概念。术前采用WBB分期系统对脊柱GCT进行分期，共三种切除方法，依次为：① 当肿瘤位于椎体的4～8区或5～9区，至少一侧椎弓根无肿瘤侵犯时，做整块椎体切除术。② 当肿瘤位于3～5区或8～10区（以椎弓根为中心）时，行矢状位扇形切除术。③ 肿瘤位于10～3区时，采用后弓切除。上述操作均在距离肿瘤至少一区的健康位置做楔形截骨（图5-6～图5-8）。

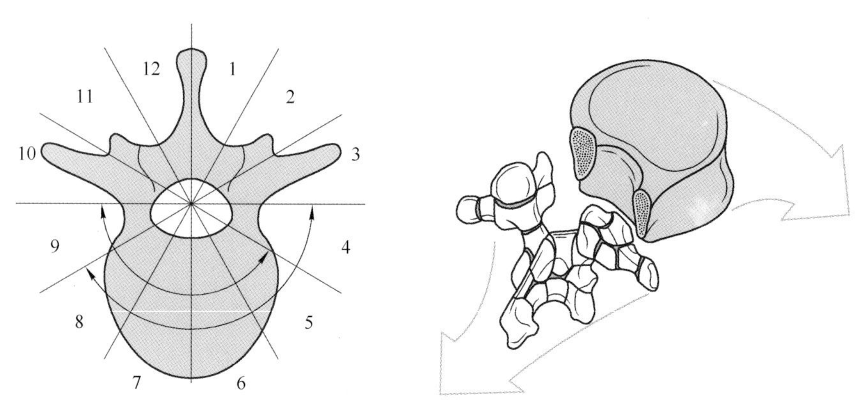

图5-6　当肿瘤位于椎体的4～8区或5～9区，至少一侧椎弓根无肿瘤侵犯时，做整块椎体切除术

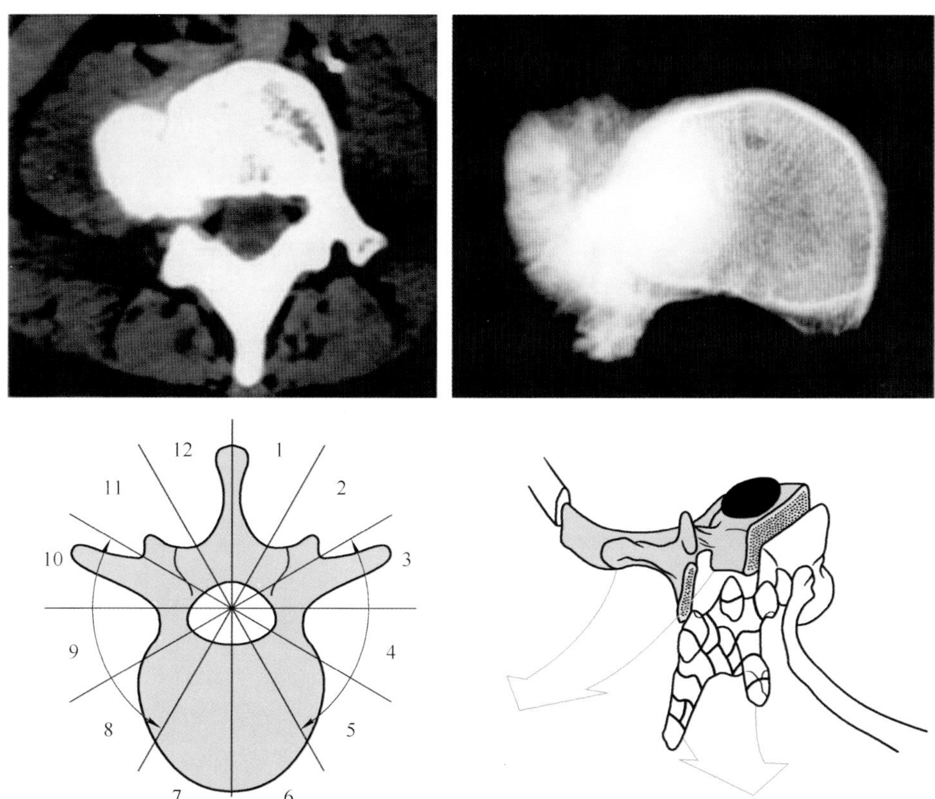

图5-7　当肿瘤位于3～5区或8～10区（以椎弓根为中心）时，行矢状位扇形切除术

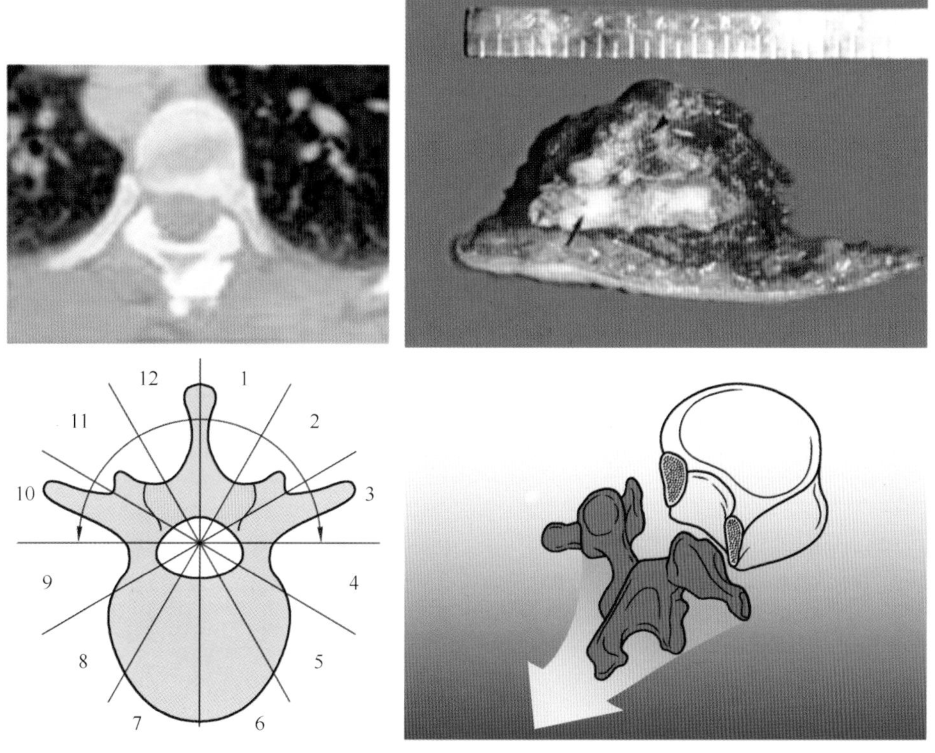

图5-8　肿瘤位于10～3区时，采用后弓切除

（二）全椎体整块切除术

20世纪70年代和80年代初，Stener和Roy等第一次提出了全脊椎整块切除技术的概念。至90年代中期，日本学者Tomita 等报道了进一步改良的经后路全脊椎整块切除技术，即TES技术。该技术通过特制的线锯（T-saw）切断椎弓根及上、下椎间盘，将脊椎分为后方附件和前方椎体的整块切除，初步应用显示了良好的肿瘤治疗效果。手术入路可取一期后方入路、一期或分期前后联合入路，一般在L_4以上的脊柱肿瘤可考虑行一期后路手术，而L_4、L_5的肿瘤由于髂嵴的阻挡，难以后路整块切除，须要前后联合入路。部分椎旁瘤块较大或L_3肿瘤的患者一期后路手术也较为困难，可考虑一期前后联合入路。随着手术技术的进步，累及多个邻近节段脊柱肿瘤的切除也有报道。

（三）肿瘤侵犯椎弓根及脊膜时的手术方法

肿瘤侵犯椎弓根时，通过上述Tomita的全椎体整块切除术方法不可能做到广泛或边界的整块切除肿瘤。Krepler报道，对于那些侵犯了一侧椎弓根，但至少有一半的椎板（刚好容纳脊髓通过）未受累时，则可以通过后方入路，用T-saw先将健康椎板切除，充分剥离病椎，包括椎管内脊膜的剥离，将其旋转，让脊髓从空缺处脱出，将病椎整块切除。如果肿瘤侵犯到椎管内时，术者建议将相应硬膜一并切除，并用人工硬膜修复缺损处，但手术难度加大，患者术后易出现脑脊液漏及伤口感染等并发症。在此基础上提出了一种更积极的方法，即当肿瘤侵犯椎管时，可用精细的器械将硬膜浅层作为屏障连同肿瘤组织从脊髓剥离，将病变整块切除，如果操作中不慎硬膜全层破裂，则可局部用人工生物纤维膜修补。

四、手术并发症及其预防

（一）术中并发症及预防

术中并发症主要有术中出血过多、钝性剥离椎体时伤及大血管、脊髓损伤及脑脊液漏、切除肿瘤时造成污染、脊椎切除后造成脊柱不稳定等。Tomita为了预防上述并发症的发生提出了以下预防措施。

（1）为了减少术中出血，术前对包括病椎在内的，以及上、下各一个椎体的滋养动脉进行栓塞，术中证实出血量明显减少，且没有出现脊髓的异常改变。此外，手术中还需要采用低血压麻醉。

（2）为了避免损伤大血管，术中需仔细分离椎体与相邻的内脏器官、节段动脉及其脊柱的分支动脉。根据作者的经验，在T_1～T_4区域分离椎体时一般不会损伤胸主动脉和奇静脉。对于L_1、L_2肿瘤，分离节段动脉前先分离隔膜，因为该段节段动脉行走于隔膜与椎体之间。主动脉与腔静脉紧贴腰椎，分离时注意保护。

（3）长期被肿瘤压迫的脊髓硬膜变薄、脆性大，术中尽量避免对脊髓的机械刺激，尤其是器械在脊髓旁划动、扭转及牵拉脊髓。作者发现牵拉可以造成脊髓的不可逆损伤，包括对神经根的牵拉。

（4）术中应用T-saw切除椎体可以减少肿瘤污染。与普通线锯或手术刀相比，T-saw携带的肿瘤细胞数量明显减少，甚至大多数肿瘤细胞已变为碎片，其再生长的潜力较低。

（5）取出游离的病椎前，先行后路固定脊柱，可以防止病椎取出后脊柱的脱位及拉伸。前柱植骨固定时压缩椎体的1/3距离,可以增加脊柱固定的稳定性,同时可以增加脊髓的血流量,改善脊髓功能。

（二）术后并发症

术后并发症主要有伤口感染,内固定物的折断、松动造成脊柱不稳,硬膜外血肿压迫脊髓出现相应的神经症状等。这些并发症均需手术探查。

其他术后并发症包括深静脉血栓、大小便失禁、尿潴留、褥疮、呼吸系统并发症(如可能发生肺栓塞、气胸、呼吸衰竭等)、心血管系统并发症(如出现心律失常、心肌梗死)等。此外,颈椎手术还可能损伤喉返神经、喉上神经、食管,从而出现声音嘶哑、吞咽困难、食管瘘等症状。骶骨肿瘤切除手术时可能出现输尿管及膀胱损伤、直肠穿孔等。这些情况需要请相关科室协助治疗。

第二节 精选病例:中轴骨骨巨细胞瘤的手术治疗

病例1 骶骨骨巨细胞瘤后路切除

一、基本资料

45岁女性,主因"进行性腰骶部疼痛伴右下肢痛10个月"入院,患者端坐时有骶尾部疼痛加重,数月来还出现进行性鞍区麻木及双下肢乏力。

体格检查的阳性体征包括:骶尾部压痛、叩击痛;双下肢$S_1 \sim S_2$分布区感觉减退,以右侧为重;双侧股四头肌肌力5级,双侧小腿及踝关节肌力4级;右侧直腿抬高试验(+)。

患者CT示S_1、S_2椎体膨胀性溶骨性病灶,向盆腔内生长(图5-9)。MRI示S_1和S_2水平低信号病灶,伴部分外周性水肿(图5-10),占位侵犯椎管,压迫马尾神经。胸部、腹部和骨盆CT:未发现肿瘤转移。CT引导下穿刺活检:符合骨巨细胞瘤。

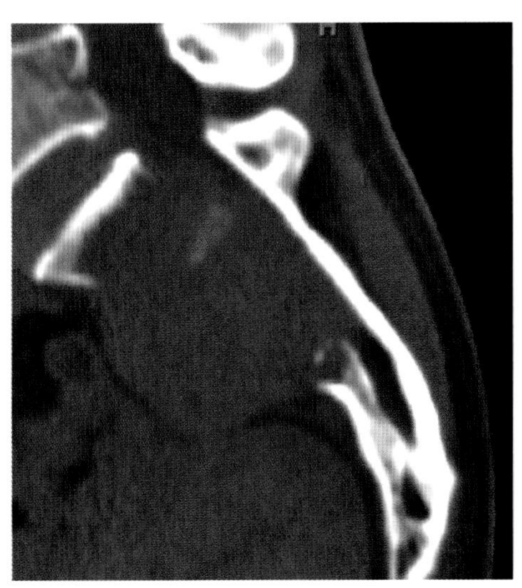
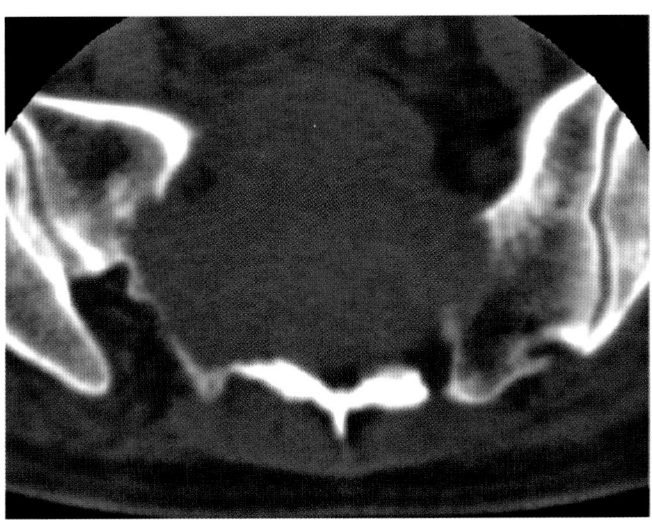

图5-9 CT示S_1、S_2椎体占位,向盆腔内生长,骶骨骨质破坏

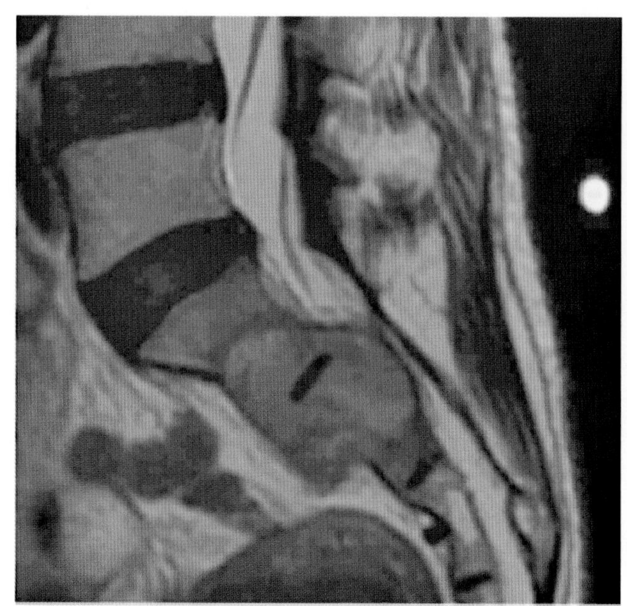
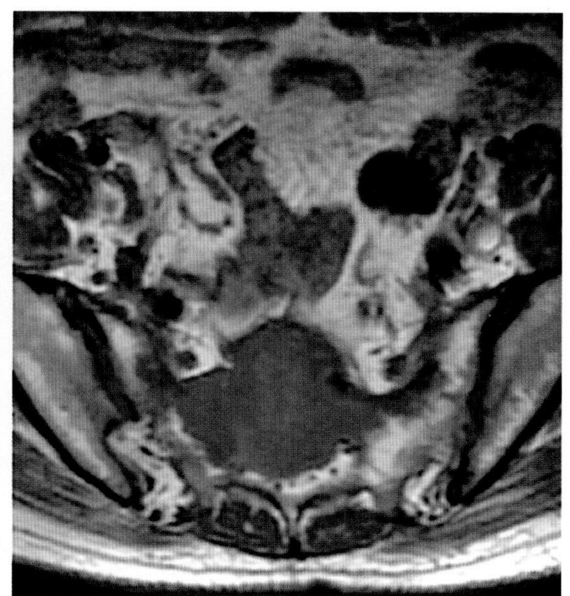

图5-10　MRI示S_1和S_2椎体水平低信号病灶

二、手术治疗

（一）术前准备

术前完善相关检查，排除手术禁忌。术前行介入下肿瘤血管造影+栓塞治疗，同时完成术区备皮及肠道准备。

（二）手术经过

患者俯卧于Jackson床，常规消毒铺单。

使用后方正中切口。切口起自L_2椎体棘突，向下延伸至骶骨尖。

首先显露L_4、L_5椎体，确认脊柱节段后，于L_4、L_5椎体双侧椎弓根内各拧入长45 mm、直径6 mm的椎弓根螺钉。

使用高速磨钻，将S_1～S_4双侧椎板完全切除。定位S_1椎弓根，双侧钻孔，在肿瘤上缘显露。然后定位S_3椎弓根，双侧钻孔，在肿瘤下缘显露。肿瘤位于骨膜层的腹侧和硬膜囊侧之间，将肿瘤与硬膜囊分离。血管环位于S_1～S_5神经根周围，将其与肿瘤分离。在双侧骶髂关节钻孔、开槽、切割，辨别腹侧骨膜。分离腹腔器官，寻找直肠系膜，自下而上将直肠系膜与肿瘤分离（图5-11）。由此，整个肿瘤的前、后方均得到游离（图5-12）。将肿瘤从S_1和S_2神经根之间完整取出（图5-13、图5-14）。可见肿块呈深红色，质韧，大小6.5 cm × 5 cm × 3 cm（图5-15）。术中没有神经根损伤。

肿瘤移除后，于两侧髂骨各拧入长80 mm、直径8 mm的髂骨螺钉。将钛棒弯成波浪形，固定于髂骨螺钉和腰椎螺钉上。完成从L_4到骨盆的固定。手术野使用大量抗生素溶液冲洗。

在双侧L_4～L_5横突、关节面和背翼钻孔，植入同种异体骨，完成关节融合。切口内放置4根引流管，其中2根位于筋膜下间隙，另外2根位于筋膜上间隙。常规缝合切口。术中总出血量450 ml。

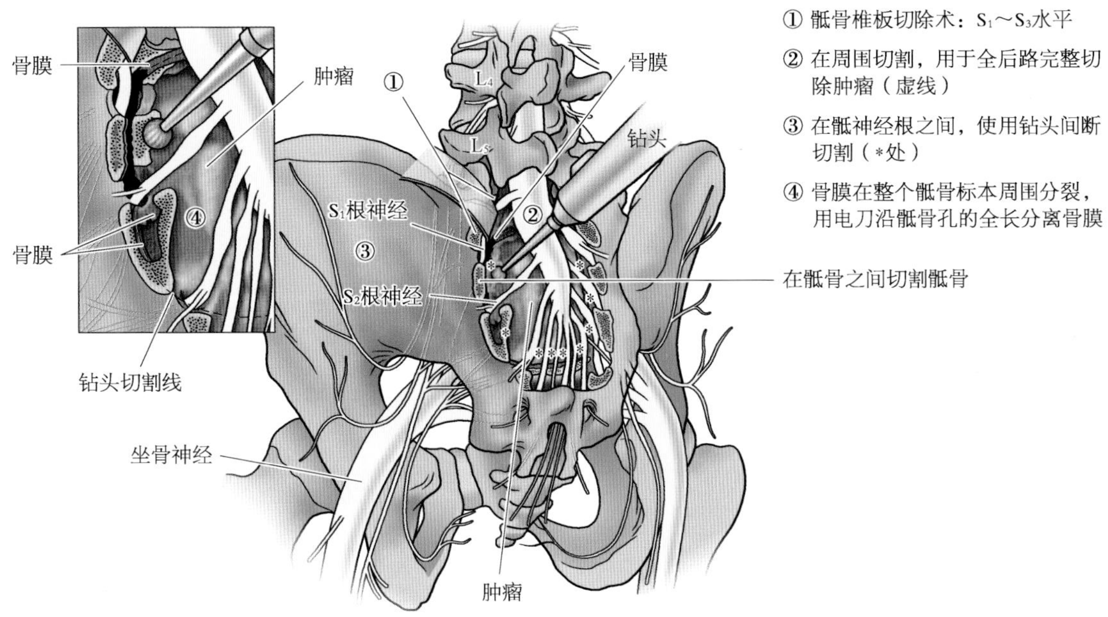

图5-11　在广泛的肿瘤周围骶骨椎板切除后（第①步），骶神经根得到显露和游离。小心保护神经根，骶骨肿瘤周围行骶骨周边环形切割，在磨钻孔之间打断（第②、③步）。将骶骨骨膜与腹腔脏器和直肠系膜分离（第④步）

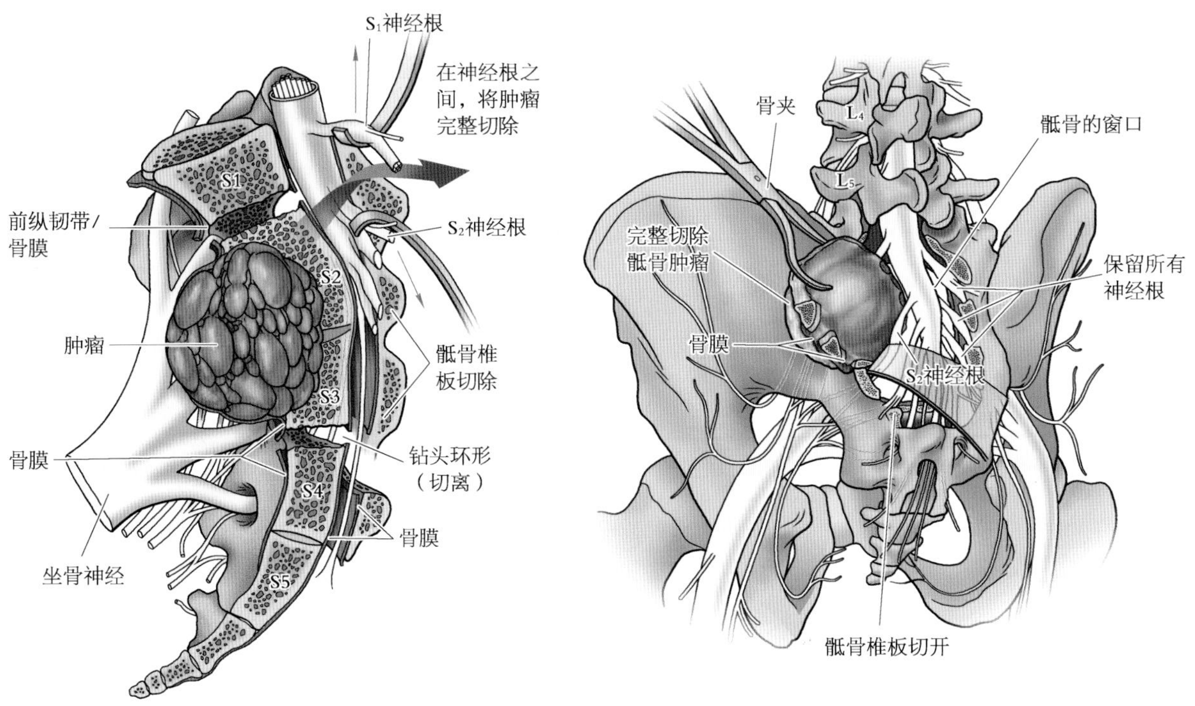

图5-12　将肿瘤完全游离

图5-13　将肿瘤从S_1和S_2神经根之间完整取出（一）

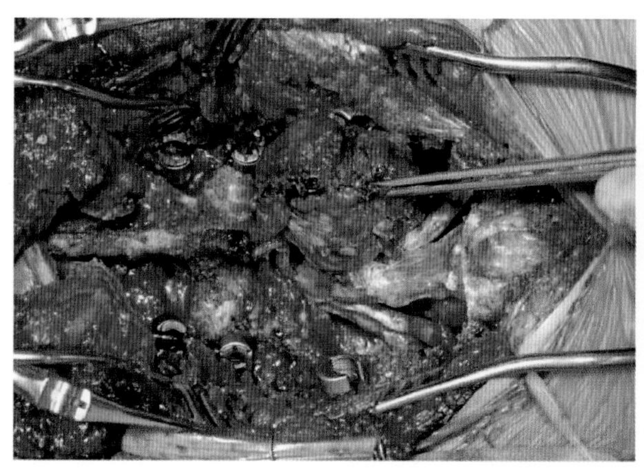
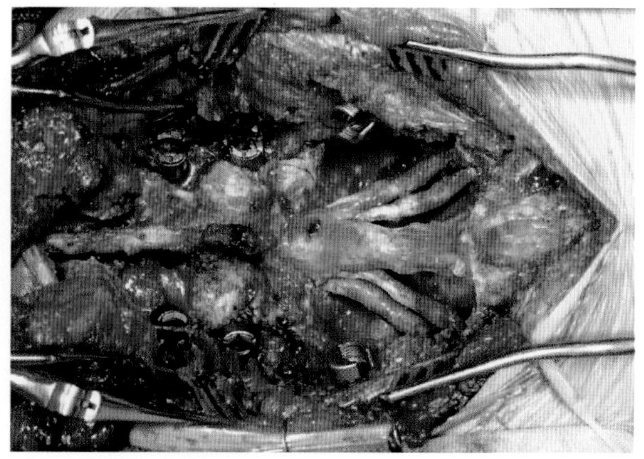

图5-14 将肿瘤从S_1和S_2神经根之间完整取出（二）

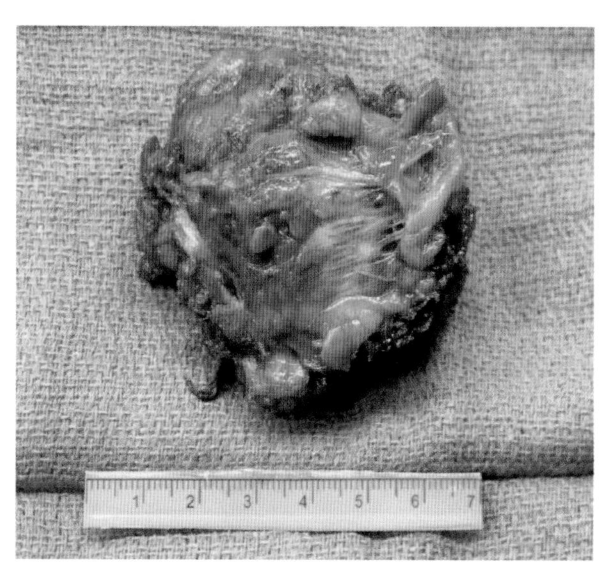

图5-15 肿瘤标本

三、术后情况

患者于术后7天出院。出院时切口愈合良好，四肢肌力5级，能够正常行走。最后一次随访在术后3年半，患者只有轻微的肛周麻木感，但较术前有明显改善。患者没有疼痛，能够正常行走，没有假关节形成。

［本病例引自：Bydon M, De la Garza-Ramos R, Bettegowda C, et al. En bloc resection of a giant cell tumor in the sacrum via a posterior-only approach without nerve root sacrifice: technical case report. Neurosurgery, 2015, 11(3): E472–478.］

病例2 立体定位系统辅助切除侵犯胸椎多椎体的骨巨细胞瘤

一、基本资料

35岁男性，既往15岁时有右肋骨骨折病史。18岁时交通事故后出现持续的颈部和肩胛间疼痛，当时查MRI提示C_5、C_6椎体先天性融合，无其他异常。入院16个月前，患者出现疼痛加重，伴右侧胸部束带样麻痹。就诊于医院，X线片发现右侧纵隔肿块。进一步CT检查显示肿块位于右侧胸壁后外侧，肿块大小约9 cm × 9 cm × 7.5 cm，侵犯第5～7右侧肋骨和第4～7胸椎的右前外侧部分。进一步行CT引导下的穿刺活检后病理学诊断：骨巨细胞瘤伴大量继发改变。

诊断明确后，患者于该医疗机构的肉瘤中心，接受了每周聚乙二醇干扰素的注射，持续了一年。之后接受了介入下连续血管内栓塞治疗，每月1次，持续了4个月。此后患者至外科，寻求手术根治性切除肿瘤。术前胸椎CT和胸椎MRI证实，肿瘤和椎体侧面关系紧密（图5-16）。

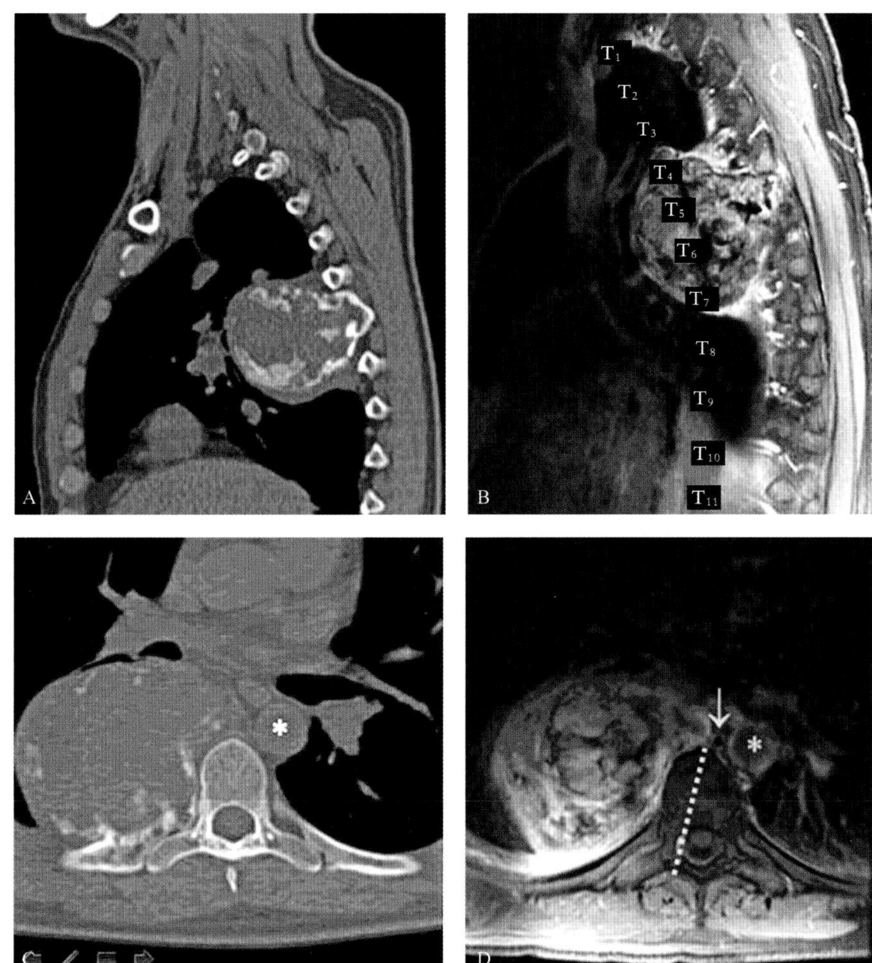

图5-16　患者术前的CT和MRI

A、B. CT显示患者的肿瘤侵犯右侧肋骨和胸椎椎体，肿瘤中可见钙化；C. MRI显示肿瘤内部信号强度不均匀；D. T_7水平的MRI显示肿瘤与椎体关系密切，且肿瘤贴近主动脉（*）和奇静脉（白色箭头），白色虚线表示拟定的手术中胸椎截骨方向

二、手术经过

本病例中，肿瘤累及肋骨、胸椎和神经孔，与外侧椎体表面紧密相连。如果仅将肿瘤从椎体表面剥离，则无法确保足够的切缘，有肿瘤复发和肿瘤播散的风险。本手术的难点在于既要保留足够的无瘤切缘，又需要防止术中胸腔脏器和重要血管的损伤。作者采用了无框架立体定向系统，在实时图像的引导下进行精确的截骨，并由包括骨科、神经外科、胸外科、整形外科的多学科交叉团队联合进行手术。术中还使用躯体感觉诱发电位，监控患者的神经功能。整个手术难度大，因此分两期进行。

（一）第一期手术：椎体开槽+椎弓根螺钉置入

患者俯卧位，使用胸背部正中入路。切除T_4～T_7椎体的椎板。行右侧椎骨关节面切除术，显露椎弓根的内侧面（图5-17）。结扎并切断右侧T_4～T_7神经根，游离硬膜囊，并显露右侧椎管前方。

然后，使用3号Penfield解剖器将硬膜囊向中间轻轻切开。使用带2 mm钻头的高速气钻，在椎体的右后侧、椎弓根内侧处，从T_4椎体中部到T_7～T_8椎间盘水平，由头端向尾端磨出一个大约3 mm深的槽（图5-18）。这步是此次切除手术的关键步骤之一。开槽的目的是在第二期手术中确定骨刀放

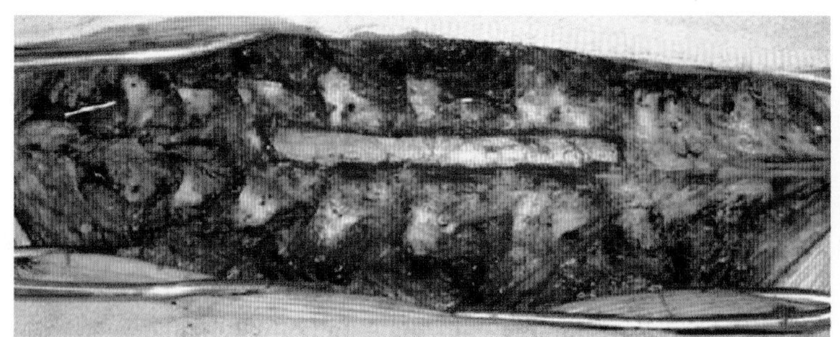

图5-17 切除T_4～T_7椎板，并将右侧椎骨关节面切除，显露椎弓根的内侧面及硬膜囊

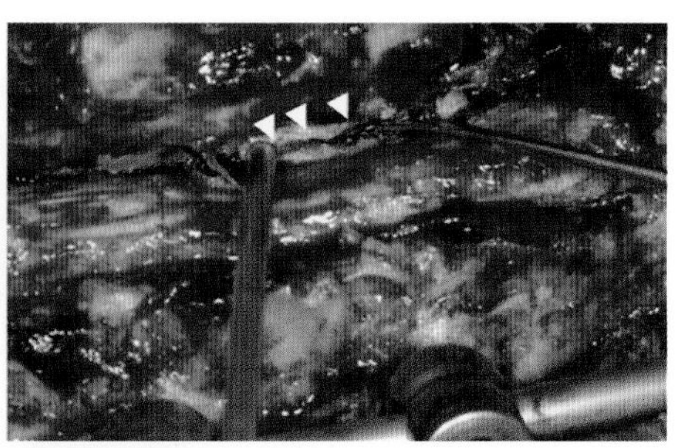

图5-18 使用2 mm钻头，在右侧椎弓根内侧，从T_4椎体中部到T_7～T_8椎间盘水平磨出一个大约3 mm深的槽，用于截骨时确定骨刀的位置

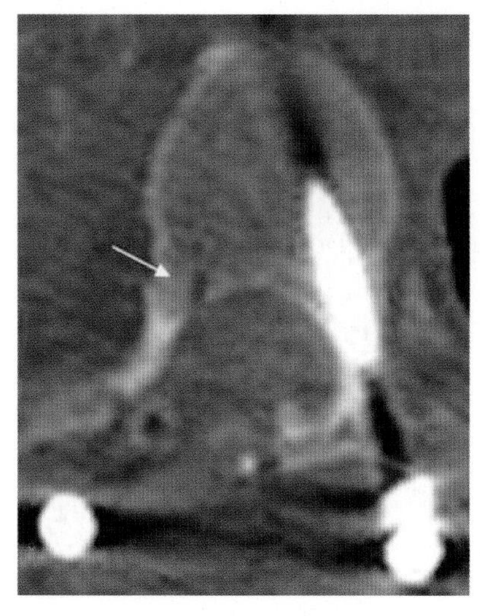

图5-19 白色箭头所示，可见位于T_6椎体的开槽位置

置的位置，以及用来确定椎体截骨的起始水平。因为在椎弓根基底部的后侧椎体十分坚硬，如果不开槽而直接使用骨刀进行截骨，则需要很大的力气，并可能在敲击时出现滑动，致使手术的风险增加。开槽为将来使用骨刀截骨提供了一个安全稳定的位置，从而方便之后的截骨，并可在截骨时精确定位起始点和保护椎体周围的重要血管神经结构。

开槽之后，在T_2～T_9椎体左侧，以及T_2、T_3、T_4、T_8、T_9椎体右侧置入椎弓根钉棒器械，维持后方稳定性。使用立体定向导航确定螺钉位置后，缝合伤口。患者返回病房。

患者情况稳定后，行CT扫描（图5-19）。将CT图像载入VectorVision（BrainLab Inc., Munich, Germany）无框架立体定向手术系统。这些数据将被用于第二期椎体切除手术的术前计划和术中引导。

（二）第二期手术：肿瘤切除+重建

第一期手术完成之后2天，实施第二期手术，由骨科、胸外科、整形科医师共同完成。

患者取左侧卧位，手术取右后外侧开胸手术切口，切口起自第5、第6肋骨之间，向后延伸至第一期手术的中线切口。由于需要同时进行脊柱的前方和后方的手术，第一期手术的后侧切口也被再次打开。整形外科医师和胸外科医师合作，游离右侧斜方肌、背阔肌、前锯肌，用于为肿瘤切除后的切口提供足够的软组织覆盖。

由胸外科医师行胸廓切开术。在肿瘤远端依次切开第5～7肋骨，显露胸腔。使用双腔气管导管抽出右肺气体，显露肿瘤。探查发现部分右肺与肿瘤相粘连，使用楔形切除术，切除部分右上和右下肺叶。切除时注意保留足够的安全切缘，并且避免刺激肿瘤。用手探查肿瘤的内侧面，肿瘤被壁层胸膜覆盖，使用手指钝性分离，直至脊柱椎体前方。在肿瘤内侧分离奇静脉、主动脉和食管，沿着椎体前面制作出一个大约1 cm的间隙，用于明确截骨的止点。

完成胸内手术之后，通过第一期手术的后侧切口，辨明第4肋骨和第8肋骨在脊柱上的位置，从而明确肿瘤切除的上缘和下缘。在第4肋骨和第8肋骨层面，在肿瘤周围保留足够切缘，切断右侧椎旁肌肉（图5-20）。然后使用无框架立体定向手术装置，参考阵列（reference array, RA）夹在开槽终点远端的T_9椎体棘突。利用T_9的椎板和棘突定位，进行精确的配准（平均误差小于1.1 mm）。成功配准后，将指针探针放置在之前在每个椎体的右后侧钻出的槽中，评估配准的准确性（图5-21A）。使用已知的解剖标志确认导航系统的准确性之后，便可以将指示器放在骨刀上，并引导骨刀的轨迹。除此之外，也可以通过将指针套头放置于骨刀上，与系统进行配准（图5-21B）。这使得在截骨过程中，可以实时看到多个平面的截骨方向。另外，导航系统能显示骨刀头端所处位置，以确保截骨能向着肿瘤和主动脉之间的前椎体表面（图5-21C）。以此法完成所有椎体的截骨。在整个截骨过程中，胸外科医师可以通过触摸脊柱前部，了解到骨刀尖部是否已触及前纵韧带，同时保护主动脉。

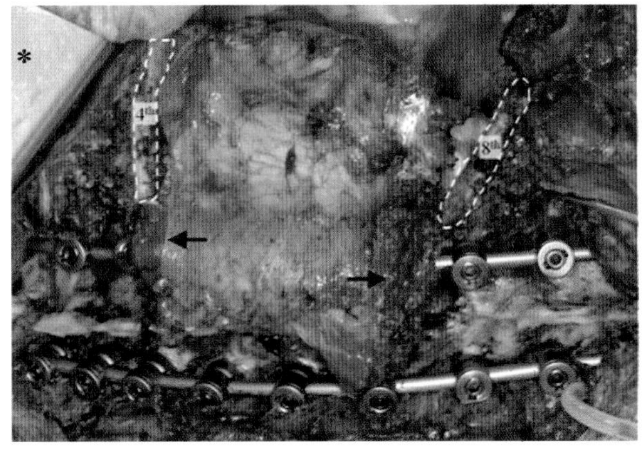

图5-20　第二期手术显露的范围。图中肿瘤已与周围的结构分离。拉钩（*）显露切口，暴露第4肋骨和第8肋骨，切断椎旁肌肉（黑色箭头）

完成从T_4椎体到T_7～T_8椎间盘的截骨之后，所要切除椎体周围残留的结构是T_4的外侧椎体、T_7～T_8椎间盘环，以及前纵韧带和壁层胸膜（图5-22）。使用小骨刀，在T_4椎体椎弓根下方完成小

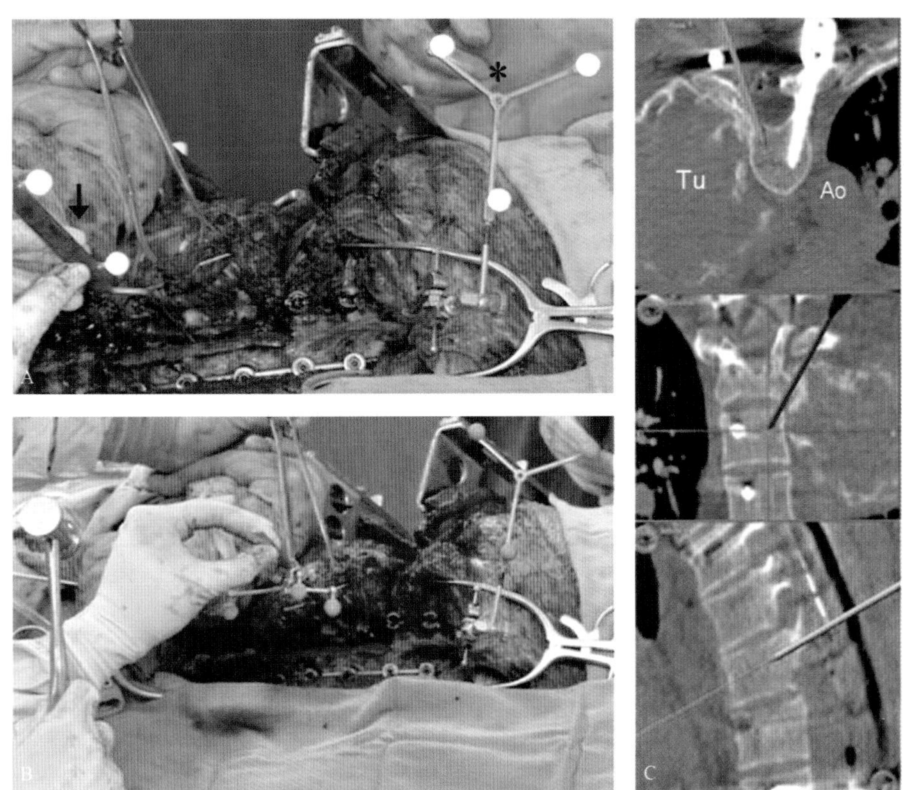

图5-21　使用立体定向手术装置确定截骨方向

A. 参考阵列（*）夹在T_9椎体棘突，探针（黑色箭头）放置在椎体后方钻出的槽内，以验证系统和配准精度；B. 将指针探头放在骨刀上，将骨刀和系统进行配准；C. 通过导航系统在冠状位、矢状位、水平位的图像，可以实时观察器械的深度和轨迹（Tu，肿瘤，Ao，主动脉）

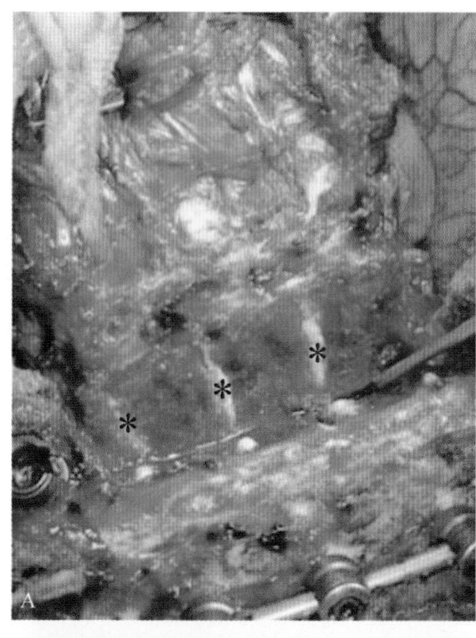

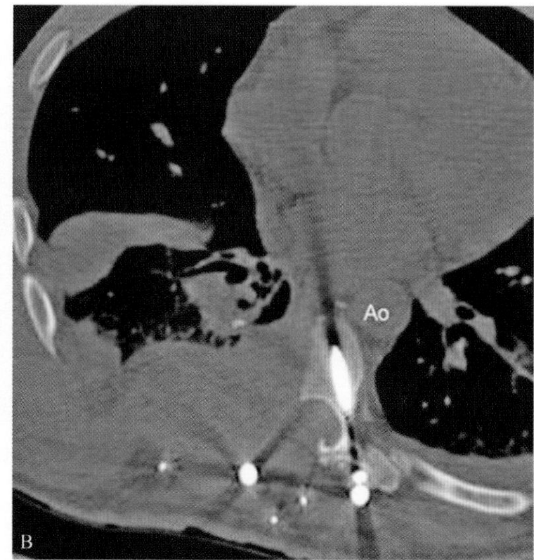

图5-22　完成从T_4椎体到T_7～T_8椎间盘的截骨

A. T_4～T_5、T_5～T_6、T_6～T_7椎间盘（*）和截断的椎体表面；B. T_7椎体水平的截骨方向与主动脉（Ao）的关系

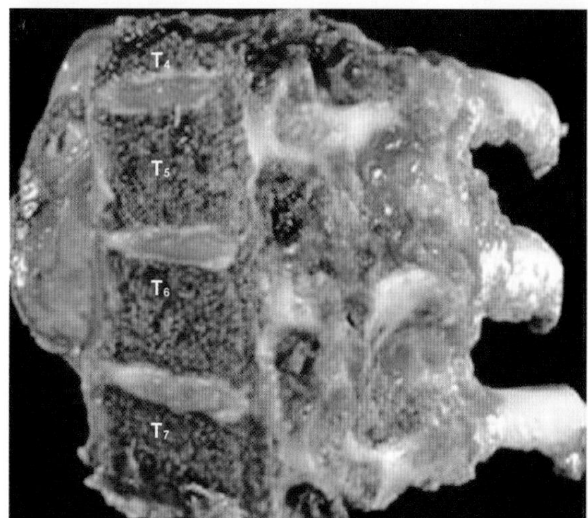

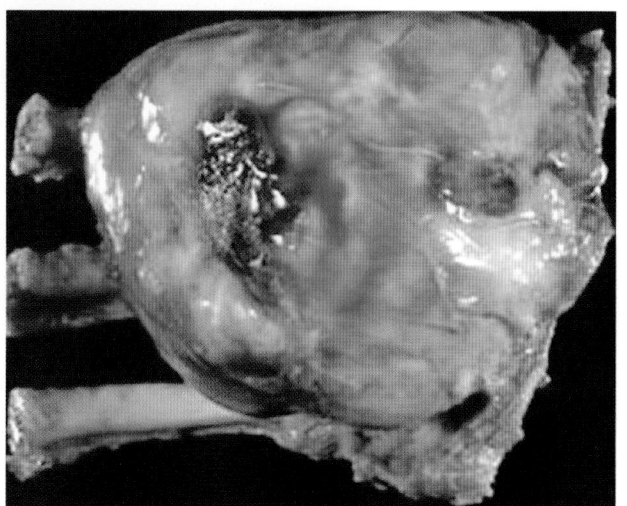

图5-23　肿瘤标本的内侧面观和腹侧面观

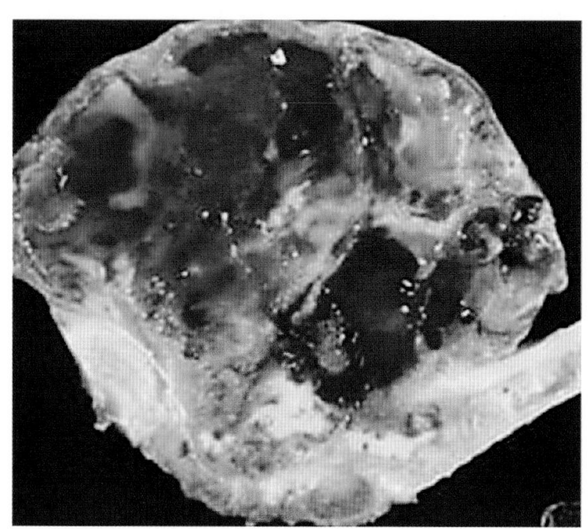

图5-24　肿瘤标本的剖面，可见肿瘤呈多相性

的横向截骨。使用手术刀，锐性切断T_7～T_8椎间盘。使用电刀，将所要切除的部分与壁层胸膜、前纵韧带分离，从而取下整个标本，将其送病理（图5-23、图5-24）。

更换脊柱右后方的稳定棒。使用高速钻头，将T_2～T_9椎体后侧的骨质表面去除。使用同种异体骨和脱钙骨基质（DBM）置于出血的骨表面上，实现关节融合固定。

在关闭切口时，使用斜方肌覆盖后侧创面，使用背阔肌重建肋骨切除后的后侧胸壁，并在暴露的硬膜囊和胸腔之间提供屏障。前锯肌用于进一步覆盖后侧的胸壁缺损。

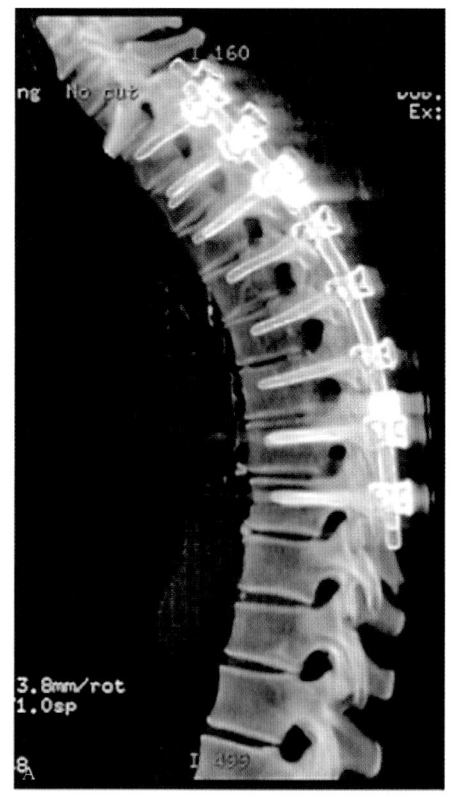

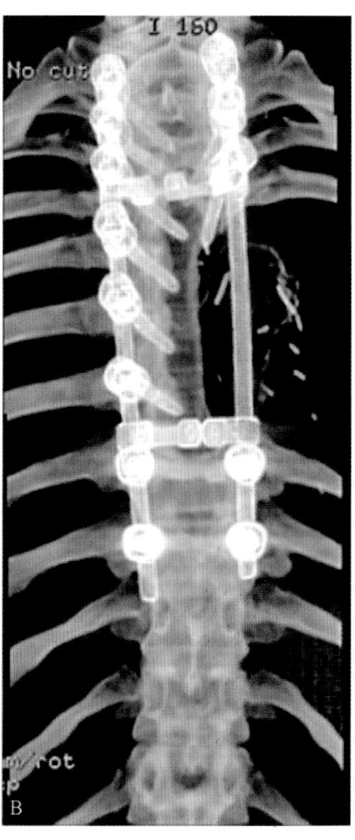

图5-25　术后1年复查

A. 矢状位CT重建显示脊柱内固定位置良好，无松动表现；B. 冠状位CT重建显示内固定呈一直线

三、术后情况

术后1年随访，影像学检查没有发现肿瘤复发，脊柱内固定物在位无松动（图5-25）。术后患者神经功能完整。

［本病例引自：Smitherman SM, Tatsui CE, Rao G, et al. Image-guided multilevel vertebral osteotomies for en bloc resection of giant cell tumor of the thoracic spine: case report and description of operative technique. Eur Spine J, 2010, 19(6): 1021–1028.］

第三节　四肢骨巨细胞瘤

骨巨细胞瘤处理起来比较困难，手术是公认的主要治疗手段。一般而言，肿瘤切除越完全，局部复发概率越小。几十年前，大范围切除是治疗的标准，复发率可以忽略不计。但是，随后的重建较为复杂，通常伴有较高的并发症发生率。因此，在临床实践中，外科医师需要在切除范围和功能重建之间寻找最佳结合点，权衡时要注意确保安全的切除范围。术前需要详细地规划和充分准备，术后也要处理和预防各种情况及并发症。

一、临床特点

骨巨细胞瘤的好发年龄为20～45岁，在四肢骨骼中以股骨远端、胫骨近端、桡骨远端和肱骨近端最常见。四肢骨巨细胞瘤患者典型的表现是疼痛、肿胀和关节活动受限，少部分患者就诊时已发生病理性骨折。X线片上通常表现为膨胀性的偏心溶骨区域。病变主要累及干骺端，可扩展至软骨下骨。

四肢干骺端是多种骨肿瘤的好发部位，骨巨细胞瘤的确诊需要与多种肿瘤病变相鉴别，包括内生软骨瘤、动脉瘤样骨囊肿、高分化中心型骨肉瘤、单发性骨髓瘤、成软骨细胞瘤、棕色瘤、软骨黏液样纤维瘤、骨嗜酸细胞肉芽肿和软骨肉瘤等。

二、影像学分型

临床上常常根据病灶边缘的形态，可以将骨巨细胞瘤分为三型：1型为静止型，边界清楚，有外周硬化，很少皮质受累。2型为活跃型，边界清楚，但外周缺乏硬化改变，皮质变薄和扩张。3型为侵袭型，边界不清，常有皮质破坏和软组织浸润。

影像学分型与组织病理分级并没有明确的对应关系。通常采用X线评估病灶边缘形态，但多数情况下CT能够更好地评估皮质是否变薄或被突破，而MRI对软组织浸润及病灶范围的评估具有优势（图5-26）。

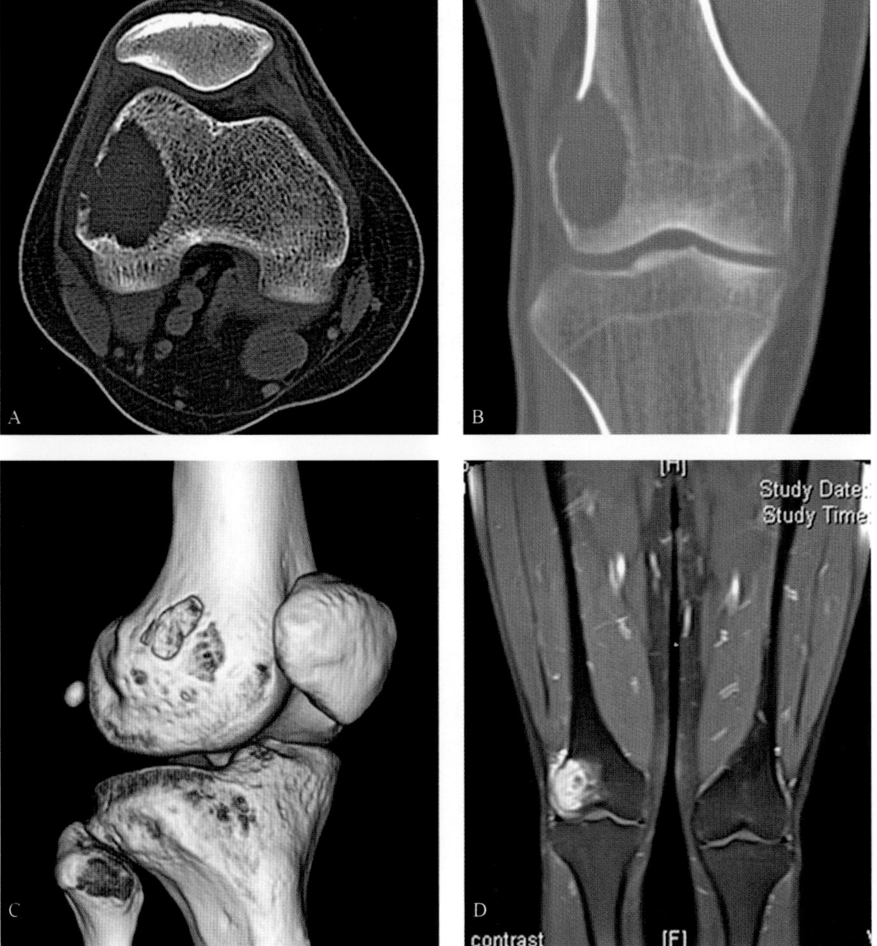

图5-26　股骨远端骨（A、B）巨细胞瘤患者，通过CT平扫和三维重建（C）能够更好地评估骨皮质情况，MRI能够对软组织浸润及病灶范围进行评估（D）

三、手术计划的制订

手术计划包括病灶清除和功能重建两部分。

（一）病灶清除

为明确病灶的范围，术前需要常规进行X线、CT、MRI增强等检查，必要时还需要DSA和病理活检检查。X线和CT扫描评估骨质及是否合并病理性骨折，MRI评估软组织范围。对于较大的病灶，需要在术前切开或穿刺活检病理评估骨巨细胞瘤的病理分级。术前还必须进行胸部CT检查来排除肺转移。将临床表现、影像学表现和组织学结合起来评估临床分期，进而决定手术计划。对于恶性骨巨细胞瘤，或骨破坏严重、存在较大软组织包块的骨巨细胞瘤，手术难度较大，术前要仔细评估病灶与周围毗邻重要血管、神经的关系，必要时需请血管外科医师会诊并提前准备人工血管。同时还需要做DSA检查，以了解其血供情况，必要时需进行血管栓塞以减少术中出血量。

骨巨细胞瘤的手术方式包括病灶内刮除、扩大刮除和切除。病灶内刮除手术的肿瘤复发率可以达到20%以上，扩大刮除手术则需要使用高速磨钻去除1 cm以上瘤外松质骨或至正常皮质骨，从而有效地扩大肿瘤的外科治疗边界，辅以物理、化学等辅助治疗方法（如电刀烧灼、液氮、微波、石炭酸、无水乙醇等），大大降低了肿瘤复发率。广泛切除手术肿瘤复发率极低，但并发症发生率却明显升高，功能恢复也不如接受病灶内手工刮除和辅助治疗的患者。位于长骨和短骨的骨巨细胞瘤，手术治疗的最大挑战在于刮除术后相对较高的复发率，大多数在首次手术后2年内发生。能否降低复发率很大程度上依赖于刮除的范围。

由于人们认识到，骨水泥反应产生的自由基和热效应能在骨松质引起3 mm以上的坏死，因此骨水泥已经被广泛应用。目前的证据显示，在彻底的病灶内扩大刮除后植入骨水泥或松质骨已可以防止复发，但是无论骨水泥化学或热力性质如何，肿瘤切除的范围是最重要的。骨水泥相较于骨移植有优势，因为骨水泥更便宜，而且术后能直接负重。

在一项研究中，677例患者接受单纯病灶刮除植骨手术，复发率达到45%。使用佐剂（比如液氮、苯酚、过氧化氢、骨水泥）后，复发率可降低至17%。单独灭菌用水并不如其他化学佐剂一样有效。其他研究比较了乙醇与苯酚及氩离子凝固激光束对于提高局部控制的效果。乙醇和苯酚的复发率基本相同，MSTS功能评分无显著差异。乙醇更易于使用，并且安全性更高。扩大刮除的细胞“杀伤区域”也可以通过氩气束激光得以实现。

对于首次病灶内刮除+骨水泥植入术后复发的骨巨细胞瘤，人们发现再次刮除+骨水泥填充和整块切除相比，没有增加远期复发和转移。在一项回顾性研究中，14%（19/137）首次治疗采用病灶内刮除+骨水泥填充的患者出现了局部复发。这19名复发患者中的15名再次接受了病灶内刮除+骨水泥填充的治疗，13%（2/15）的患者再次出现骨巨细胞瘤复发。再次进行病灶内刮除+骨水泥填充相比于进行广泛切除+同种异体骨重建，患者能够保持更高的功能评分。

有软组织侵犯的骨巨细胞瘤局部复发率显著增加。刮除加辅助治疗取决于软组织成分范围。如果初次无法进行手术，则新辅助系统靶向治疗可能有助于在后面阶段进行病灶内手术，避免更多的侵入性手术。对于病理性骨折是否会增加局部复发的风险，还存在一定的争议。最近研究证实，切除和刮除对于伴病理性骨折的骨巨细胞瘤都是可行的。如果保留关节可行，那么合并病理性骨折的骨巨细胞瘤可以进行刮除手术；但如果是关节内骨折，则应尽快进行刮除手术。对于有移位的关节内骨折、骨折伴有软组织侵犯、结构完整性不能恢复时，应当考虑切除手术。有研究表明年轻患者复发风险增加，但这没有得到其他研究人员的证实。

在多处复发或是不可刮除、不能保留关节、存在广泛皮质破坏（例如，没有足够剩余的皮质进行刮除），以及包含软组织侵犯的骨巨细胞瘤，应当考虑整块切除。整块切除也可以在一些相对次要的骨骼进行，如尺骨远端、腓骨近端及髂骨翼等。这些部位无须重建，功能一般不受明显影响。对于曾经被确诊为骨巨细胞瘤又复发的患者，需要警惕恶变的可能，这种情况一般行广泛切除或截肢术。

（二）功能重建

对于刮除术后的骨缺损，可以使用自体骨、同种异体骨、人工骨移植填充。对于切除术后的大块骨缺损，大块异体骨关节移植、人工关节假体重建、人工关节–异体骨复合物（APC）都是可选的重建方法。但是大范围的功能重建，往往意味着手术难度增加及功能下降，后续还可能出现感染、假体松动、同种异体骨段骨折等并发症，导致患者需要再次接受手术。

四、手术技术

（一）膝关节周围骨巨细胞瘤

膝关节周围包括股骨远端或胫骨近端，是骨巨细胞瘤最常见的发病部位。

1. 刮除填充术

胫骨前外侧有肌肉覆盖，内侧软组织较少，因此实施病灶刮除时，手术切口和开窗位置一般选择胫骨前外侧。而股骨远端的切口位置则要根据病灶位置来选择外侧或内侧切口。

骨皮质开窗显露肿瘤组织前，要注意用纱布覆盖保护切口周围软组织。为暴露清楚，开窗一定要充分，先用大刮匙刮除，再换小刮匙，然后用高速磨钻在骨腔各个方向打磨，打磨深度需足够，如果邻近关节面，则仅打磨至关节软骨即可。使用磨钻时应注意保护周围软组织，避免碎屑播散。充分冲洗后再用液氮、无水乙醇或氩气刀等辅助治疗方式处理腔壁，以达到扩大刮除范围的目的。刮除后的空腔内可以填充植骨材料，之后采用钢板进行预防性内固定。

膝关节周围骨巨细胞瘤病灶邻近关节面，刮除打磨时容易破坏软骨下骨。术后骨水泥直接接触软骨增加局部应力，同时软骨营养来源受到影响，因此这种情况下患者容易较早出现骨性关节炎。为保护关节软骨，填充自体或异体松质骨时应当优先满足软骨下骨的需要。

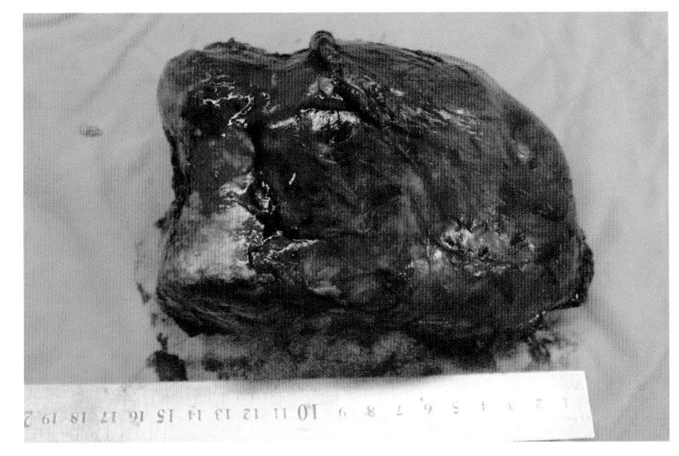

图5–27　股骨远端恶性骨巨细胞瘤患者，行整块瘤段切除

2. 整块切除人工关节重建术

膝关节周围病灶整块切除后，为保留功能，一般采用肿瘤型膝关节假体重建。切除范围要在术前详细计划，尤其要注意病灶与后方血管神经的关系，必要时请血管外科医师会诊并准备人工血管。手术切口一般位于膝关节前方，但要兼顾切除术前病理活检的针眼和切口。切口及软组织暴露要充分，方能完整切除病灶（图5–27）。安装假体时

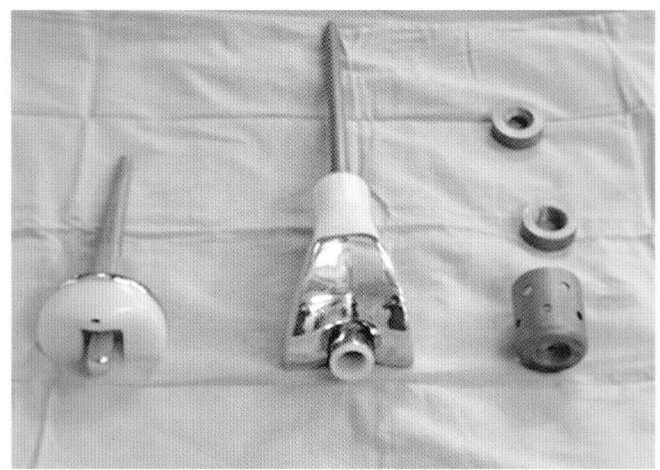

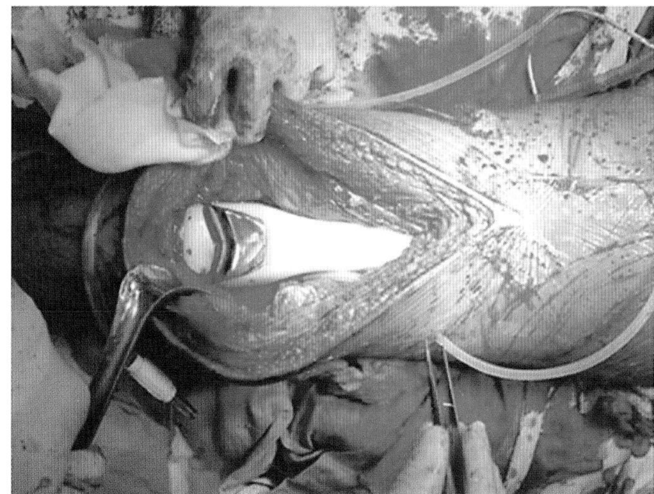

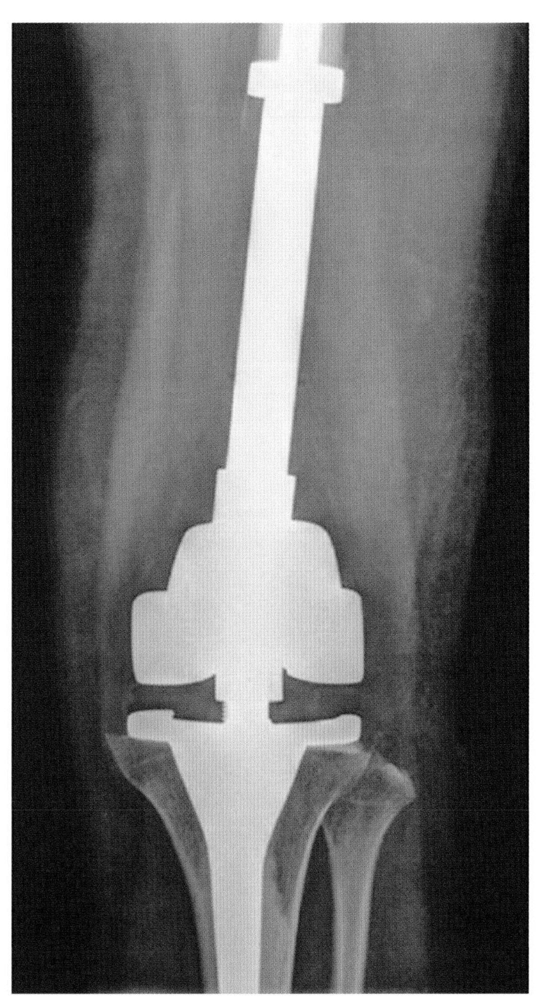

图5-28　股骨远端恶性骨巨细胞瘤患者，整块瘤段切除后行肿瘤型人工膝关节假体重建

要注意下肢力线，以尽量延长假体使用时间（图5-28）。胫骨近端病灶整块切除时，往往需要切除胫骨结节，髌韧带失去止点，需要注意重建。为增强髌韧带止点的愈合强度，可以采用补片或腓肠肌内侧头转位缝合的方式进行加强。

（二）桡骨远端骨巨细胞瘤

桡骨远端也是骨巨细胞瘤的好发部位之一。由于桡骨远端本身体积较小，此部位的骨巨细胞瘤往往会导致骨皮质膨胀，残留的瘤腔骨质较薄，难以实施刮除手术。因此为保证安全的切除范围，多采取整块切除。功能重建一般行桡腕关节植骨融合手术，以保留前臂功能和外观。重建的植骨材料可以使用自体髂骨、自体腓骨或同种异体骨进行。自体骨重建可能会伴随供区疼痛等并发症，而异体骨虽然避免了供区的影响，却有更高的并发症发生率。

术前要根据影像学检查情况详细规划，确定切除范围，尤其应当注意病灶与血管神经之间的关系。手术切口通常选择前臂背侧，穿刺活检通道周围的皮肤应当一并切除。完整切除桡骨远端后，应当切除桡腕关节囊，暴露腕骨近端关节面，打磨取出关节软骨。另外取自体髂骨或腓骨后，植于桡骨断端和腕骨近端之间，锁定钢板固定，钢板远端需固定至第3掌骨（图5-29）。术中需注意将腕关节固

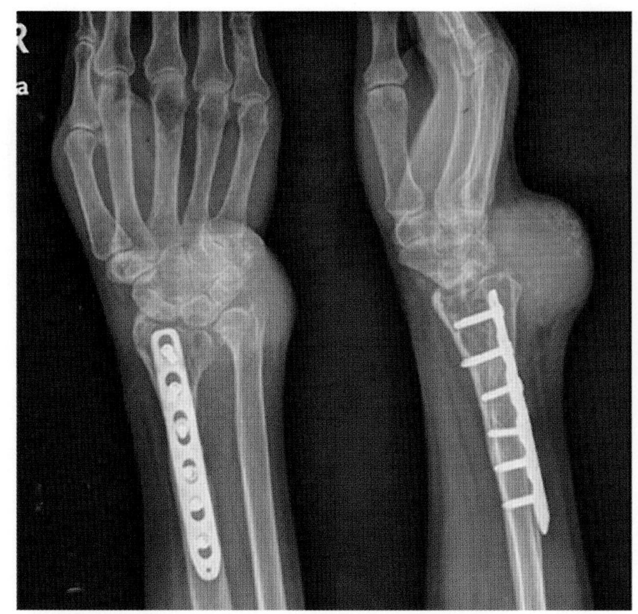

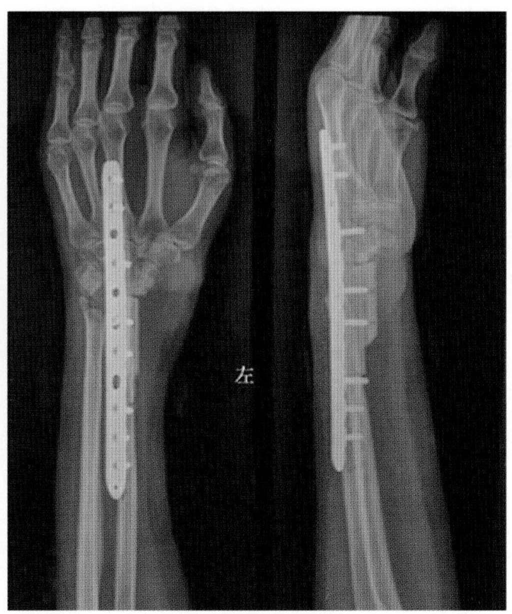

图5-29 右桡骨远端骨巨细胞瘤，初次行刮除植骨术后复发，行瘤段切除、桡腕关节自体腓骨植骨融合内固定术

定于轻度背伸的功能位。术后仍应当用石膏或支具保护6～8周，以避免出现融合失败、内固定断裂等并发症。

（三）肱骨近端骨巨细胞瘤

刮除填充手术的切口通常选择常规的三角肌胸大肌间入路。为保护肩关节功能，在实施刮除手术时，应当尽量避免进入关节腔，骨皮质开窗时也要尽量减少对肱骨近端肩袖止点、肱二头肌长头腱、胸大肌止点、三角肌止点的损伤。因此开窗部位通常位于肱骨上端前外侧、关节囊止点下方及结节间沟后方。由于肱骨近端体积所限，打磨骨壁时的下方皮质深度约1 mm，近端松质骨可以控制在5～10 mm，同时利用无水乙醇、石炭酸、氩气刀等辅助治疗。瘤腔内可填充自体骨、异体骨、人工骨或骨水泥。术者可根据瘤腔大小来决定是否需要行预防性的钢板内固定。

对于术前已有骨皮质破坏、软组织占位的恶性骨巨细胞瘤患者，通常需要采用瘤段切除人工关节假体重建手术。术前要根据影像学检查情况详细规划，确定切除范围，尤其应当注意病灶与血管、臂丛神经、肩关节周围肌肉组织之间的关系。切口同样采用三角肌胸大肌间沟入路。应用无瘤原则显露并切除肱骨近端病灶，安放假体（图5-30）。人工关节假体重建的难点在于难以恢复肩袖组织的附着，术后肩关节外展功能受限。另外如果肱骨切除段较长，远端剩余骨质较少，则往往难以固定假体，此时可以采用人工关节异体骨复合物重建，异体骨依靠钢板固定。术后需用肩关节外展支架固定6～8周。

（四）股骨近端骨巨细胞瘤

人体负重时股骨近端应力相对集中，不论是采用刮除填充手术，还是整块切除重建手术，均需要注意维持局部的力学稳定。

刮除填充手术切口通常采取髋关节外侧入路。由于股骨近端周围肌肉等软组织较厚，同时术者

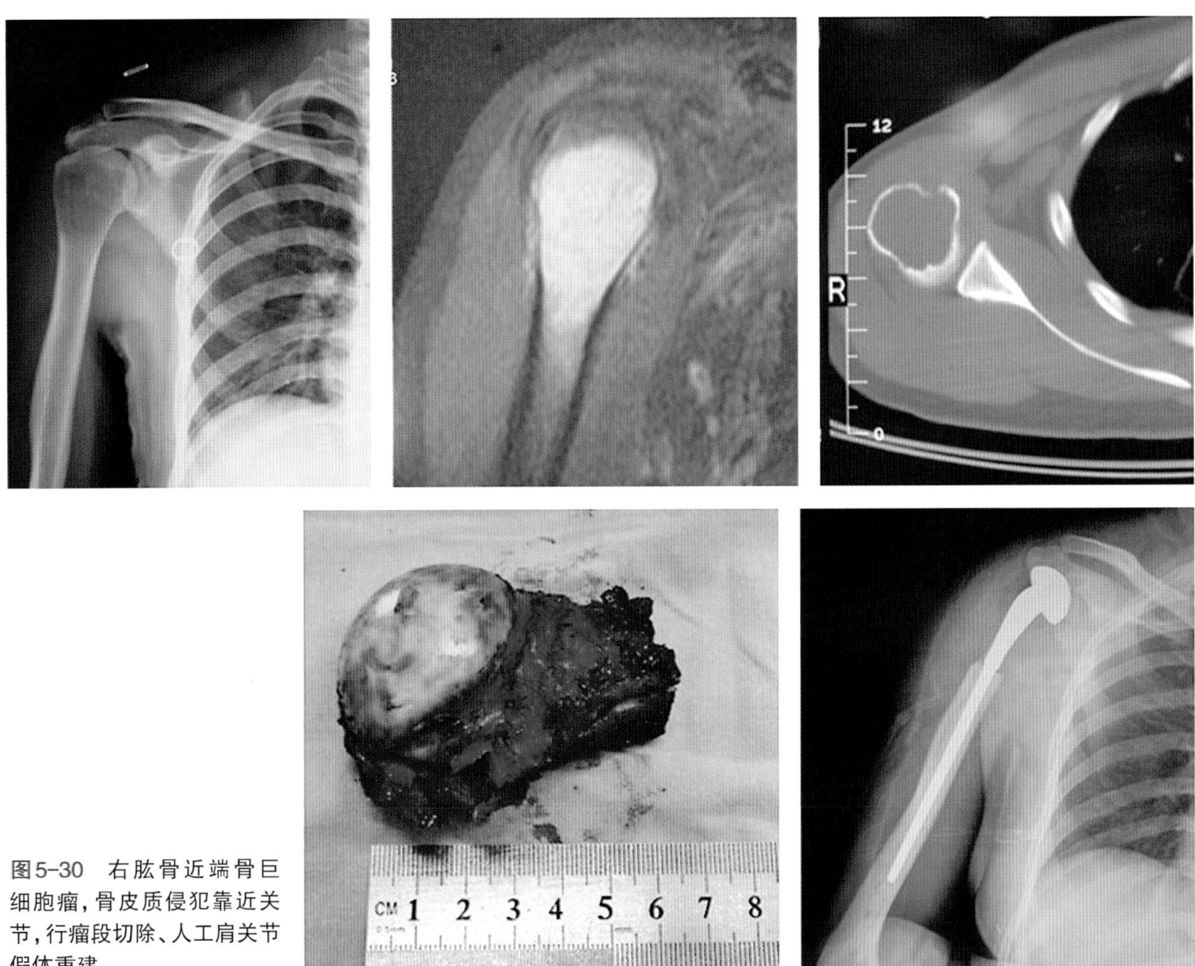

图5-30 右肱骨近端骨巨细胞瘤，骨皮质侵犯靠近关节，行瘤段切除、人工肩关节假体重建

为了不影响髋关节功能，骨窗显露往往不够充分，视野较差容易导致肿瘤细胞残留，复发率偏高。因此股骨近端的刮除填充手术，尤其应当注意开窗的范围，至少要与病灶同样大小，以保证直视下操作。瘤腔刮除及辅助治疗的处理方式与膝关节周围的骨巨细胞瘤相同。单纯植骨填充骨折风险较高，应当行DHS或钢板内固定以维持稳定、预防骨折。

对于术前已有骨皮质破坏、软组织占位的恶性骨巨细胞瘤患者，或是刮除手术无法完全清除病灶的骨巨细胞瘤患者，通常需要采用瘤段切除、肿瘤型人工髋关节假体重建手术（图5-31）。术前要根据影像学检查情况详细规划，确定切除范围，尤其应当注意病灶与血管神经之间的关系。为达到广泛的外科边界，往往需要切除髂腰肌止点、臀中肌止点、外旋肌群止点、臀大肌止点和部分股外侧肌等周围肌肉。由于各肌肉止点在假体上的重建尚难以令人满意，因此患者术后往往会伴有髋关节外展功能的限制及步态异常。术后还应当注意预防髋关节脱位的并发症。

（五）术中辅助治疗

为降低肿瘤刮除术后的复发率，可以采用多种术中辅助治疗的方法。常用物理化学性辅助治疗试剂有无菌水、95%乙醇、无水乙醇、5%苯酚、3%过氧化氧、液氮、50%的氯化锌和骨水泥等。另外还有借助器械的物理治疗，包括高速磨钻、氩激光及冷冻治疗。

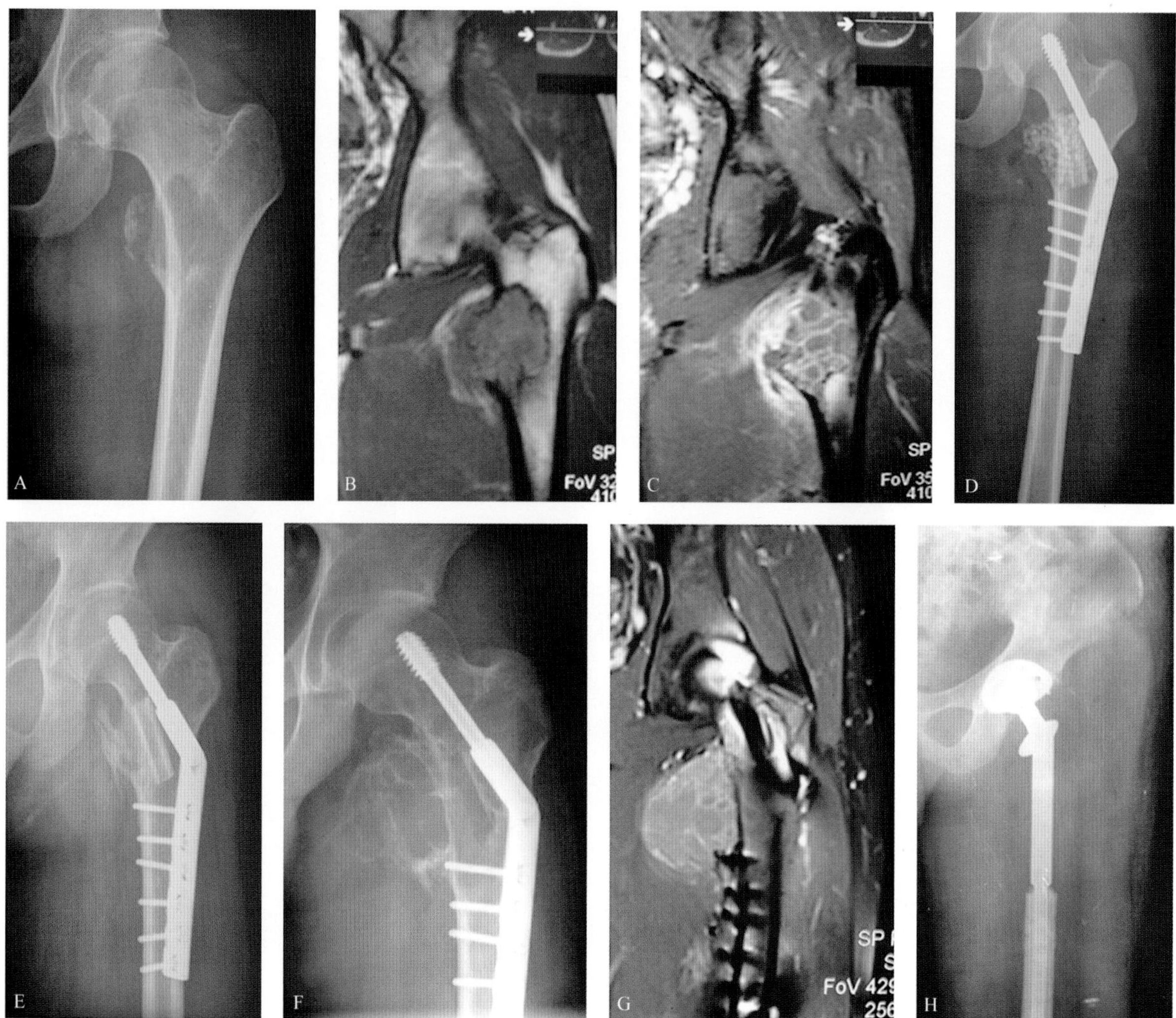

图5-31 左股骨近端骨巨细胞瘤合并动脉瘤样骨囊肿，术前影像学检查（A、B、C）提示存在骨皮质破坏、软组织浸润（3级），初次行刮除自体骨人工骨植骨内固定术（D），术后2年复查愈合良好（E），术后5年局部复发，提示恶性骨巨细胞瘤改变（F、G），行瘤段切除、肿瘤型人工髋关节重建手术（H）

广泛刮除时，需在皮质进行大的椭圆形开窗，创造足够的瘤腔暴露，同时还需要考虑骨折的风险。骨巨细胞瘤刮除时小心使用不同大小的刮匙，其次是高速磨钻处理腔壁。当使用苯酚时，需对周围软组织进行保护，然后反复使用乙醇冲洗及高速脉冲灌洗中和。如此重复2～3次。尽管在体外苯酚对骨巨细胞瘤有效，但是体内浸润深度尚不可知，当与骨水泥（聚甲基丙烯酸甲酯，polymethyl methacrylate, PMMA）结合使用时其有效性目前存在争议。使用苯酚的并发症包括化学灼伤，需注意邻近的神经血管结构及软组织的保护。冷冻手术使用液氮喷雾，使得腔壁更均匀地冷冻，更好地渗透到骨髓中，这相比直接将液氮注入瘤腔更好。瘤腔及周围软组织中放置设备可监测冷冻情况。软组织需使用温暖的液体进行冲洗，以防止热损伤。进行3个快速冷冻（250℃）及慢速解冻（20℃）循环，以提高边界到达2 cm，可与边缘切除相比。据报道，使用液氮的并发症发生率为12%～50%，包括术后骨折、皮肤坏死、短暂的神经麻痹，以及感染。鉴于在过去，术后骨折是冷冻术后最重要的问题，因此在选定的病例中进行充足的冷冻温度监测及预防性内固定降低了骨折发生率（从

25%～50%到0～7%)。最常用的技术是填充PMMA,推测它可以通过其热性能降低复发风险。此外,它还可以提供即时的机械支持,有利于早期发现局部复发。据报道,使用PMMA后并发症发生率为13%～25%,包括水泥渗透到关节内或是周围软组织及骨关节炎改变。PMMA被推荐为一种填充物和辅助治疗物。

五、康复随访

对于大多数患者,刮除术后7～14天可以在床上开始免负重功能锻炼。由于骨骼完整性减少(病理性骨折,大的开窗或是邻近关节),开始6～12周只允许部分负重。在整块切除及人工关节假体重建后,允许立即完全负重。基于骨巨细胞瘤的NCCN指南及低度恶性肉瘤ESMO指南,后续方案包括体格检查、手术部位的X线片、MRI和(或)CT检查,以发现局部复发及并发症,肺部影像检查用于发现肺部转移病灶,术后前两年每6个月1次,此后至少10年每年1次。

第四节　精选病例:四肢骨巨细胞瘤的手术治疗

病例1　股骨近端骨巨细胞瘤行关节置换

一、基本资料

28岁男性,于入院前1个月无明显诱因出现左髋部疼痛不适,未予治疗。此后患者疼痛感逐渐加重,有明显髋关节活动受限,就诊当地医院,拍X线片示左股骨粗隆间占位伴股骨颈骨折(图5-32)。为求进一步治疗就诊于上海长海医院。

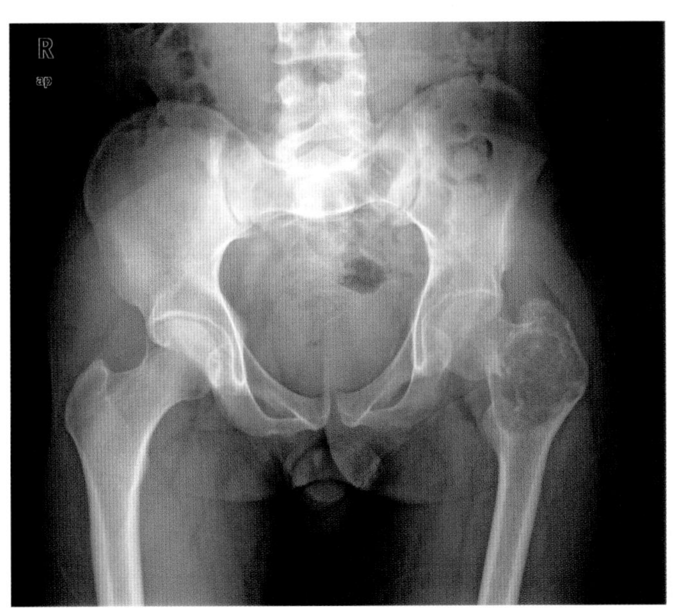

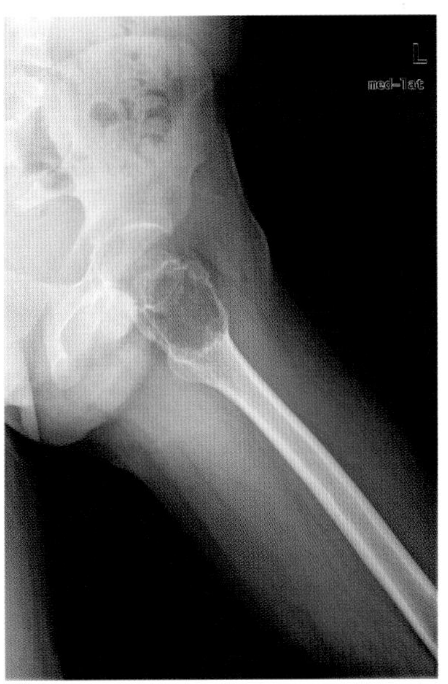

图5-32　患者X线片示左股骨粗隆间占位

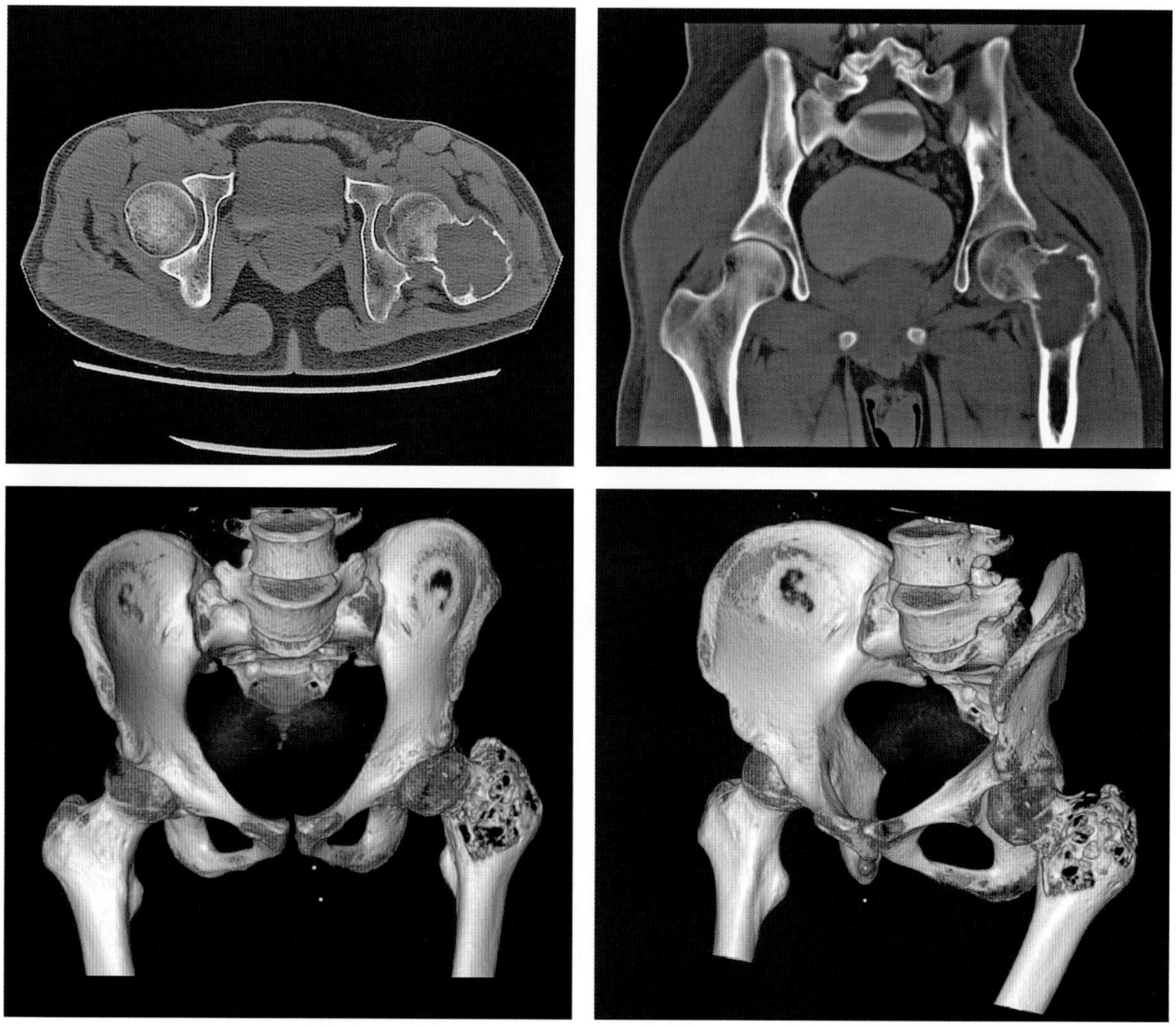

图5-33　骨盆CT三维重建，示左股骨粗隆间骨质破坏，局部骨皮质有中断

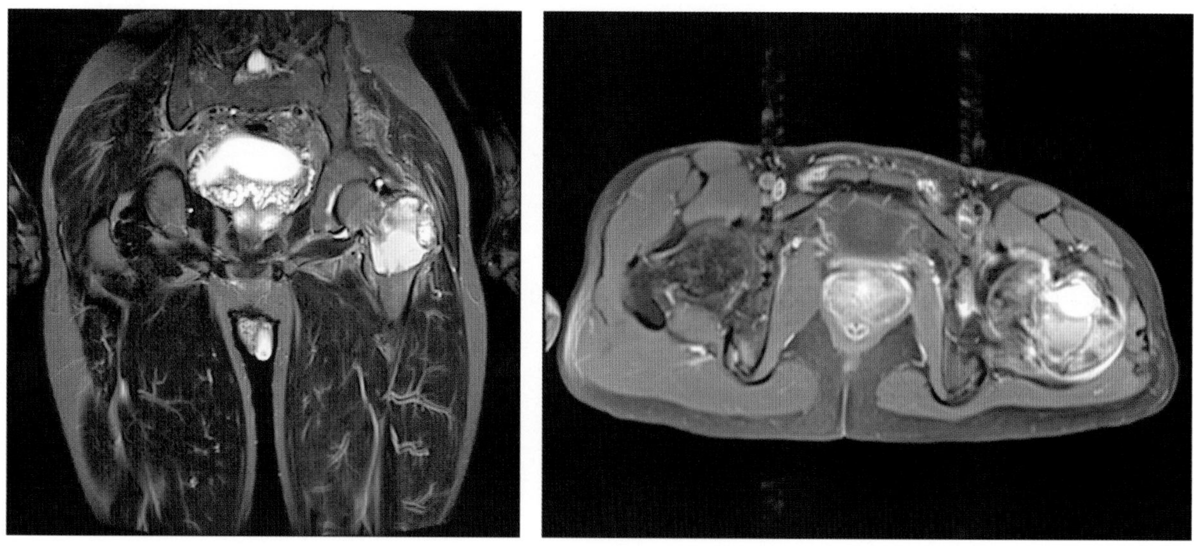

图5-34　左髋部MRI，显示左侧股骨粗隆间不均匀混杂信号，边界欠清，左侧股骨颈缩短，基底部骨质嵌插

入院查体：左髋部轻度肿胀，压痛，左髋关节活动明显受限。

入院后进一步完善检查，骨盆CT三维重建示左股骨粗隆间呈膨胀性改变，内部多发囊状改变，其内有不规则骨脊，局部骨皮质有中断，股骨颈基底部嵌插入股骨粗隆内，股骨颈明显缩短（图5-33）。MRI示：左侧股骨粗隆间膨胀增大，呈不均匀T_1W、T_2W高低混杂信号，其内见T_1W、T_2W高信号液平样改变，增强后见明显不均匀强化，边界欠清，左侧股骨颈缩短，基底部骨质嵌插（图5-34）。胸部CT：未见胸部病灶。

为明确病灶性质，行穿刺活检，病理证实：骨巨细胞瘤。

二、手术经过

患者左股骨粗隆间骨巨细胞瘤，骨皮质破坏，刮除植骨手术无法完全清除肿瘤，术后复发率高。与家属沟通后，决定行左股骨近端瘤段切除+肿瘤型人工髋关节假体重建。

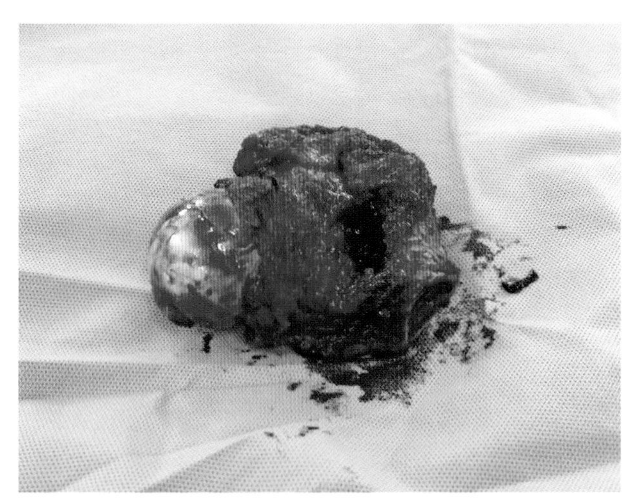

图5-35　术中截取的股骨近端瘤段组织标本

取左髋关节后外侧切口，长约15 cm，依次切开皮肤、皮下组织、阔筋膜。仔细分离，于肿瘤侵犯软组织肿块外，安全边界内切断臀中肌、股外侧肌及诸外旋肌止点，用丝线悬吊标记肌腱部分。向远端剥离暴露小转子，分离周围软组织。于小转子下缘用摆锯横行截断股骨，用电刀切除与瘤段相连的软组织，完整切除股骨近端瘤段组织（图5-35）。取股骨远端髓腔及瘤体病灶送术中冰冻病理检查。术中冰冻回报：病灶组织为骨巨细胞瘤，股骨远端髓腔组织未见肿瘤细胞。

用注射用水、过氧化氢、无水乙醇反复冲洗切口，更换无菌手套。暴露髋臼，清除髋臼缘骨赘，用38～50 mm髋臼锉指向骶髂关节方向，与骨盆平面成45°角依次研磨髋臼。选择50 mm髋臼表面假体，打入研磨髋臼，检查髋臼假体无松动，安放假衬垫。

依次用9～14号钻头扩髓，安放远端直径11 mm、缺损100 mm的股骨肿瘤假体，安装标准颈股骨头假体，伸直、外旋左下肢，使髋关节复位，检查髋关节活动稳定，用电刀及尖刀标记股骨假体位置。打入髓腔塞，调制骨水泥后打入股骨假体，待骨水泥凝固后安装标准颈股骨头假体，去除假衬垫，安放陶瓷衬垫后复位髋关节，检查髋关节各方向活动稳定。

放置2根穿刺引流管，将臀中肌与股外侧肌及外旋肌群缝合，软组织充分覆盖假体，肌肉紧张度适中。逐层缝合阔筋膜张肌、皮下组织、皮肤等。无菌敷料覆盖后弹力绷带加压包扎，髋外展支具外固定。

术中出血约600 ml，输1 200 ml红细胞悬液、1 200 ml血浆，术后患者生命体征平稳，安返病房。

三、术后情况

患者术后使用左下肢髋外展支具制动3周，指导患者在床上逐步进行功能锻炼。术后1个月时门诊复查，患者伤口愈合良好，可拄拐行走，轻度跛行，复查X线片示假体位置良好（图5-36）。术后3个月随访时，患者可正常行走。最后一次随访在术后1年，患者无明显不适，X线片假体位置良好，未见肿瘤复发。

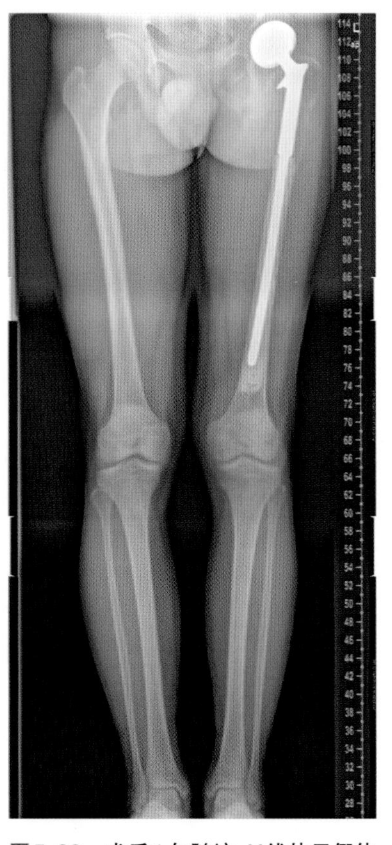

图5-36　术后1年随访，X线片示假体位置良好，未见肿瘤复发征象

病例2　胫骨近端骨巨细胞瘤刮除植骨内固定术

一、基本资料

57岁女性，入院1周前跑步之后出现右小腿上段疼痛。疼痛于活动时加重，休息后可缓解，无夜间疼痛加重现象。就诊于当地医院，X线发现右胫骨上段外侧低密度影（图5-37）。为进一步诊治就诊上海长海医院。

体格检查：右小腿上段无明显肿胀，局部未触及肿块，压痛（+），皮温无明显升高，无血管扩张。右膝关节无明显受限。右下肢感觉、肌力未见异常。

患者CT示右胫骨平台外侧偏心性、膨胀性溶骨性骨质破坏（图5-38）。MRI示T_1低信号、T_2高信号的囊实性肿块（图5-39）。胸部CT：未见胸部病灶。

术前进一步行穿刺活检，病理证实：骨巨细胞瘤。

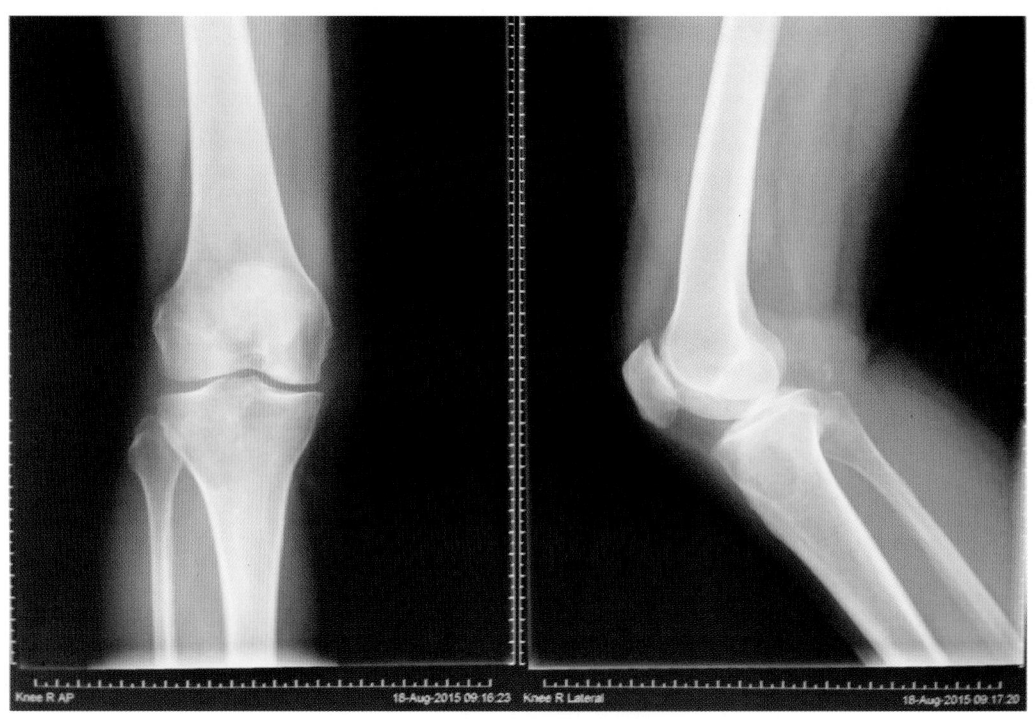

图5-37　X线片示右胫骨上段外侧占位

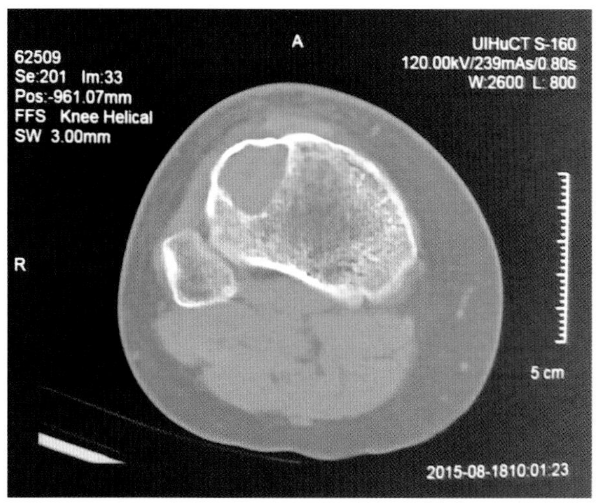

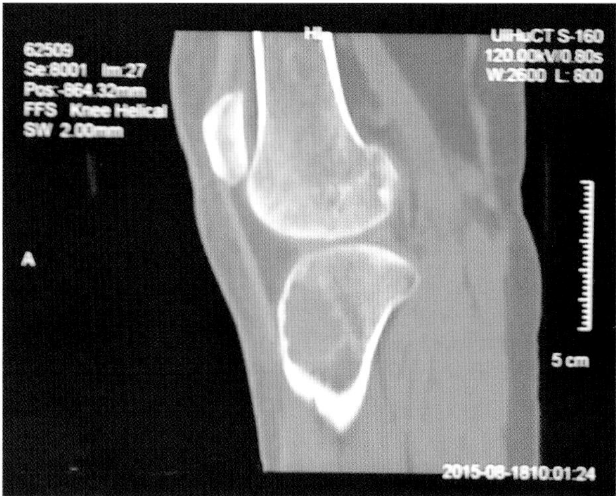

图5-38　患者右膝关节CT示右胫骨近端外侧偏心性、膨胀性溶骨性骨质破坏

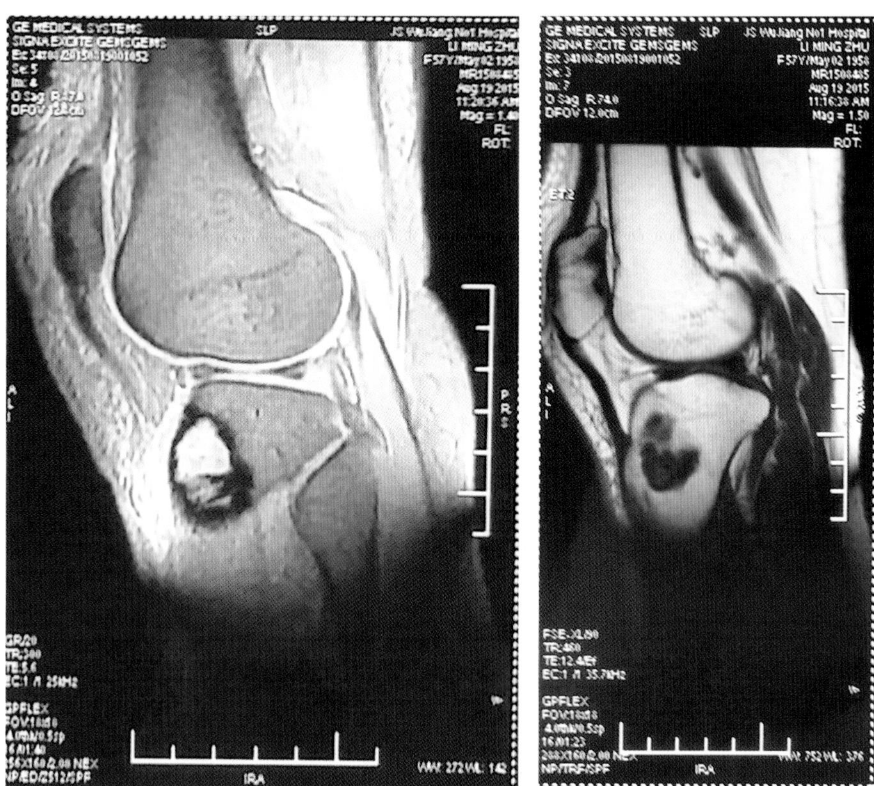

图5-39　患者右膝关节MRI示右胫骨近端囊实性肿块，T_1上低信号，T_2上高信号

二、手术经过

患者骨巨细胞瘤诊断明确，因其病灶较为局限，骨皮质未见破坏，遂决定行肿瘤刮除+自体髂骨植骨术。

患者取平卧位，取右胫骨平台前外侧切口，逐层切开，骨膜下剥离，暴露胫骨近端。见胫骨近端外侧骨皮质已有破坏，病灶区部分已裂折，电钻钻孔后骨凿开窗，取部分组织送冰冻。冰冻结果证实：

骨巨细胞瘤。

使用刮匙刮除病灶，保护病灶周围软组织，无水乙醇、过氧化氢、注射用水反复冲洗病灶区域。气动球形磨钻打磨病灶区骨髓腔内壁，无水乙醇、过氧化氢、注射用水再次反复冲洗。

在右侧髂前上棘后方切开，切开骨膜，分离髂骨翼内、外板，骨凿凿取病灶区大小的骨块备用。骨蜡封闭截骨面，冲洗后逐层缝合，乙醇纱包扎。

将髂骨块植入病灶区，再次冲洗后放置胫骨近端外侧解剖钢板，钻孔后拧入螺钉固定，透视见钢板位置合适，螺钉长短适宜。再次冲洗后放置穿刺引流，松止血带、仔细止血，逐层缝合切口，弹力绷带加压包扎。

手术顺利，麻醉满意，术中出血约100 ml。

三、术后情况

患者术后1.5个月逐步负重行走。术后3个月随访时，患者可正常行走。术后1年复查X线片可见植骨愈合良好（图5-40），予以手术取出内固定。

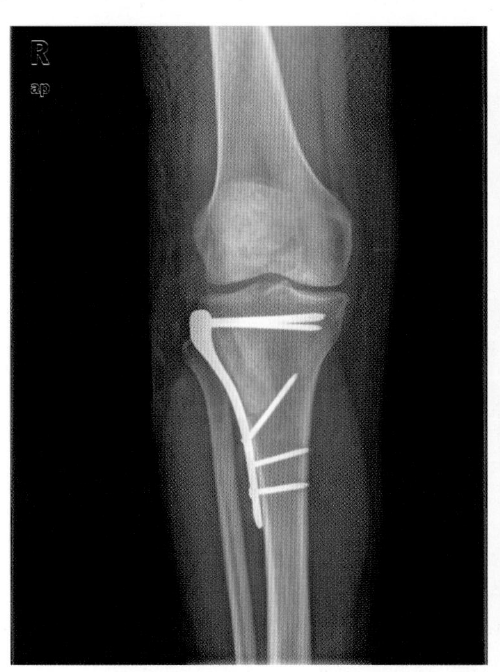

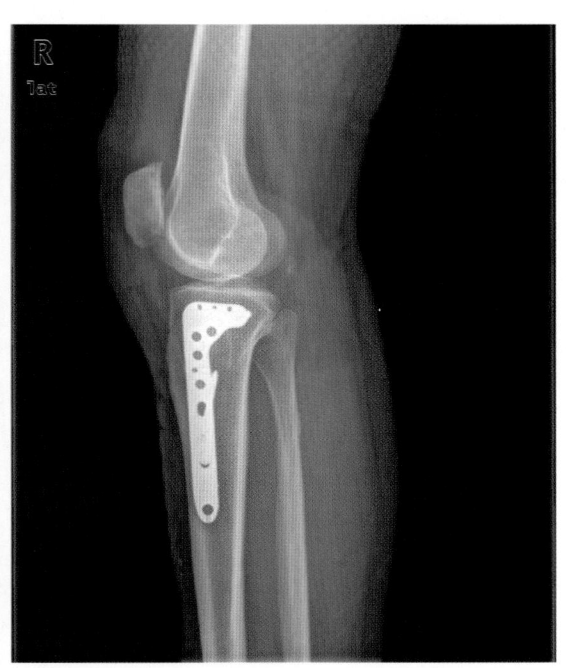

图5-40　术后1年复查，骨质愈合良好，内固定位置良好

病例3　股骨远端骨巨细胞瘤刮除骨水泥填塞术

一、基本资料

45岁女性，右膝关节不适伴活动受限4年余，加重1个月。遂在当地医院就诊，查X线片示“右股骨远端占位”（图5-41），为求进一步治疗就诊于上海长海医院。

入院体格检查：右膝关节轻度肿胀，右股骨远端外侧轻压痛，右膝关节活动稍受限。

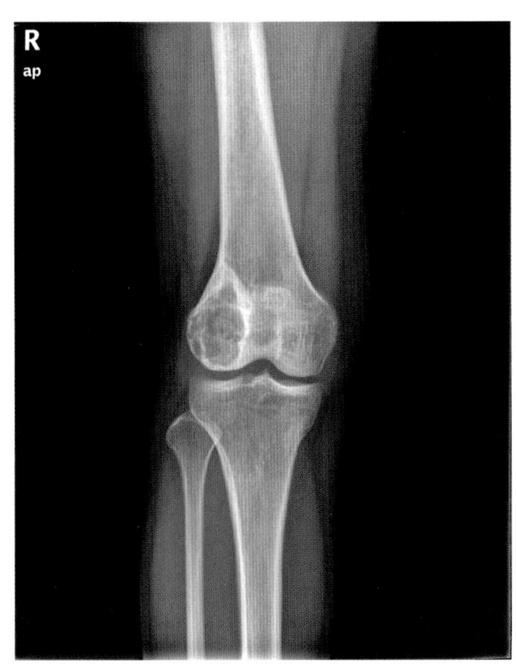

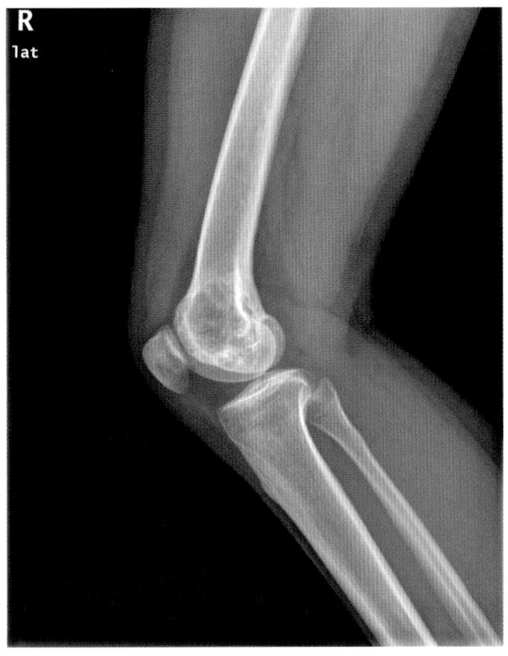

图5-41　患者右膝关节X线片示右股骨远端低密度占位，可见肥皂泡样改变

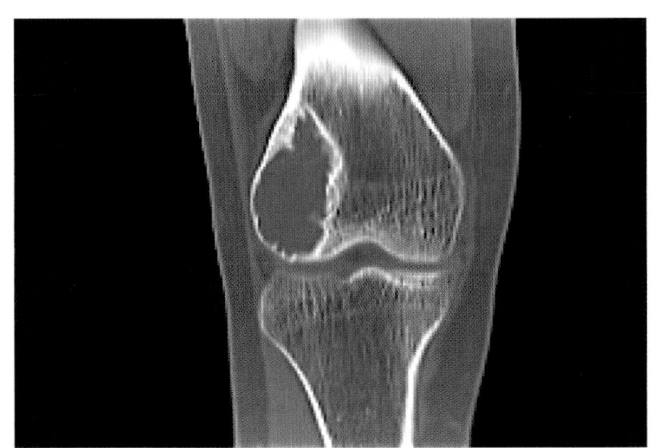

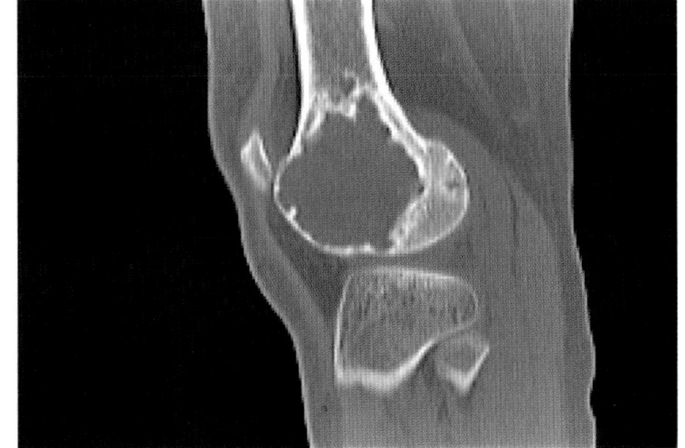

图5-42　患者CT示右股骨外侧髁见囊状低密度灶，边界尚清

进一步完善检查，CT示右股骨外侧髁见囊状低密度灶，大小约37.4 mm × 25.3 mm，边界尚清（图5-42）。MRI示右侧股骨外侧髁皮质下可见一异常信号灶，T_2WI呈高低混杂信号，偏心性生长，骨皮质上完整，增强明显不均匀强化（图5-43）。胸部CT：未见胸部病灶。

行穿刺活检，病理证实：骨巨细胞瘤。

二、手术经过

与患者及其家属沟通后，他们决定行刮除骨水泥填塞术。

患者取仰卧位，右大腿根部绑扎充气止血带，常规聚维酮碘（碘伏）消毒、铺巾。

取右膝关节前正中切口，长约25 cm，依次切开皮肤、皮下组织、深筋膜，沿髌骨内侧弧形切开进入膝关节腔并暴露右股骨远端，见股骨外侧髁外侧骨皮质菲薄、颜色晦暗，以骨刀于局部开窗，见外侧髁内骨质破坏、吸收，有较多异常组织，取适量送术中冰冻病理，回报：（右股骨远端）骨巨细胞瘤。

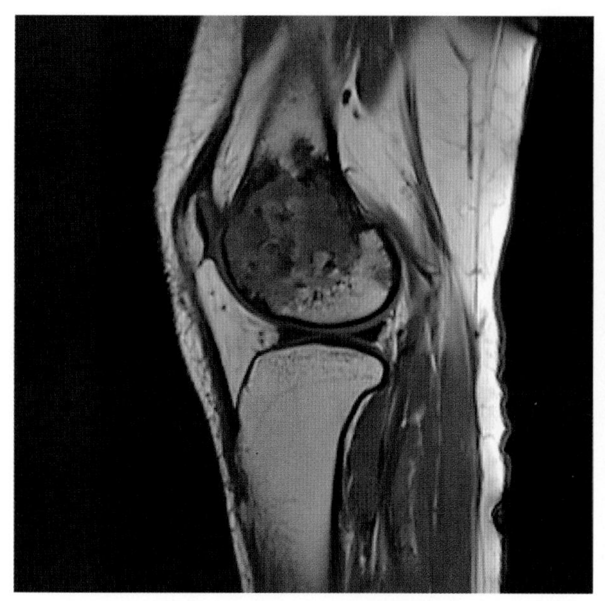
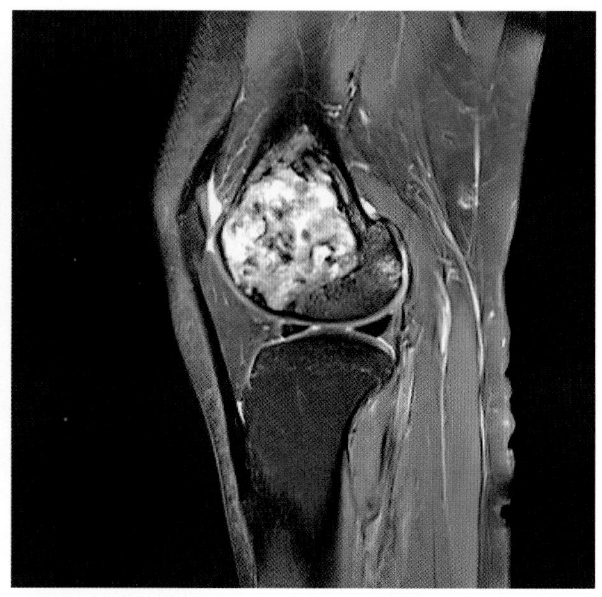

图5-43 患者MRI示右侧股骨外侧髁皮质下异常信号灶，偏心性生长，T_2WI呈高低混杂信号

以刮匙及磨钻仔细清理外侧髁内瘤腔直至周壁露出正常骨质，以无水乙醇、过氧化氢及注射用水反复冲洗后以骨水泥充分填塞，透视证实填塞满意，松止血带，仔细止血，逐层缝合切口，切口内置2根负压引流管，无菌敷料覆盖，弹力绷带加压包扎，术毕。

手术顺利，麻醉满意，术中共出血约200 ml，未予输血。患者生命体征平稳，术后安返病房。

三、术后情况

患者术后即可下地负重行走，术后1个月、3个月、1年随访时，患者功能良好，X线片可见骨水泥在位（图5-44），未见复发等其他并发症。

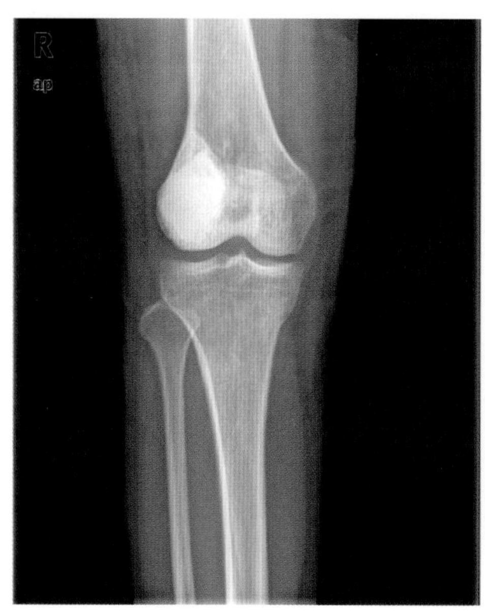

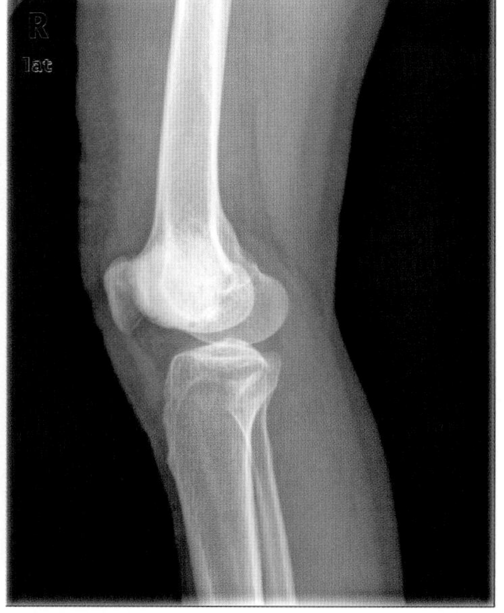

图5-44 患者术后X线片

病例4　桡骨远端骨巨细胞瘤瘤段切除植骨腕关节融合

一、基本资料

25岁女性，右腕部疼痛3个月，加重伴右腕关节活动受限1个月。就诊于上海长海医院。

体格检查：右腕部桡侧可触及8 cm × 6 cm × 4 cm肿块，压痛（+），质硬，表面不光滑，与周围组织有粘连，不可推动，皮温无明显升高。

X线片：患者右侧桡骨远端呈多房状膨胀改变，与正常骨分界清楚，皮质稍有破损，周围可见软组织影（图5-45）。

因患者右桡骨远端骨质破坏严重，考虑可能为恶性肿瘤，遂采取切开活检。活检结果提示：骨巨细胞瘤。

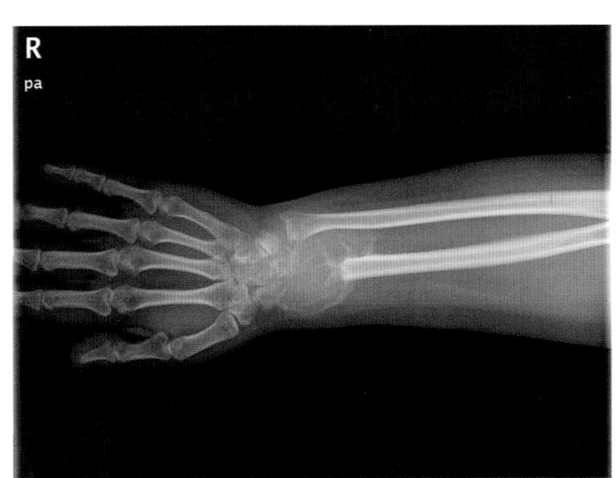

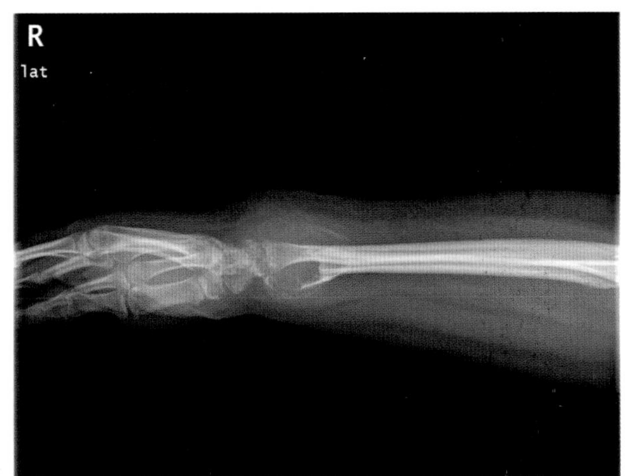

图5-45　患者右腕关节X线片，提示右桡骨远端多房状膨胀改变，骨皮质破坏

二、手术经过

患者右桡骨远端骨质破坏，骨皮质缺损，刮除植骨手术无法完成腕关节的重建，且肿瘤的影像学表现具有恶变倾向。与患者及家属沟通后，需要进行瘤段切除，使用自体腓骨进行关节重建。

全麻成功后，患者取平卧位，左下肢根部及右上肢绑止血带，常规聚维酮碘（碘伏）消毒右前臂、左髂骨、左小腿。

取右前臂背侧原活检切口进入，切除活检通道皮肤及皮下组织，探及肿块。见右腕部分伸肌腱被肿瘤包绕，其余伸肌腱移位，从肿瘤中分离出伸肌腱并清除腱鞘，见伸肌腱未被肿瘤侵犯，将指伸肌腱保护后拉开，暴露肿瘤近端。距离肿瘤边界3 cm处截断桡骨后，逐步剥离肿瘤。探查肿瘤远端见腕横韧带被肿瘤侵犯，予以切除。显露舟状骨后见舟状骨及周围软组织均被侵犯，予以切除，完整切除肿瘤及受侵犯组织后送冰冻，冰冻病理明确为骨巨细胞瘤。取桡骨近端髓腔组织送冰冻后提示未查及肿瘤细胞。大量无菌注射用水、过氧化氢、无水乙醇冲洗术野后更换手套、手术铺单及工具。清除大多角骨及尺骨远端软骨后测量桡骨缺损约8 cm、尺骨缺损约2 cm。

取自体对侧腓骨中段约8.5 cm、对侧髂骨(双面皮质约2.5 cm),同时髂骨取骨区取少量松质骨备用。将取下的自体腓骨修剪后置于桡骨及腕骨之间,将腕关节固定于功能位,钢板将桡骨、腓骨及腕骨固定,透视见腕关节固定于功能位,钢板和螺钉的长度及位置满意。将自体髂骨代替桡骨的腓骨及腕骨卡于尺骨之间,用一枚拉力螺钉将尺骨、桡骨固定,检查确定髂骨固定牢固,将松质骨填塞于腕关节空隙内。逐层缝合切口,切口内置1根负压引流管,右腕、左小腿石膏托固定。

三、术后情况

患者术后立即拍X线片,提示移植骨位置良好(图5-46)。右腕石膏外固定1个月,之后拆除石膏。术后随访复查骨愈合良好(图5-47)。术后1年随访时,内固定位置良好,腕关节已完全融合,予以取出内固定。内固定取出后再次复查X线片,可见植骨愈合良好,未见复发等其他并发症(图5-48)。

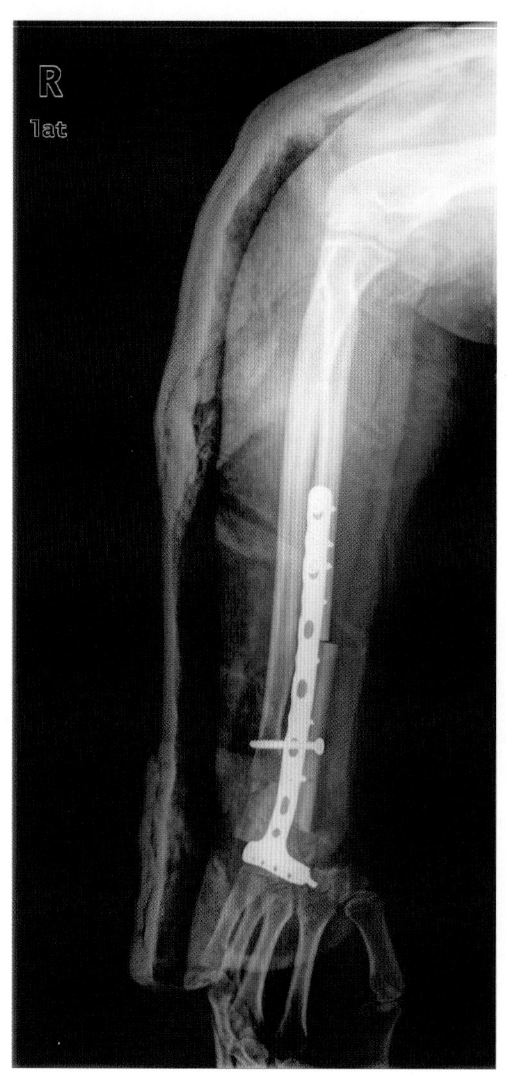

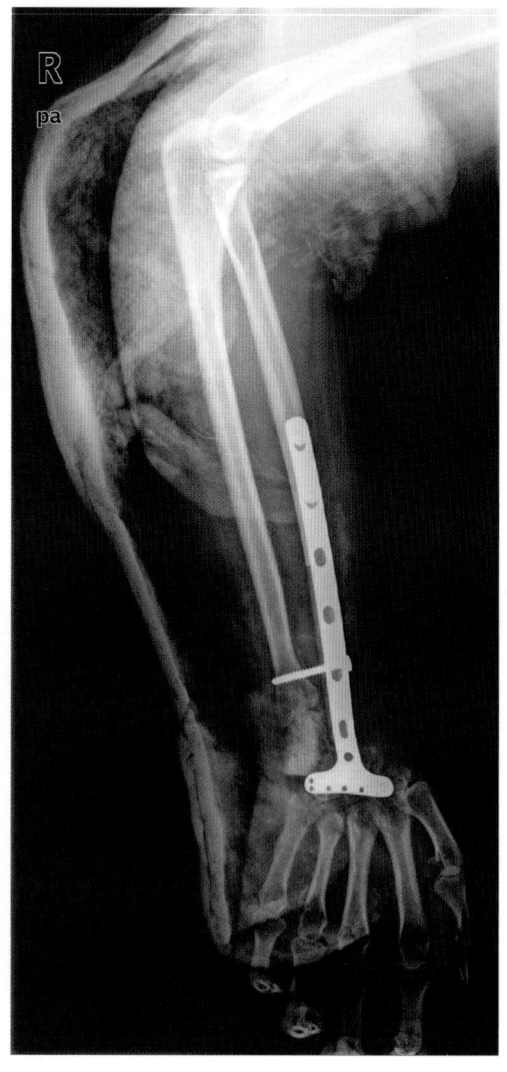

图5-46 术后X线片

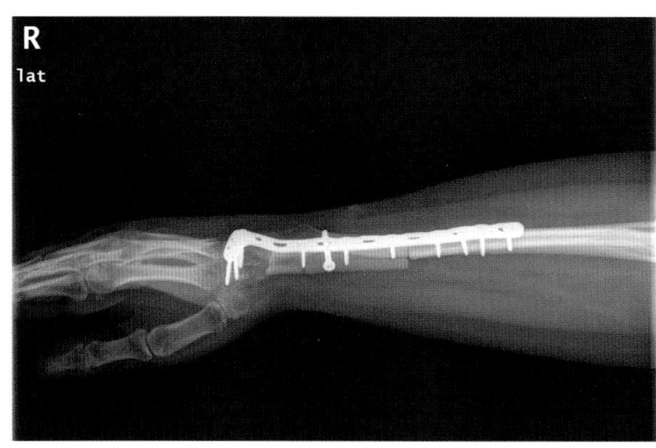

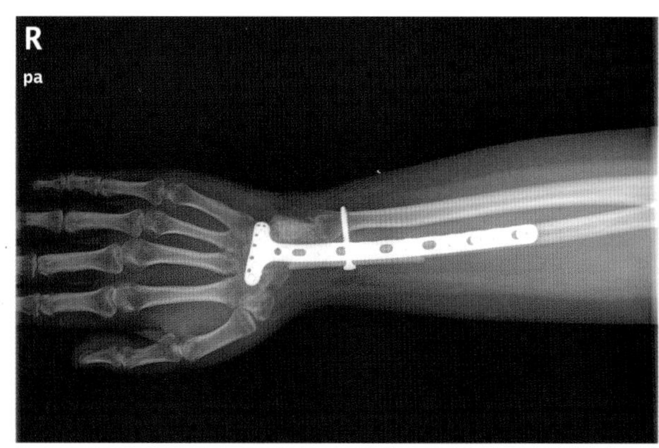

图5-47　术后3个月时复查X线片

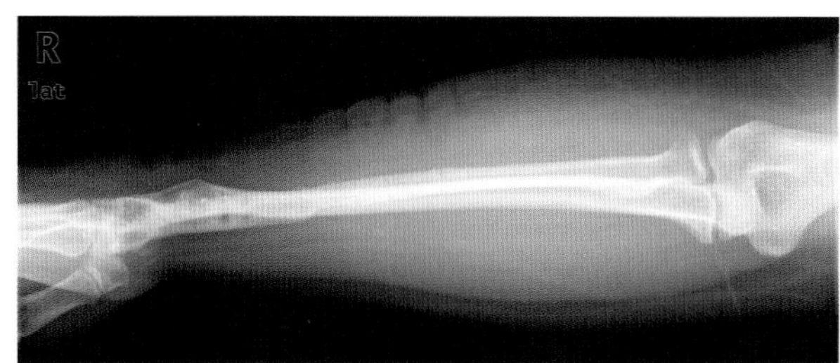

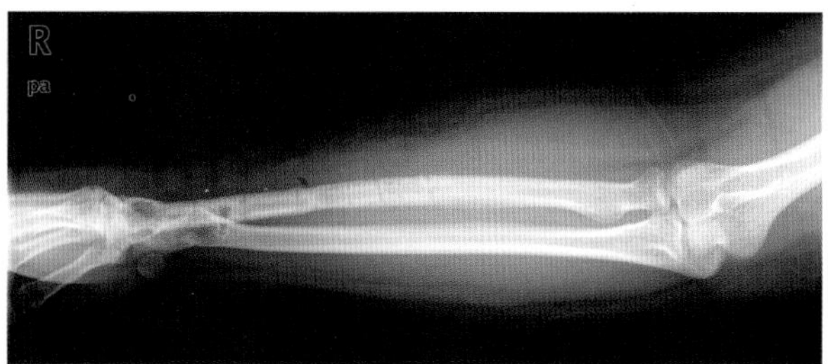

图5-48　术后1年取出内固定后的X线片

第五节　3D打印技术在骨巨细胞瘤治疗中的应用

3D打印（3D printing）技术，又称快速成型（rapid prototyping, RP）技术、增材制造（additive manufacturing）技术，是一种以数字模型文件为基础，运用粉末状金属或塑料等一些特殊的可黏合材料，通过逐层堆叠累积的方式，来制造三维实体的先进技术。近年来，随着3D打印技术的成熟、价格的下降，其应用范围逐渐从工业领域扩展到医疗领域。

随着影像学与数字化医学的飞速发展，精确化、个体化成为骨科领域发展的一个重要方向。3D打印技术作为数字化技术的集中体现，是实现各种骨科手术个体化、精确化的有效手段。越来越多的临床应用显示，3D打印技术辅助手术治疗，使手术更加安全、精细、省时、简化，极大降低了术后并发症的发生率。尤其在骨肿瘤患者中，3D打印技术辅助设计的导航模板及假体，能够精确地测算肿瘤切除范围，并对切除后的骨缺损进行个体化重建，量体裁衣，大大提高了手术效果，改善了患者的生活质量。

一、3D打印技术概论

（一）3D打印技术的发展历程

现代意义上的3D打印技术于20世纪80年代中期诞生于美国。1984年，美国科学家Charles Hull发明了利用数字信息打印出三维立体模型的技术。2年后，Charles Hull率先推出光固化立体印刷(stereo lithography apparatus, SLA)方法，这是3D打印技术发展的里程碑。他于同年成立了第一家3D Systems公司，开发了第一台商用立体光敏3D打印机。在随后的几年中，熔融沉积成型(fused deposition modeling, FDM)、选择性激光烧结(selective laser sintering, SLS)、分层实体制造(laminated object manufacturing, LOM)等3D打印技术也逐一被开发出来。

2012年8月15日，湖南华曙高科技有限责任公司成功研制了我国第一台激光3D打印机 。只要利用电脑输入需要打印产品的3D数据，该装备就能运用激光添加层烧结技术"打印"出任何想要得到的复杂形状的零部件。

起初，3D打印技术主要用于工业、电子产品及航空航天领域。而随着此技术的不断发展，医疗产业对其的应用也逐渐增多。3D打印技术最先应用于牙科与颌面部的手术，近年来，组织工程领域对该技术的研究也逐渐增多，而其在骨科中的应用也日益得到重视。

(二) 3D打印技术的原理

3D打印机是一种利用光固化和纸层叠等技术的快速成型装置。与传统的减材制造工艺不同，3D打印是以数据设计文件为基础，将材料逐层沉积或黏合以构造成三维物体的技术。3D打印机与普通打印机的工作原理基本类似，打印机内装有液体或粉末等原材料。与电脑连接后，通过电脑控制把"打印材料"进行扫描和处理，重建三维图像，继而通过逐层加工、累积叠加的方式来生成3D实体。

在医学应用中，可以首先通过CT或MRI获取原始数据，经过软件处理后建立三维数字模型，根据临床需要，借助计算机辅助制造(computer aided design, CAD)软件进行修改和应用设计，最终将数据输入3D打印机完成打印。

目前常用的3D打印技术包括以下几种。

1. 3D喷印

其原理为先在工作台上均匀地铺上单位厚度的粉末材料，再由计算机辅助设计的三维模型数据引导打印喷头，按指定路径喷出液态黏结剂使粉末黏结，之后打印平台下移一个单位平面，重复上述过程，逐层叠加最终生成3D打印产品。

2. 光固化立体印刷

该成型技术利用紫外激光照射液态光敏树脂使其发生聚合、交联反应而固化的原理，同样由计算机按3D模型数据控制激光在某一单位平面的运动轨迹，使该层光敏树脂材料聚合固化，之后在该固化的树脂上再覆盖一层液态树脂，重复扫描固化直至模型打印完成。

3. 选择性激光烧结

与光固化立体印刷不同，该项技术利用的是激光束产生高温，使粉末类的材料熔融，冷却后再固化的原理。由计算机控制激光束运动轨迹以设定的速度和能量密度进行扫描，该层扫描完成固化后移至下一单位层面，最终形成所需的模型实体。

4. 熔融沉积成型

其使用材料为丝状的热熔性材料，成型原理与光固化立体印刷类似，但是在打印之前需要将材料加热至半流体状态。由计算机控制喷头在3D模型该层截面轮廓处喷出熔融状态材料，之后材料迅速冷却凝固。如此层层反复进行至模型打印成型。

（三）3D打印材料

按照使用的生物材料的生物性能，可将生物3D打印技术的材料分为四个层次。

1. 无生物相容性要求的材料

这是3D打印技术在医学中最初级的应用，打印材料包括可以通过适当工艺打印的所有材料。在外科工程领域主要用于打印手术器械、医学模型，以及手术护具、导板等。

2. 生物相容性好、非降解的材料

包括钛合金、不锈钢、尼龙等不可降解材料，主要用于骨科、牙科等制成永久植入体。

3. 具有生物相容性且可以降解的材料

包括聚乳酸、胶原、壳聚糖、明胶、海藻酸钠、镁合金等可降解聚合物或金属，用于制成组织工程的支架等。

4. 活性细胞、细胞外基质、生长因子等

这是构成生物活性物质支架结构的基材，目标是打印能够模拟人体组织的自然结构、具有生命功能的活体组织或器官。该层次是目前3D打印技术在医学应用的研究焦点，这个层次也是有“中国3D打印第一人”之称的卢秉恒院士所说的“5D技术”。

二、3D打印在骨肿瘤治疗中的应用及优势

3D打印技术作为数字化技术的集中体现，是实现各种骨科手术个体化、精确化的有效手段。在骨肿瘤临床应用领域，主要包括术前规划、术中导航、假体内置物设计及骨组织工程。

（一）用于术前规划

在传统的骨肿瘤诊疗过程中，骨科医师主要是根据患者的X线片、CT及MRI图像来获取肿瘤的部位、大小、骨破坏程度等信息。医师需要根据CT、MRI不同断面的二维图像或三维重建的三维平面图像，凭借自身的空间想象能力，了解肿瘤的情况。这种方法主要是通过解剖标志进行定位，往往较为粗糙，对肿瘤的侵袭范围、手术方案的设计、术后功能重建的方式等都难以做到精确估计，一定程度上增加了手术难度和风险。传统方法对骨科医师的解剖学知识、手术路径的熟悉程度、空间构象能力、实际手术经验等多方面的要求颇高，对年轻医师来说则显得更加力不从心。

利用3D打印技术将肿瘤部位的三维模型打印出来，可以使骨科医师在术前即通过模型，对肿瘤的部位、范围、骨破坏程度有直观、详细、全面的了解。同时，骨科医师可以在模型上模拟手术操作，确定手术入路、截骨范围，选择合适的重建方式等。经过反复多次的模拟手术，调整手术方案，制定出最适宜的个性化手术方案。这样，术者便对手术有了熟练的预演，并且能够及时发现手术中可能存在的问题，预先准备应对策略，极大地提高了手术的安全性，缩短了手术时间，减少了肿瘤复发、播散转移的风险。

另外，医师还能借助3D打印出来的模型，与患者及其家属进行沟通。通过在模型上指出肿瘤的位置、骨质破坏情况，告知手术方法及分析手术过程，交代手术风险及术后的相关并发症，能够增加患者及家属对其所患疾病的理解和认识，让其更了解自身的情况和手术治疗的过程，并增加医患之间的信任，提高患者的依从性，避免医疗纠纷的发生。

(二)制作导航模板

骨肿瘤的手术中常常需要行病灶的彻底刮除，或者肿瘤的瘤段切除。在传统的手术中，肿瘤刮除或瘤段切除的范围，往往依靠手术医师的经验及手术技巧来完成，而手术的精确度不足。另外，由于患者之间的个体差异及解剖变异，术中实际情况常常与预想的不符，从而增加了手术难度。

利用3D打印技术，可以在制作出的病变部位3D模型的基础上，在术前设计和制作出术中导航模板(如截骨导向模板、内固定螺钉导向装置等)，在术中使用预先灭菌的模板辅助截骨，或确定内固定螺钉的角度和方向，从而提高手术的准确性，减少手术损伤，缩短手术时间，提高手术的成功率。

(三)定制个体化的内置物或假体

在骨科的手术中，使用的大多数是标准化的植入物。但对于骨肿瘤的患者，由于肿瘤范围不一，需清除的病变范围也千差万别，标准化的内植物或假体往往不能做到良好的匹配，从而导致内固定或功能重建的效果下降，影响了术后康复。尤其是对于骨盆肿瘤患者，常常需要根据肿瘤范围进行扩大切除，尽量保留正常组织，以降低复发率，延长患者寿命。对于年轻的骨盆肿瘤患者，还需要尽可能保留正常骨质，以提升假体的稳定性，并为患者今后可能需要进行的翻修手术保存骨量。但不同患者的骨盆尺寸及形态差异很大，缺损部位形态不规则，假体匹配度低，增加了骨盆重建和术后功能恢复的难度。

3D打印技术可以根据患者的实际情况，定制个性化和满足特殊需求的假体及内植物，以满足患者要求。与传统标准化的内植物相比，个性化内植物与个体匹配度更高，从而可使病变得到更好的恢复。尤其是在骨盆肿瘤切除后的重建中，3D打印假体可以实现复杂的实体构建，能充分满足植入物与局部解剖的高匹配度，假体还可以被设计出多孔表面，有利于残余肌肉的附着点重建。

(四)骨组织工程

骨组织虽然具有良好的自愈能力，但是对于肿瘤造成的大型骨缺损，却达不到自身愈合的效果。肿瘤刮除后植骨是骨肿瘤的主要治疗方法之一，目前常用的植骨材料包括自体骨、同种异体骨和人工骨。无论是何种材料，在临床上都有一定的限制和不足，如取骨区疼痛、排异、感染、不愈合等。

组织工程学是20世纪80年代末开始发展起来的一门新兴学科，其目标是在体外创造出健康的组织或器官来替代原有的病变组织。限制其发展的一个关键问题就是难以制造出理想的载体支架。而3D打印技术使这一问题有望得到解决。3D打印技术能够制造出满足患者个体化需求的、具有良好的生物相容性的组织材料，从而帮助修复组织缺损。3D打印技术在组织工程中的应用，目前正处于实验研究阶段，尚未用于临床实践。

三、3D打印技术在骨肿瘤治疗中的实施步骤

3D打印技术的实施，主要包括以下步骤(图5-49)。

医工讨论方案
模型制作
假体设计与制作
假体确认
手术

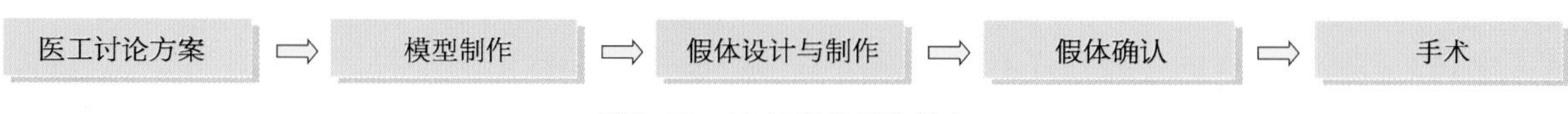

图5-49 3D打印的制作程序

1. 获得病变部位的断层图像

鉴于CT对骨的良好分辨能力，一般选择CT对患者的病变部位进行扫描，获得断层图像。

2. 计算机辅助生成三维模型

将断层图像保存后输入计算机，使用专业的软件进行分析，在病变的骨质破坏部位周围定点，确定需要打印的区域，通过计算机无数据缺损的构建，绘制得到病变部位的三维图像，进行填充后生成三维立体模型(图5-50)。

3. 打印模型

通过计算机数字接口，将病变部位的三维立体数据传送到3D打印机，3D打印设备通过特有的打印材料及计算机特定程序的控制，并通过逐层堆积来完成三维模型的现实构造，获得需要的模型。

4. 模拟手术，设计导航模板和假体

通过在实物上模拟，确定病变部位，制定手术方案，在计算机辅助下设计术中需要使用的导航模板或假体(图5-51～图5-53)。

5. 打印导航模板和假体

再次使用3D打印机，应用特定材料，将设计好的导航模板和假体通过逐层堆积的方法来完成现实构造。

6. 确认模板和假体

将打印出的导航模板和假体在模型上再次进行确认，以确保与术前设计相一致(图5-54)。

7. 手术

将确认后的模板和假体消毒，于术中使用。

在实际应用中，可根据肿瘤的部位及手术方案，具体问题具体分析，灵活应用以上步骤。

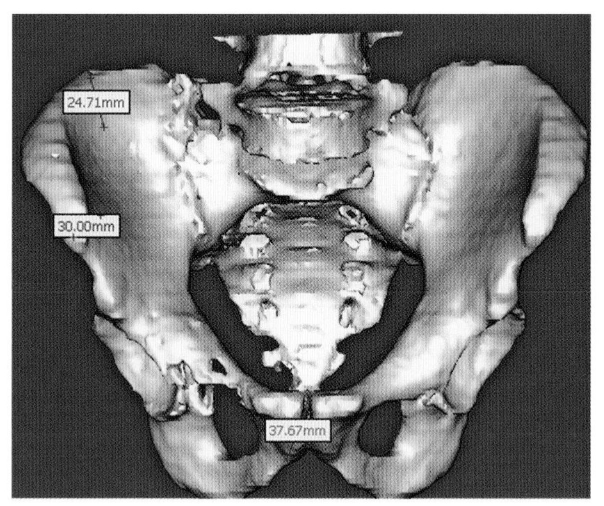

图5-50　计算机辅助生成三维模型

四、3D打印在骨肿瘤应用中的不足

3D打印技术似乎为骨肿瘤的评估和治疗提供了完美的方案。但是，作为一个新兴事物，3D打印仍存在着技术、设备上的许多不足，因此目前还没有得到普遍的应用。3D打印存在的主要问题如下。

1. 价格较高

随着技术的发展，3D打印机的售价及成本逐步下降，但好的3D打印机仍价格不菲，加上相关配套的建模和逆向工程软件，仍是一笔不小的投入。患者如果需要通过3D打印设计手

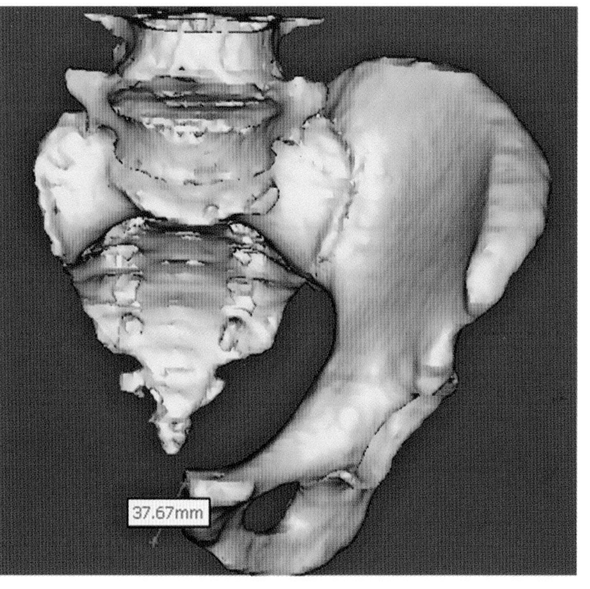

图5-51　确定截骨方案

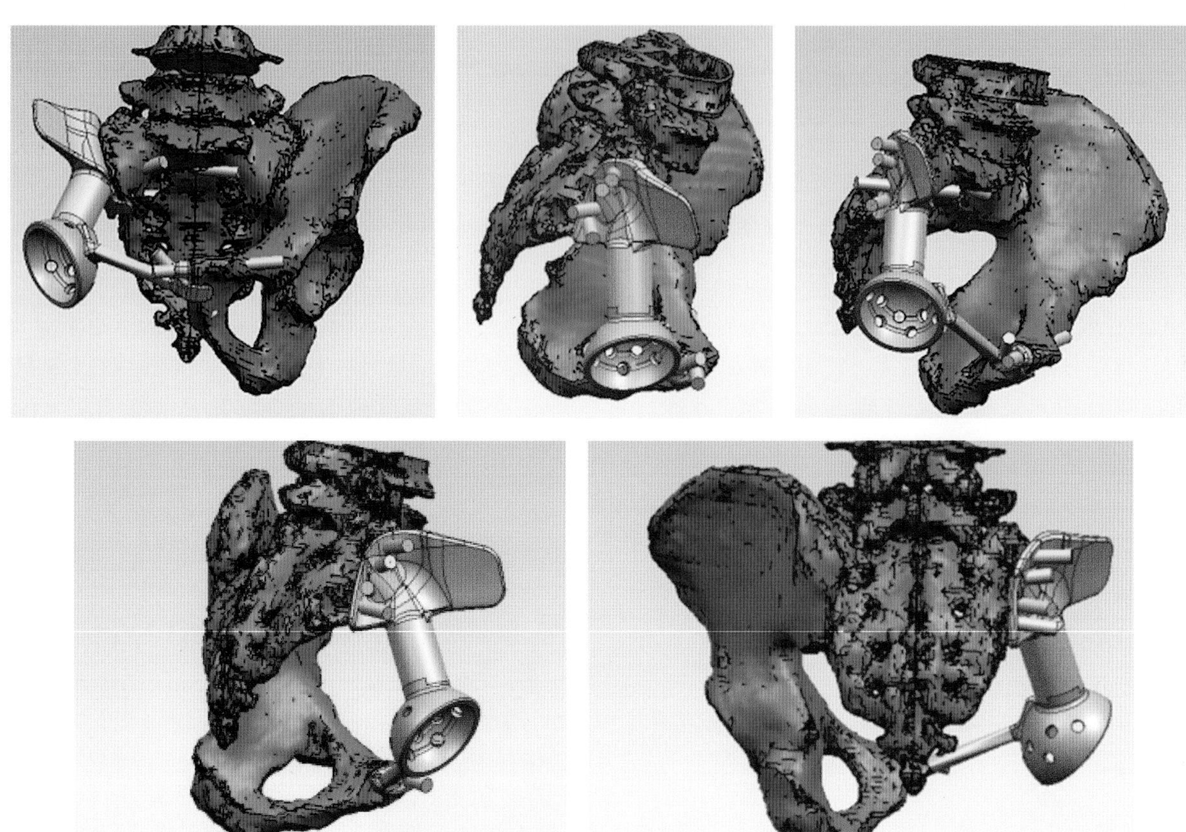

图5-52 设 计 假 体

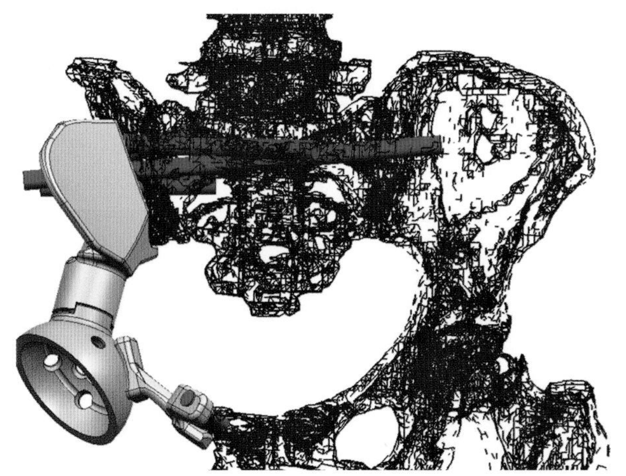

图5-53 确定内固定螺钉的方向

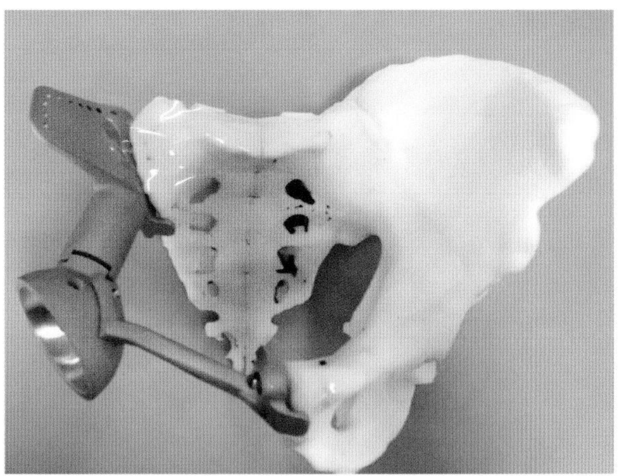

图5-54 模型上确认假体

术器材及假体，也常常需要支付较高的费用，从而导致许多经济条件不佳的家庭无法获得3D打印带来的好处。

2. 材料有待改进

用于作为假体、生物支架等植入物的材料，需要具备良好的生物相容性，避免排异，并能促进组织的长入。同时，还需要具有足够的强度，为术区提供稳定的支撑。目前可供3D打印机使用的材料非常有限，包括金属、陶瓷、光敏树脂、石膏等，并不完全适应临床的需要。

3. 过程相对复杂

3D打印需要将二维的影像学资料转化为三维模型，再打印实物模型，并在模型上进行相关设计，打印个体化的假体或导航模板，整个过程较为复杂。从完成断层扫描，到假体制作完成再进行手术，常常需要1周左右的时间，使其无法用于急诊手术。

4. 精密度需要提高

应用3D打印技术治疗骨肿瘤，要求3D打印机具有较高的精确性，这样打印出的模型才能真正反映真实的病变情况，并确保内植物位置、形状无偏差。如果内固定物和导航模板的设计与实际情况不符，则将导致错误的截骨或内植物的错误安放，出现力学上的缺陷，影响手术效果。

五、总结和展望

3D打印技术发展至今，取得了飞速的进步。目前，使用3D打印技术为骨肿瘤患者进行术前规划、设计术中导航模板、定制个性化假体和内植物等技术，已经趋于成熟，并正在得到越来越广泛的应用，造福于广大患者。但其较高的费用、较长的加工时间，限制了它的普及。

由于材料的限制，3D打印技术在组织工程方面的应用，如打印支架、形成功能组织等方面，还处于起步阶段，多集中在基础研究和动物实验，尚未应用于临床。此外，经3D打印技术打印出的物品，其精确度、安全性还需要经过长时间的临床观察和验证。

虽然3D打印技术的应用目前还受到多种因素的制约，但相信随着技术的进步和成本的下降，也许将来3D打印可以像今天的CT、MRI等检查一样，成为术前辅助检查及手术方案制定的一部分，使骨肿瘤的治疗取得新的飞跃。未来的3D打印也许在打印假体的同时，还能够打印骨骼、肌肉、肌腱、血管等组织，用于功能重建，使更多患者获益。

第六节　精选病例：3D打印技术在骨盆巨细胞瘤手术中的应用

一、基本资料

21岁男性，右髋部疼痛伴大腿前侧麻木4年，加重伴步态异常3个多月。就诊于当地医院，骨盆MRI示右骨盆占位。为求进一步治疗就诊于笔者所在医院。

查体：右大腿前侧皮肤感觉轻度减退，右下肢“4”字试验(+)，余未见明显异常。

X线片示右骨盆骨质破坏(图5-55)。

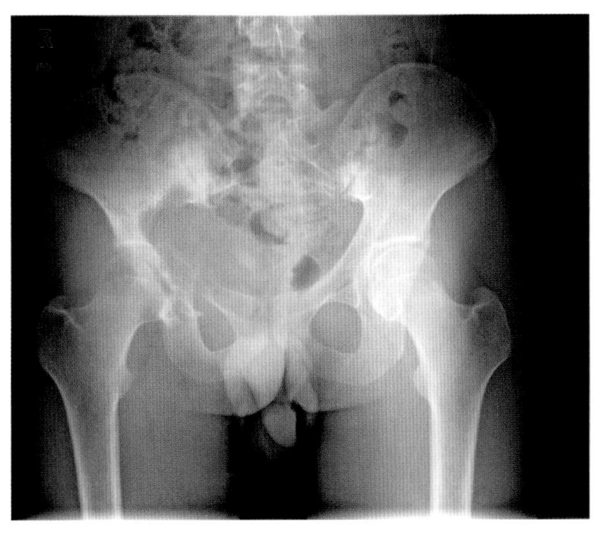

图5-55　X线片示骨盆右侧大片骨质破坏

右骨盆MRI和CT提示右骨盆巨大占位，侵犯骨盆Ⅰ、Ⅱ、Ⅲ区，髋臼骨质破坏(图5-56、图5-57)。

行切开活检，提示组织中有丰富细长的梭形

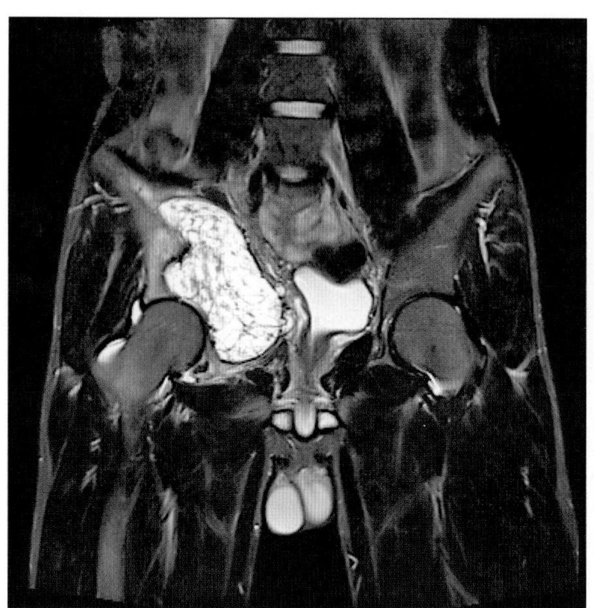
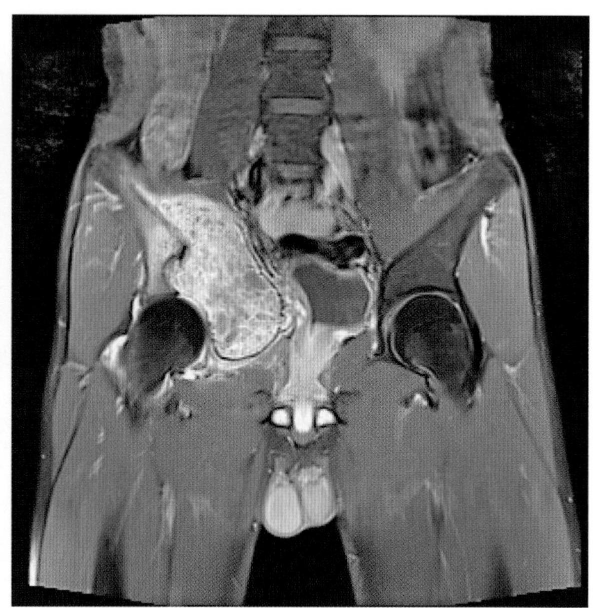

图5-56　右骨盆MRI示右骨盆巨大占位，侵犯骨盆Ⅰ、Ⅱ、Ⅲ区

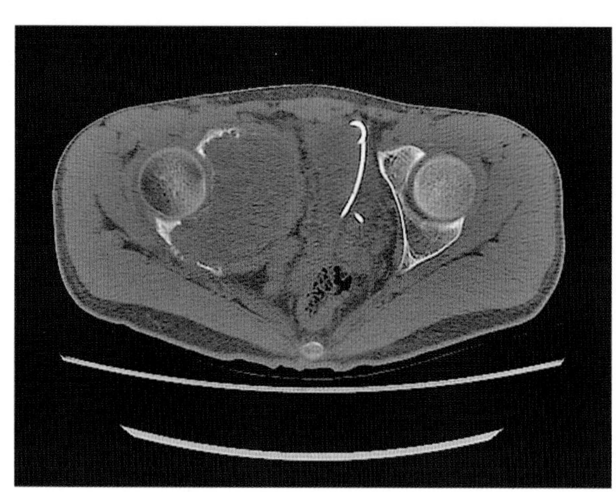

图5-57　右骨盆CT示髋臼骨质破坏

细胞，有一定异型性，伴纤维组织增生，伴有散在的吞噬含铁血黄素的巨噬细胞及多核巨细胞。病理诊断：骨盆骨巨细胞瘤伴部分异型。

二、术前准备

（一）3D打印技术辅助下的术前准备

1. 术前规划

使用患者的CT断层扫描图像，利用3D打印技术，重建并打印患者骨盆1∶1的3D模型，了解病情，判断骨缺损情况（图5-58、图5-59）。同时，向患者及其家属展示模型，借助模型与他

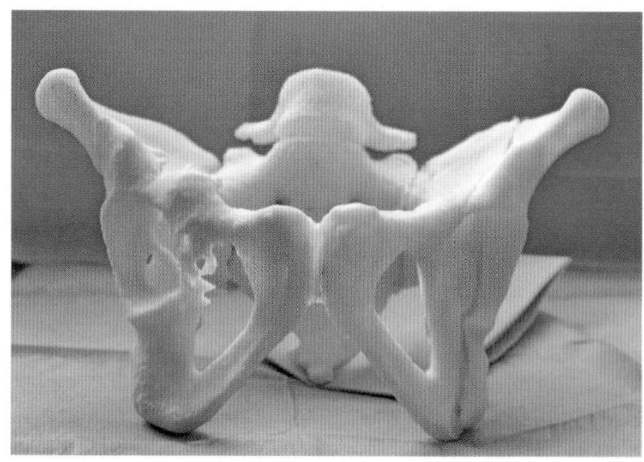
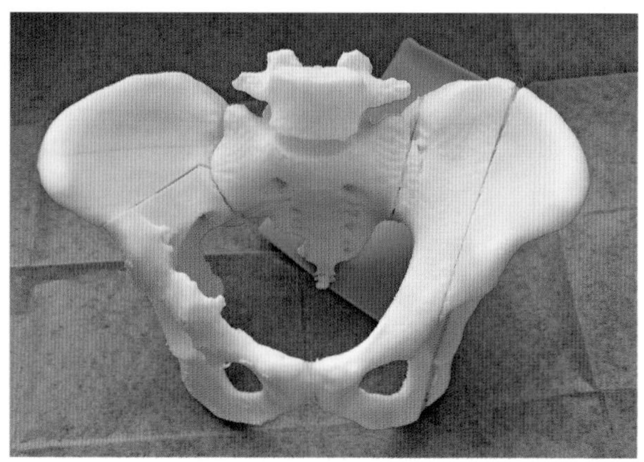

图5-58　打印患者骨盆1∶1大小的3D模型

们进行沟通，使患者及家属对肿瘤情况有全面的理解和认识。

2. 确定切除范围，制作导航模板

在制作出的骨盆3D模型和计算机上模拟手术，确定切除范围和重建方式，根据解剖标志设计截骨导航模板，并在计算机上进行确认（图5-60）。然后，利用3D打印技术将设计好的截骨导航模板打印出来，并使用导航模板在3D模型上进行模拟切除（图5-61）。

3. 定制个性化骨盆假体

根据在患者术前设计的截骨方案，在计算机上设计个性化的半骨盆假体（图5-62），并根据残留骨盆的骨质情况，设计内固定螺钉位置（图5-63）。将制作出的假体在模型上确认匹配度和稳定性（图5-64）。

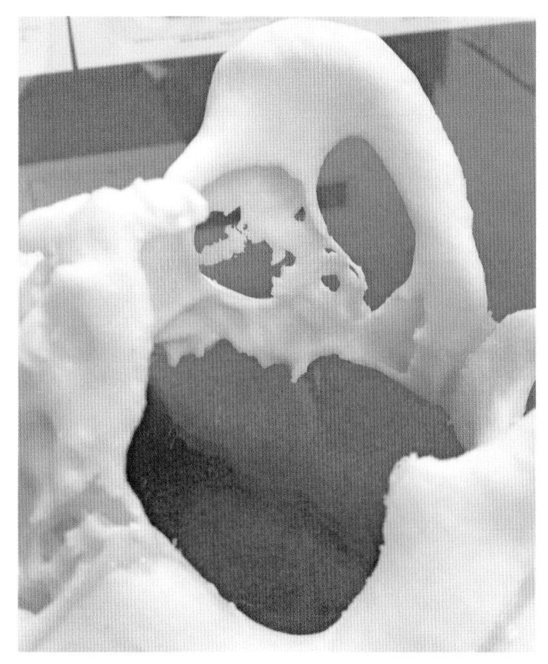

图5-59　在3D模型上确定骨质破坏的范围

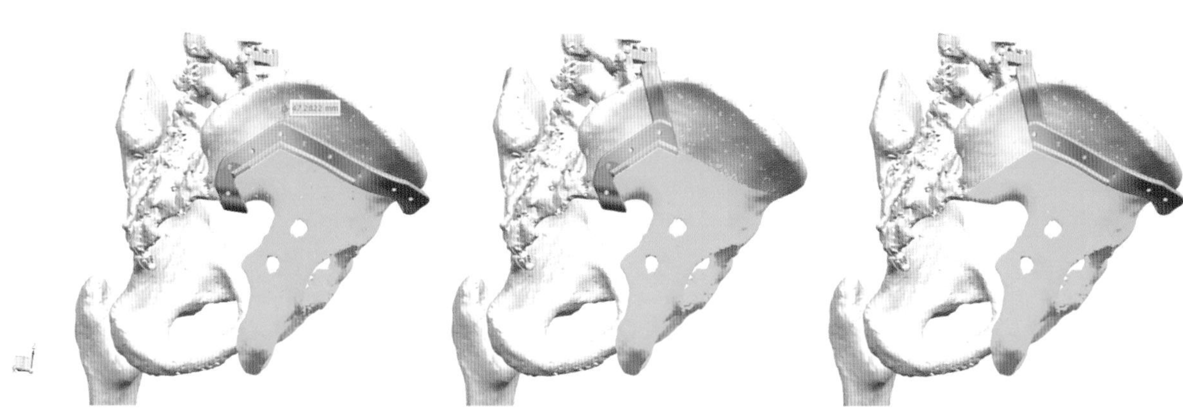

图5-60　计算机模拟切除范围

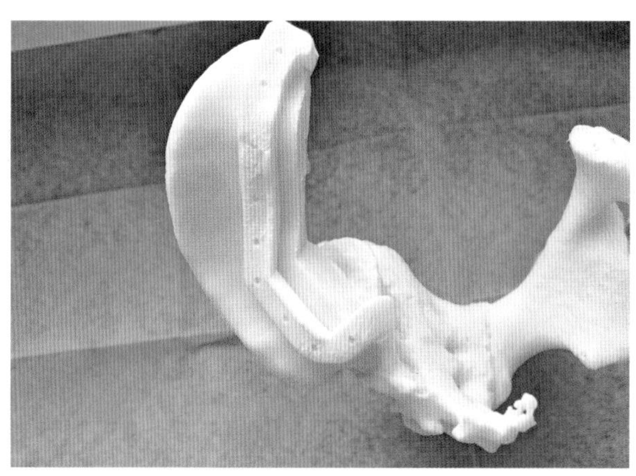

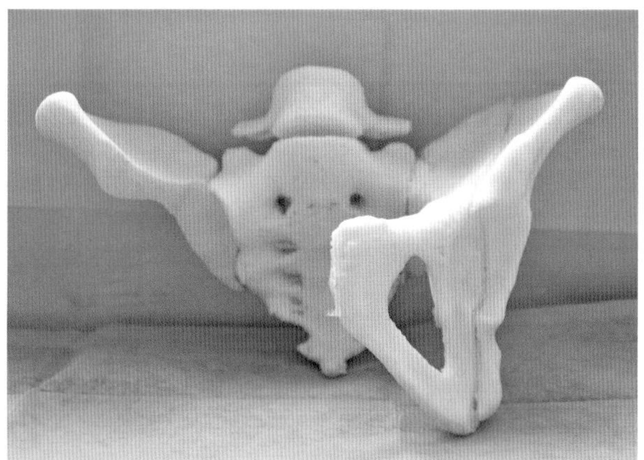

图5-61　在3D打印的骨盆上模拟切除范围

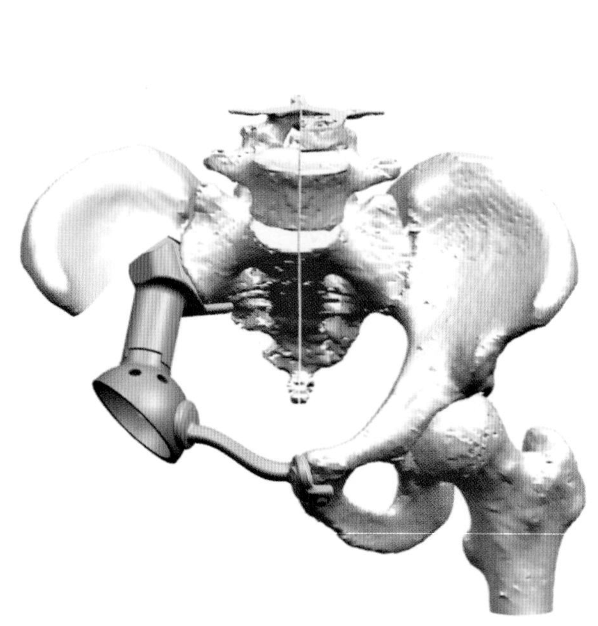

图5-62 计算机模拟重建，设计个性化的半骨盆假体

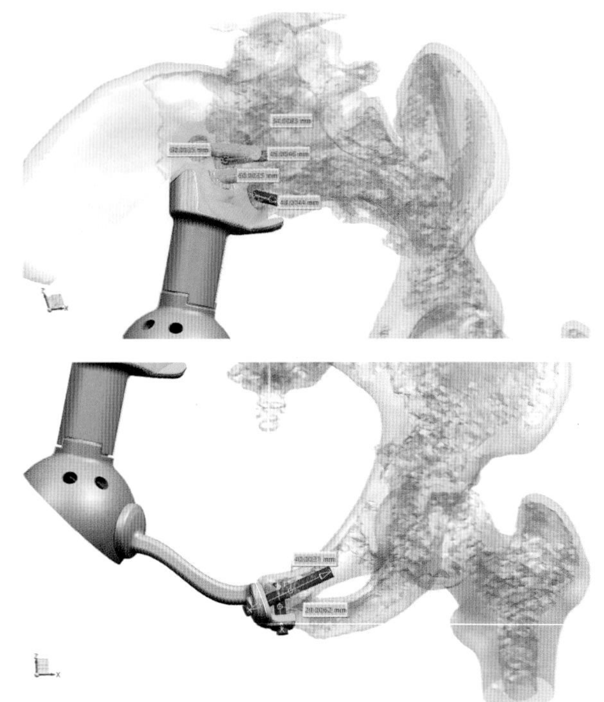

图5-63 根据残留骨盆的骨质情况，设计内固定螺钉位置

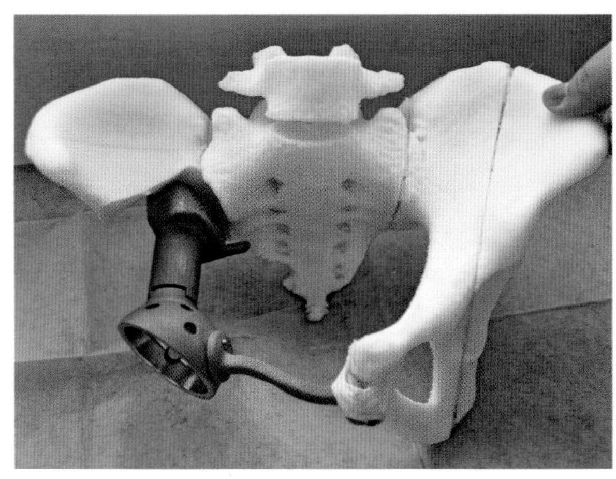

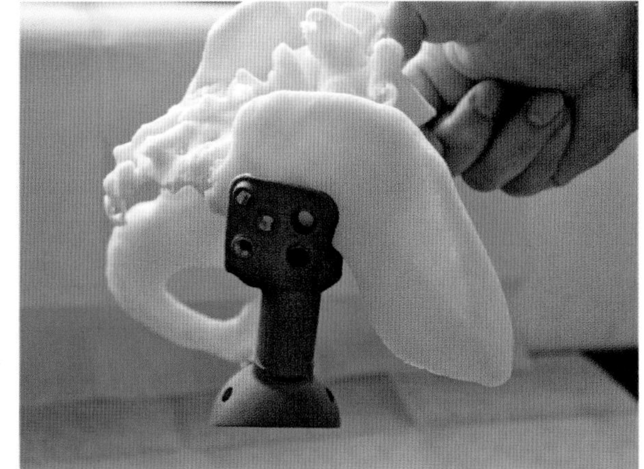

图5-64 根据模拟切除结果，制作半骨盆假体，并在模型上确认匹配度和稳定性

（二）其他准备

1. 术前备血

骨盆手术出血量大，术前需充分备血。本患者术前备血准备工作：红细胞6 000 ml，血浆2 000 ml，血小板20 U，冷沉淀因子20 U。

2. 放置输尿管导管

由于骨盆肿瘤常压迫输尿管，从而导致输尿管常偏离其正常解剖位置，故手术中极易损伤。因此，术前需放置双侧输尿管导管（图5-65）。其优点在于：① 放置输尿管导管，可方便手术医师在术中判断输尿管走形，减小输尿管损伤的概率。② 即使术中出现输尿管损伤，但由于导管的存在，也可为术中修补提供方便。

3. 肠道准备

骨盆肿瘤常常压迫盆腔脏器，部分肿瘤邻近直肠及结肠，术中极易损伤，甚至部分肠管可能被肿瘤侵犯，术中可能进行肠管切除甚至需肠造瘘。因此术前的肠道准备尤为重要。患者手术前3天改流质饮食，术前1天口服硫酸镁导泻，术前12小时禁食、水。术前晚及术晨再次给予清洁灌肠。

4. 肿瘤血管栓塞

本患者于术前3天在介入下行肿瘤血管栓塞术（图5-66），目的在于：① 缩小肿瘤体积，明确肿瘤边界及范围，为手术完整切除肿瘤创造条件。② 通过栓塞肿瘤供血动脉，可以减少术中出血，提高手术安全性。

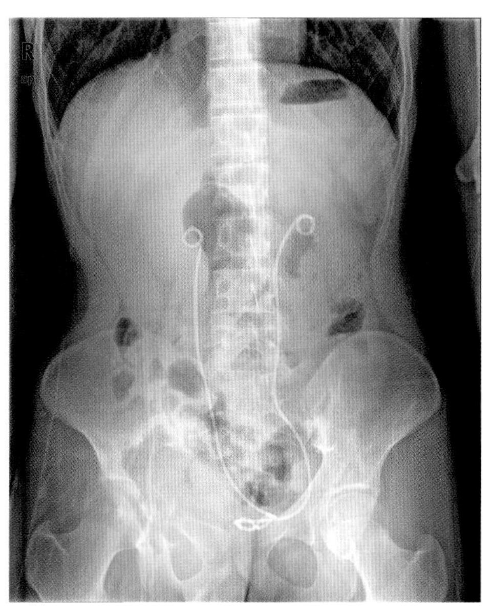

图5-65 放置双侧输尿管导管

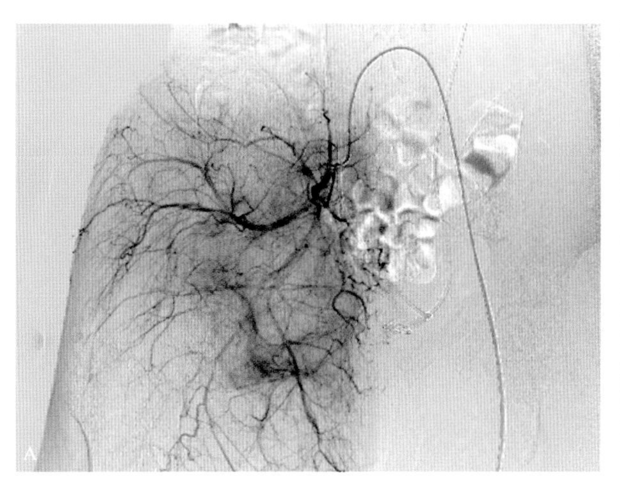

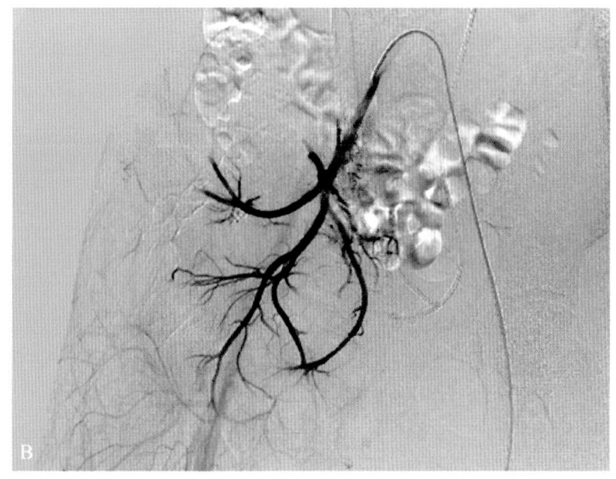

图5-66 行肿瘤血管栓塞术

A. 肿瘤血管造影，显示肿瘤血供丰富；B. 肿瘤血管栓塞后，提示肿瘤的供血动脉被栓塞

三、手术经过

麻醉成功后，患者取左侧卧浮动体位，患肢在上，常规消毒、铺巾。

切口自髂后上嵴开始，沿髂嵴经髂前上棘、腹股沟韧带，止于耻骨联合（图5-67），依次切开皮肤、皮下组织及筋膜，充分暴露术野。

电刀及骨剥剥离骨盆内侧附着肌肉，切开腹股沟韧带，向内侧游离出精索，用橡皮条牵开保护。分离出髂腰肌，可见与肿瘤部分粘连，予以部分切除。

电刀及骨剥剥离骨盆外侧附着的肌肉，显露髋关节囊并予以切除，暴露股骨头。屈曲内旋右大腿使股骨头脱位，于小转子近端截骨，取出股骨头。将髂血管及股神经以橡皮条予以整体牵开保护。于耻骨结节切开腹直肌，显露耻骨联合。

安放截骨导板，用3枚导针固定，摆锯沿导板缘截骨（图5-68、图5-69）。用骨刀将耻骨联合凿断。清除与截骨组织附着连接的肌肉、韧带等软组织，完整切除肿瘤（图5-70）。

过氧化氢、灭菌注射用水、无水乙醇反复冲洗术野，更换无菌手套。

于髂骨侧截骨残端部分及对侧耻骨处按术前模拟位置安放固定半骨盆假体，分别予以螺钉固定。用厢式开槽器进行股骨开孔，并用髓腔扩大器扩髓，安装股骨假体。于半骨盆髋臼内填塞骨水

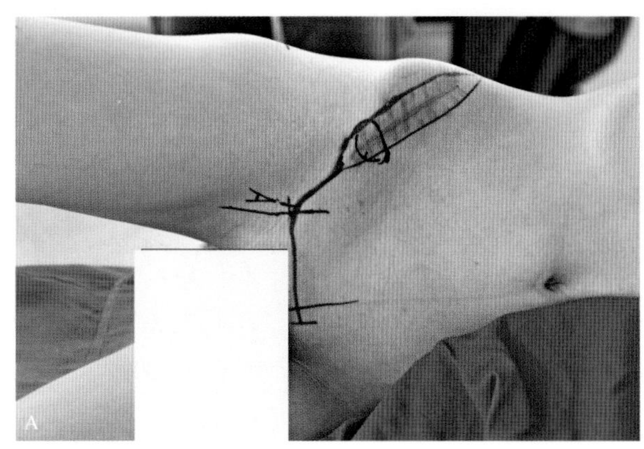

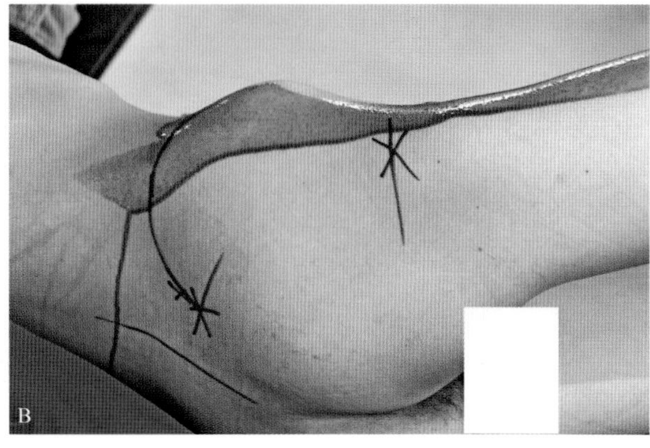

图5-67　**切 口 位 置**

A. 切口前面观；B. 切口后面观

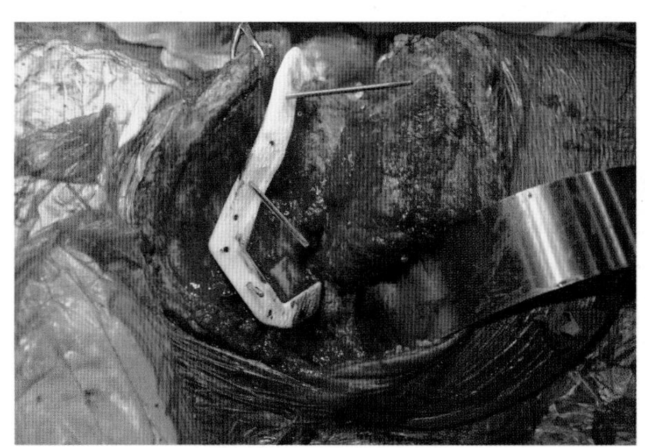

图5-68　安装截骨导板

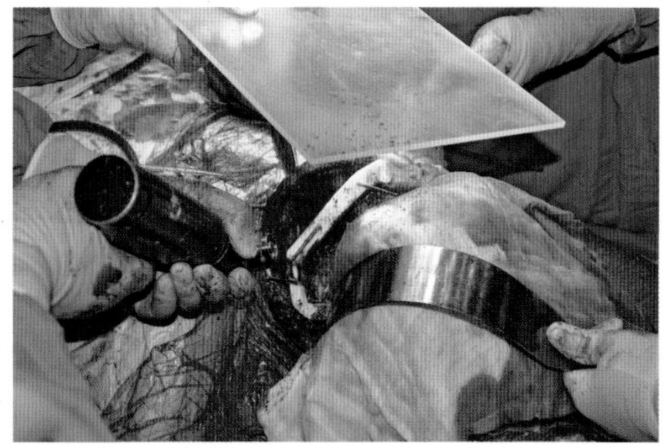

图5-69　导板引导下截骨

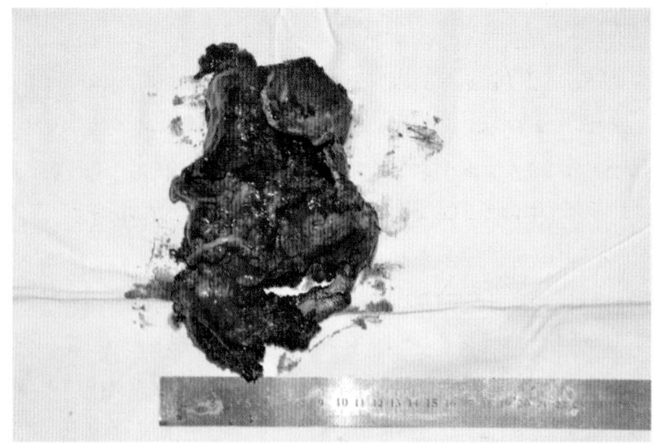

图5-70　完整切除肿瘤

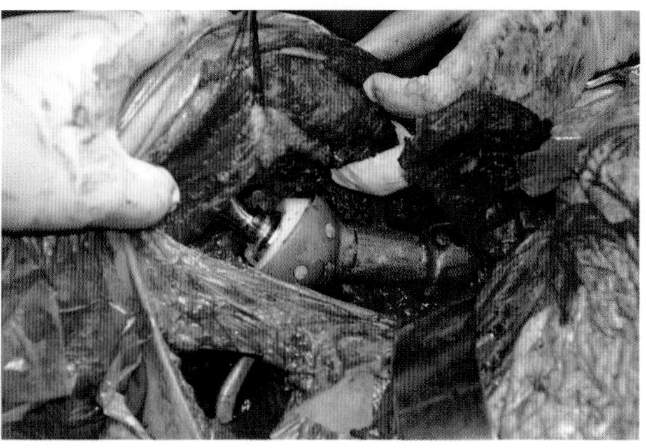

图5-71　安装半骨盆假体

泥，放入聚乙烯衬垫，用顶杆沿外翻45°、前倾20°顶压衬垫，去除多余的骨水泥，安装股骨头假体（图5-71），复位髋关节。检查髋关节活动稳定。

将2枚铆钉打入髂前上棘，对缝匠肌及股直肌缝合重建。

再次使用过氧化氢、灭菌注射用水冲洗切口，逐层缝合切口。无菌敷料覆盖，弹力绷带及腹带包扎，髋外展支具外固定。

手术时间：7小时。术中输血量：红细胞3 200 ml，血浆1 600 ml。

四、术后康复情况

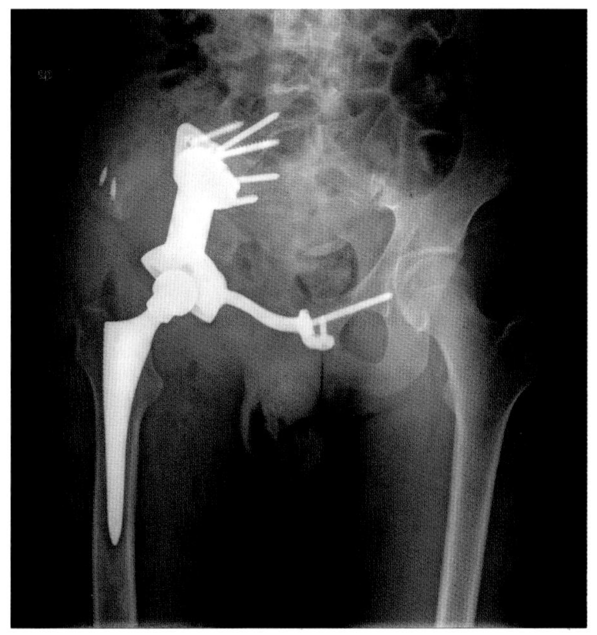

图5-72　术后X线片

术后复查X线片示假体位置良好（图5-72）。患者术后在ICU观察2天后转回普通病房。术后髋外展支具制动3个月。于患者卧床期间指导其进行康复锻炼，恢复患肢功能，术后满3个月时拄拐下地行走。术后定期门诊复查。最后一次随访在术后1年半时，患者可正常行走。影像学检查未见肿瘤复发。

（李诚，李全，陈誉，周振华，王志伟）

参考文献

[1] 杨建，贾齐，许炜，等. 活动脊柱骨巨细胞瘤的外科治疗[J]. 中国骨与关节杂志，2016，5(1): 4-8.

[2] Zhou M, Yang H, Chen K, et al. Surgical treatment of giant cell tumors of the sacrum and spine combined with pre-operative transarterial embolization[J]. Oncol Lett, 2013, 6(1): 185-190.

[3] Ravindra VM, Eli IM, Schmidt MH, et al. Primary osseous tumors of the pediatric spinal column: review of pathology and surgical decision making[J]. Neurosurg Focus, 2016, 41(2): E3.

[4] Tsuji T, Chiba K, Watanabe K, et al. Differentiation of spinal giant cell tumors from chordomas by using a scoring system[J]. Eur J Orthop Surg Traumatol, 2016.[Epub ahead of print]

[5] Kajiwara D, Kamoda H, Yonemoto T, et al. Denosumab for treatment of a recurrent cervical giant-cell tumor[J]. Asian Spine J, 2016, 10(3): 553-557.

[6] de Carvalho Cavalcante RA, Silva Marques RA, dos Santos VG, et al. Spondylectomy for giant cell tumor after denosumab therapy[J]. Spine (Phila Pa 1976), 2016, 41(3): E178-182.

[7] Fourney DR, Rhines LD, Hentschel SJ, et al. En bloc resection of primary sacral tumors: classification of surgical approaches and outcome[J]. J Neurosurg Spine, 2005, 3(2): 111-122.

[8] Ma Y, Li J, Pan J, et al. Treatment options and prognosis for repeatedly recurrent giant cell tumor of the spine[J]. Eur Spine J, 2016, 25(12): 4033-4042.

[9] Cañete AN, Bloem HL, Kroon HM. Primary bone tumors of the spine[J]. Radiologia, 2016, 58(1): 68-80.

[10] Fraile NM, Toloi D, Kurimori CO, et al. Successful intravascular correction of intratumoral pseudoaneurysm by erosion of the aorta in a patient with thoracic giant cell tumor of bone responding to denosumab[J]. Case Rep Oncol Med, 2015, 2015:626741.

[11] Boriani S, Bandiera S, Casadei R, et al. Giant cell tumor of the mobile spine: a review of 49 cases[J]. Spine (Phila

Pa 1976), 2012, 37(1): E37–45.

[12] Ming Z, Kangwu C, Huilin Y, et al. Analysis of risk factors for recurrence of giant cell tumor of the sacrum and mobile spine combined with preoperative embolization [J]. Turk Neurosurg, 2013, 23(5): 645–652.

[13] Wu Z, Yang X, Xiao J, et al. Aneurysmal bone cyst secondary to giant cell tumor of the mobile spine: a report of 11 cases [J]. Spine (Phila Pa 1976), 2011, 36(21): E1385–1389.

[14] Dahlin DC. Caldwell Lecture. Giant cell tumor of bone: highlights of 407 cases [J]. AJR Am J Roentgenol, 1985, 144(5): 955–960.

[15] Zhou Z, Li Y, Xu L, et al. Biological characteristics of a novel giant cell tumor cell line derived from spine [J]. Tumour Biol, 2016, 37(7): 9681–9689.

[16] Luksanapruksa P, Buchowski JM, Singhatanadgige W, et al. Management of spinal giant cell tumors [J]. Spine J, 2016, 16(2): 259–269.

[17] Smitherman SM, Tatsui CE, Rao G, et al. Image-guided multilevel vertebral osteotomies for en bloc resection of giant cell tumor of the thoracic spine: case report and description of operative technique [J]. Eur Spine J, 2010, 19(6): 1021–1028.

[18] Bydon M, De la Garza-Ramos R, Bettegowda C, et al. En bloc resection of a giant cell tumor in the sacrum via a posterior-only approach without nerve root sacrifice: technical case report [J]. Neurosurgery, 2015, 11(3): E472–478.

[19] Yin H, Cheng M, Li B, et al. Treatment and outcome of malignant giant cell tumor in the spine [J]. J Neurooncol, 2015, 124(2): 275–281.

[20] Qiao Z, Jia N, He Q. Does preoperative transarterial embolization decrease blood loss during spine tumor surgery? [J]. Interv Neuroradiol, 2015, 21(1): 129–135.

[21] Zang J, Guo W, Yang R, et al. Is total en bloc sacrectomy using a posterior-only approach feasible and safe for patients with malignant sacral tumors? [J]. J Neurosurg Spine, 2015, 22(6): 563–570.

[22] Kaloostian PE, Gokaslan ZL. Surgical management of primary tumors of the cervical spine: surgical considerations and avoidance of complications [J]. Neurol Res, 2014, 36(6): 557–565.

[23] Si MJ, Wang CG, Wang CS, et al. Giant cell tumours of the mobile spine: characteristic imaging features and differential diagnosis [J]. Radiol Med, 2014, 119(9): 681–693.

[24] Fujibuchi T, Matsumoto S, Shimoji T, et al. Cytogenetic study of secondary malignancy in giant cell tumor [J]. J Orthop Sci, 2015, 20(1): 217–223.

[25] Xu W, Li X, Huang W, et al. Factors affecting prognosis of patients with giant cell tumors of the mobile spine: retrospective analysis of 102 patients in a single center [J]. Ann Surg Oncol, 2013, 20(3): 804–810.

[26] Yazdi AK, Sazgar AA, Kouhi A. Multicentric giant cell tumor: metachronous central and peripheral involvement [J]. Ear Nose Throat J, 2012, 91(1): 37–39.

[27] Cheng DD, Hu T, Zhang HZ, et al. Factors affecting the recurrence of giant cell tumor of bone after surgery: a clinicopathological study of 80 cases from a single center [J]. Cell Physiol Biochem, 2015, 36(5): 1961–1970.

[28] Skubitz KM. Giant cell tumor of bone: current treatment options [J]. Curr Treat Options Oncol, 2014, 15(3): 507–518.

[29] Wijsbek AE, Vazquez-Garcia BL, Grimer RJ, et al. Giant cell tumour of the proximal femur: is joint-sparing management ever successful? [J]. Bone Joint J, 2014, 96-B(1): 127–131.

[30] Wysocki RW, Soni E, Virkus WW, et al. Is intralesional treatment of giant cell tumor of the distal radius comparable to resection with respect to local control and functional outcome? [J]. Clin Orthop Relat Res, 2015, 473(2): 706–715.

[31] Kumar N. Limb preservation in recurrent giant cell tumour of distal end of radius with fibular graft fracture: role of ulnocarpal arthrodesis [J]. Hand Surg, 2015, 20(2): 307–309.

[32] Osman W, Jerbi M, Ben Abdelkrim S, et al. Giant cell tumor of the lower end of tibia. Curettage and cement reconstruction[J]. Foot Ankle Surg, 2015, 21(1): E16–20.
[33] Humail SM, Ghulam MK, Zaidi IH. Reconstruction of the distal radius with non-vascularised fibular graft after resection of giant cell tumour of bone[J]. J Orthop Surg (Hong Kong), 2014, 22(3): 356–359.
[34] van der Heijden L, van de Sande MA, Heineken AC, et al. Mid-term outcome after curettage with polymethylmethacrylate for giant cell tumor around the knee: higher risk of radiographic osteoarthritis?[J]. J Bone Joint Surg Am, 2013, 95(21): E159.
[35] Moon MS, Kim SS, Moon JL, et al. Treating giant cell tumours with curettage, electrocautery, burring, phenol irrigation, and cementation[J]. J Orthop Surg (Hong Kong), 2013, 21(2): 209–212.
[36] Kundu ZS, Gogna P, Singla R, et al. Joint salvage using sandwich technique for giant cell tumors around knee[J]. J Knee Surg, 2015, 28(2): 157–164.
[37] Gao ZH, Yin JQ, Xie XB, et al. Local control of giant cell tumors of the long bone after aggressive curettage with and without bone cement[J]. BMC Musculoskelet Disord, 2014, 15: 330.
[38] Puri A, Agarwal M. Treatment of giant cell tumor of bone: current concepts[J].Indian J Orthop, 2007, 41(2): 101–108.
[39] 郭卫,杨毅.骨巨细胞瘤的外科治疗方法[J].中国骨与关节杂志,2016,5(1): 1–3.
[40] 林育林,张余.骨巨细胞瘤及其辅助治疗研究现状[J].中国骨科临床与基础研究杂志,2016,8(2): 112–119.
[41] 王臻,李靖.桡骨远端骨巨细胞瘤节段切除及骨重建技术[J].中华骨科杂志,2015,35(2): 195–200.
[42] 李文忠,袁涛.桡骨远端骨巨细胞瘤切除后三种重建方法的比较[J].中国矫形外科杂志,2015,23(21): 1955–1958.
[43] 曲华毅,郭卫,杨荣利,等.四肢骨巨细胞瘤局部灭活方法的评价[J].中国骨与关节杂志,2016,5(1): 36–43.
[44] 耿磊,张浩强,王臻,等.膝关节周围骨巨细胞瘤人工关节置换术后疗效评价[J].中国骨与关节杂志,2016,5(1): 14–18.
[45] Toy PC, France J, Randall RL, et al. Reconstruction of noncontained distal femoral defects with polymethylmethacrylate and crossed-screw augmentation: a biomechanical study[J]. J Bone Joint Surg Am, 2006, 88(1): 171–178.
[46] Zhen W, Yaotian H, Songjian L, et al. Giant cell tumour of bone: the long-term results of treatment by curettage and bone graft[J]. J Bone Joint Surg Br, 2004, 86(2): 212–216.
[47] Chae MP, Rozen WM, McMenamin PG, et al. Emerging applications of bedside 3D printing in plastic surgery[J]. Front Surg, 2015, 2: 25.
[48] Ursan ID, Chiu L, Pierce A. Three-dimensional drug printing: a structured review[J]. J Am Pharm Assoc (2003), 2013, 53(2): 136–144.
[49] Devillard R, Pagès E, Correa MM, et al. Cell patterning by laser-assisted bioprinting[J]. Methods Cell Biol, 2014, 119: 159–174.
[50] Farzadi A, Solati-Hashjin M, Asadi-Eydivand M, et al. Effect of layer thickness and printing orientation on mechanical properties and dimensional accuracy of 3D printed porous samples for bone tissue engineering[J]. PLoS One, 2014, 9(9): E108252.
[51] Guarino J, Tennyson S, McCain G, et al. Rapid prototyping technology for surgeries of the pediatric spine and pelvis: benefits analysis[J]. J Pediatr Orthop, 2007, 27(8): 955–960.
[52] Xu N, Wei F, Liu X, et al. Reconstruction of the upper cervical spine using a personalized 3D–printed vertebral body in an adolescent with ewing sarcoma[J]. Spine (Phila Pa 1976), 2016, 41(1): E50–54.
[53] Wu GH, Hsu SH. Review: polymeric-based 3D printing for tissue engineering[J]. J Med Biol Eng, 2015, 35(3): 285–292.
[54] Kamei K, Mashimo Y, Koyama Y, et al. 3D printing of soft lithography mold for rapid production of

polydimethylsiloxane-based microfluidic devices for cell stimulation with concentration gradients[J]. Biomed Microdevices, 2015, 17(2): 36.
[55] 王燎,戴尅戎.骨科个体化治疗与3D打印技术[J].医用生物力学,2014,29(3): 193-199.
[56] 付军,郭征,王臻,等.多种3D打印手术导板在骨肿瘤切除重建手术中的应用[J].中国修复重建外科杂志,2014,28(3): 304-308.
[57] Rengier F, Mehndiratta A, von Tengg-Kobligk H, et al. 3D printing based on imaging data: review of medical applications[J]. Int J Comput Assist Radiol Surg, 2010, 5(4): 335-341.
[58] Cartiaux O, Paul L, Francq BG, et al. Improved accuracy with 3D planning and patient-specific instruments during simulated pelvic bone tumor surgery[J]. Ann Biomed Eng, 2014, 42(1): 205-213.
[59] Friedman T, Michalski M, Goodman TR, et al. 3D printing from diagnostic images: a radiologist's primer with an emphasis on musculoskeletal imaging-putting the 3D printing of pathology into the hands of every physician[J]. Skeletal Radiol, 2016, 45(3): 307-321.

第六章

骨巨细胞瘤的综合治疗

肿瘤的辅助治疗一般是指除手术以外的肿瘤治疗方式。肿瘤辅助治疗的有效性和安全性已经得到证实，是传统临床治疗方式的重要补充，目前越来越受到重视。骨巨细胞瘤的辅助治疗方式，是通过直接针对肿瘤细胞或致病细胞、杀灭残存肿瘤细胞、诱导肿瘤细胞分化或抑制破骨细胞而发挥作用，从而降低肿瘤复发率，同时对正常组织损伤小，减少了相关并发症。辅助治疗的途径包括局部及全身辅助治疗。

第一节　局部辅助治疗

一、术中局部辅助治疗

术中局部辅助治疗一般与刮除手术同时实施，刮除术通常保留影像学及外观上正常的组织，瘤壁内残留肿瘤细胞的可能性大。辅助局部处理，包括物理、化学及生物学效应，有助于消灭潜在微观病灶。局部辅助治疗的效果直接迅速，全身性副作用小，但需同手术一起实施，无法长期或反复使用，而且局部辅助治疗出现不良反应的话术后处理困难。

目前，常用的物理化学性辅助治疗试剂有：灭菌注射用水、95%乙醇、无水乙醇、5%苯酚、3%过氧化氢、液氮、50%的氯化锌和骨水泥等。另外还有借助器械的物理治疗，包括高速磨钻、氩激光及冷冻治疗。这些方法一般配合术中局部使用，通过渗透压差别、化学毒性、机械损伤、高温、低温等作用杀灭残留的肿瘤细胞。除灭菌注射用水外，其他物理化学辅助治疗方式在体外试验研究中均报道有杀灭骨巨细胞瘤肿瘤细胞的作用。

在常用的理化处理中，苯酚烧灼术最早于1910年已被用于良性骨组织病灶刮除术，其灭活效果明显。Durr HR等在术中使用苯酚处理髓腔内壁，使骨巨细胞瘤复发率由单纯刮除的22.2%降至9.1%。然而苯酚具有毒性及腐蚀性，难以很好地控制其作用深度及范围，在导致肿瘤细胞坏死的同时也会损伤正常组织，使用后难以清除彻底。同时，也另有报道称临床中使用苯酚可能并不能降低骨巨细胞瘤的复发率。

聚甲基丙烯酸甲酯即骨水泥，是目前骨巨细胞瘤刮除术后骨缺损的良好填充物，可使患者较快负重，且便于影像学观察。骨水泥在混合后填入骨缺损腔隙内的同时发生聚合反应，以54.4 kJ/mol

释放出热量，在骨水泥与骨界面产生48～105℃的高温，同时骨水泥向周围释放的单体成分还具有细胞毒性，从而发挥清除杀灭肿瘤细胞、防止复发的作用。Kivioja等报道，病灶彻底刮除后用骨水泥填塞，可有效地降低肿瘤复发率。然而骨水泥同样会损伤周围的正常组织，且存在严重的过敏反应风险。对于年轻的骨巨细胞瘤患者，骨水泥植入不利于骨缺损的远期愈合，其力学传导与正常骨组织的差异可能导致再发骨折。可吸收材料植入或许是年轻患者更好的选择。

氩激光辅助治疗是利用高频电流，激发惰性氩气为离子状态并形成均匀致密的氩离子弧，能够持续良好地向局部传导电流，产生凝聚及固化作用。与普通电刀相比，氩激光热效应及炭化作用较低，对正常组织损伤小，视野清晰，更加适用于骨等高阻抗组织。而且其作用准确，操纵性强，越来越多地被外科医师所采用。

骨肿瘤冷冻治疗一般包括传统开放性液氮注入法及微创闭合性氩探针法。冷冻治疗通过将局部迅速降温至−40℃，使细胞内产生冰晶，以使细胞脱水破裂，反复冻融后使肿瘤细胞坏死。传统冷冻治疗并发症有骨折、皮肤坏死及神经损伤。使用内固定可降低骨折的风险。腔内冷冻探针的使用能良好地控制损伤深度及避免副损伤。Malawer报道的长期多中心随访结果显示，骨巨细胞瘤冷冻治疗复发率较低，总复发率约为7.9%，初次手术用冷冻治疗的复发率约为2.3%。

高速磨钻是骨科手术中常采用的工具，在骨巨细胞瘤刮除术中，可用于清除病灶的细小部位和肿瘤刮除后进一步修整病灶边界，且高速旋转摩擦产生的热效应也有杀灭肿瘤细胞的作用。

部分临床研究报道，乙醇、过氧化氢和氯化锌的腔壁处理对于预防骨巨细胞瘤术后复发有效，它们采用与苯酚类似的细胞毒原理，同样有损伤正常组织的风险，目前临床中已较少采用。总之，实施彻底的病灶刮除手术才可能降低骨巨细胞瘤的低复发率，辅助局部物理化学治疗方式存在单一性及疗效的不确定性。

二、连续动脉内栓塞治疗

动脉栓塞可以在脊柱骨巨细胞瘤手术前使用，以减少术中出血、缩小肿瘤体积，也可以单独应用于骶骨骨巨细胞瘤的治疗。Hosalkar对9例骶骨骨巨细胞瘤应用连续动脉内栓塞治疗，其中7例取得了很好的效果。经分析发现，大多数骨巨细胞瘤对栓塞表现出良好的反应：临床上主要表现为疼痛明显减轻；影像学表现为肿瘤血管数量减少，骨化壳增厚，但肿瘤体积减小不明显。目前连续动脉内栓塞治疗没有发现明显的并发症。对于那些巨大的骶骨骨巨细胞瘤，如果不能进行广泛切除，则连续动脉内栓塞治疗无疑是最好的选择。

三、局部放射治疗

骨巨细胞瘤是一种对放射治疗敏感的肿瘤。放疗主要用于不能完全切除或切除后复发的骨巨细胞瘤，但有研究发现，放疗有可能诱发骨巨细胞瘤的肉瘤变，有报道恶变率可达11%，所以对于放疗的应用一直存在争议。Feigenberg对以前的文献进行回顾分析，认为主要是因为此前技术和设备陈旧，采用正电压照射，且用了很高的放射剂量，大量正常组织被同时照射，才导致高的恶变率。应用现代巨电压照射技术后，恶变率只有0.6%(1/175)，所以放射治疗骨巨细胞瘤是一个安全有效的方法。当放射总量超过45 Gy时，骨巨细胞瘤局部控制率可达86%。放疗的主要并发症为放射性肺炎、局部疼痛（一般持续1～2个月后自行消退），建议的放疗总量是45 Gy，每天1.8 Gy，在CT辅助下应用巨电压照射可明显减少正常组织的吸收量。近年来三维适形放疗及调强放疗的出现，使放射线可以更精确地到达肿瘤组织，减小正常组织对射线的吸取量，从而更加有效地治疗手术难以切除的骨巨细胞瘤，但这些技术尚未被广泛应用于临床。目前，医学影像设备尚不能显示病变的确切范围、治疗时患者及内脏器官的运动、个体间剂量效应的差异、剂量计算的不确定性及剂量分割方案的生物不确定性等，这些因素限制了这一新技术的应用。相信随着放疗技术的发展，放疗可成为有效控制骨巨细胞瘤的手段之一。

第二节　全身辅助治疗

一、双膦酸盐（BPS）

BPS是治疗骨代谢性疾病的一类药物，近年来在骨巨细胞瘤的应用十分普遍。双膦酸盐拥有P-C-P结构的内源性焦磷酸盐分子（pyrophosphonate）化学类似物，在体内能拥有类似于焦磷酸盐的与骨表面羟基磷灰石的高亲和性，而且不易被降解。BPS可在骨吸收或成骨活跃的部位沉积，作用持久。BPS在破骨细胞破坏骨质的同时被吸收入胞体内而发挥作用。在破骨细胞内，BPS可抑制法尼焦磷酸醇合酶的活性，导致破骨细胞分化和生长障碍，甚至凋亡。BPS也可直接作用于成骨细胞，促进成骨分化，并分泌破骨细胞抑制因子，抑制破骨细胞活性。近来，BPS被广泛运用于恶性肿瘤的骨转移事件的预防及治疗，改善骨性疼痛症状，降低血钙浓度，抑制骨吸收及预防病理性骨折。

研究还发现，BPS可能直接诱导肿瘤细胞凋亡，并通过抑制破骨过程中有促进肿瘤细胞增殖的细胞因子释放而减缓肿瘤进展。高浓度BPS还可通过抑制MMPs降低细胞外基质蛋白的降解，发挥阻止肿瘤细胞迁移扩散的作用。

骨巨细胞瘤是一类典型的溶骨性疾病，双膦酸盐作为辅助治疗方法应用于骨巨细胞瘤治疗的临床研究也取得了良好的效果。Tset教授报道在1988—2004年收治的24例四肢骨巨细胞瘤患者，术前2个疗程及肿瘤切除术后3个月持续使用双膦酸盐治疗，经过平均48个月的随访，肿瘤复发率由对照组的30%降至治疗组的4.2%，其中3级骨巨细胞瘤患者的复发率由对照组的46%降至治疗组的9%，取得了极低的复发率。Motoisi报道了3例脊柱骨巨细胞瘤患者，应用放疗及双膦酸盐辅助治疗，取得了满意的疗效。Arpomchayanon在1例巨大骶骨骨巨细胞瘤手术后应用双膦酸盐7个疗程，随访2年后没有复发，也获得了良好的结果。广州军区广州总医院与香港中文大学威尔斯亲王医院Kumta教授合作进行了双膦酸盐降低骨巨细胞瘤复发率疗效的多中心随机对照研究，总结双膦酸盐的个性化用药方案及寻找评价药物疗效的方法。2001—2007年，39例四肢骨巨细胞瘤患者进行了临床药物研究并随访19～34个月，结果显示双膦酸盐治疗后症状与体征得到改善，并能够显著降低四肢骨巨细胞瘤的复发率，临床病理结果也证实药物治疗后基质细胞和破骨细胞样多核巨细胞凋亡明显增加。双膦酸盐抗骨巨细胞瘤的作用效果持久，机制复杂，它可直接作用于破骨细胞、成骨细胞、肿瘤基质细胞与破骨细胞样巨核细胞。其他单纯抗骨质疏松类药物，如降钙素，目前被证明用于骨巨细胞瘤的辅助治疗并无临床效果。

在一个长期应用双膦酸盐治疗骨巨细胞瘤的研究中，发现用药后肿瘤囊壁有明显的骨生成，之后的体外实验证实，使用BPS不但可直接通过细胞毒性作用杀灭残余肿瘤细胞，还可通过诱导骨化作用，使术前肿瘤界限更加明确，术后持续发挥对肿瘤细胞的成骨转化作用，既防止肿瘤的复发，又可促进病灶内骨质的加固和重建，减少骨折等并发症的发生。

目前临床上BPS一般采用静脉注射或口服等全身性用药，可能出现的不良反应有恶心、呕吐、流感样症状、下颚骨坏死及全身其他系统的不良反应。采用手术刮除后，病灶局部植入的局部用药方式可能降低这些不良反应。双膦酸盐复合人工骨或骨水泥植入也可能取得良好的效果。国内学者发现数字化复合抗骨巨细胞瘤珊瑚羟基磷灰石/聚乳酸（CHA/PLA）人工骨可为骨巨细胞瘤病灶清除术后的骨质缺损提供个性化支撑，其制作方便快捷。同时，唑来膦酸在洗脱支架周围局部释放，早期可提高局部药物浓度，对残留的骨巨细胞瘤基质细胞发挥诱导凋亡的作用。随着唑来膦酸药物浓度的降低，仍可持续发挥抗骨质吸收及促进肿瘤基质细胞成骨诱导的作用，促进病灶内骨结构的加固或重建，减少骨折等并发症的发生率。局部使用数字化人工骨复合唑来膦酸，为骨巨细胞瘤辅助治疗提供一种可能的有效治疗途径。

二、RANKL通路与地诺单抗

（一）RANKL信号理论概述

自20世纪90年代后期，随着调节骨细胞功能的信号通路的阐明，尤其是RANKL-RANK-OPG通路的发现，骨巨细胞瘤的治疗再次出现了里程碑式的进展。RANKL-RANK-OPG通路是骨再生的关键信号通路，有三个关键组成，分别是：核因子κB受体激活因子配体、核因子κB受体激活因子和骨保护素。RANKL在基质细胞中的表达通过多种内源性激素和因子调控。它们或上调RANKL自身，或抑制骨保护素的表达。RANKL对于破骨细胞的生成、功能和存活是必不可少的。在骨转移瘤中，肿瘤分泌的因子对破骨细胞的刺激增加了RANKL的表达，抑制了OPG表达，导致骨溶解增加。地诺单抗通过与RANKL的作用，抑制破骨细胞的形成和功能，干预骨溶解过程。还有研究显示，抑制RANKL不只能减少骨溶解，而且可能还能抑制骨转移瘤的发展。RANKL信号理论的详细阐述，见本书第三章“RANK信号通路与骨巨细胞瘤”一节。

骨巨细胞瘤是富含巨细胞的骨肿瘤的一种类型，以存在大量多核破骨细胞样巨细胞为特征。研究证实，巨细胞表达的RANKL是骨巨细胞瘤具有侵袭性溶骨特性的原因，这一发现为骨巨细胞瘤提供了新的治疗方向。RANKL抑制剂地诺单抗成了最典型的代表药物，近年来的一些大型Ⅲ期研究已经显示，地诺单抗在对骨巨细胞瘤的治疗上取得了良好的效果，并且可能比双膦酸盐更有效。

（二）地诺单抗的相关研究

地诺单抗是一种完全的人源单克隆RANKL抗体（IgG_2），以RANKL为靶点并与之高亲和性及特异性地结合，在破骨细胞前体和破骨细胞的表面抑制RANKL与RANK结合，从而抑制破骨细胞分化、激活，促进破骨细胞凋亡。地诺单抗抑制破骨细胞介导的骨破坏，并为多发性骨髓瘤、溶骨性骨病、乳腺癌或前列腺癌骨转移的患者体内的骨转化提供快速和稳定的抑制。抑制RANK和RANKL还可能消除骨巨细胞瘤中的破骨细胞样巨细胞和相关的单核细胞。

在猕猴中的研究显示，地诺单抗可以增加骨密度，而且其对骨吸收的抑制作用存在剂量依赖性。首个对绝经后妇女应用地诺单抗的临床研究显示，单次量的地诺单抗(3 mg/kg)可引起快速的、剂量依赖的、持续的尿N端端肽减少，并能持续抑制到治疗后6周。对乳腺癌合并骨转移患者的研究表明，每4周使用地诺单抗120～180 mg能够提供最可靠和稳定的尿N端端肽抑制，每4周使用地诺单抗120 mg，可能可提供效应作用和耐受的最优平衡。一项对25个使用地诺单抗治疗骨质疏松症的研究显示，相比于安慰剂和阿仑膦酸钠，地诺单抗组的骨密度增长更明显，持续性更好，骨转化标记物也出现下降。

还有研究显示，地诺单抗治疗明显地延迟了其他部位肿瘤首次骨转移时间和首次出现骨转移症状的时间。一项随机Ⅱ期研究和三项双盲Ⅲ期注册研究发现，地诺单抗在防止骨骼病变方面的疗效可能优于双膦酸盐。地诺单抗治疗延迟了所有类型的骨骼相关事件(SREs)，包括病理性骨折、放疗或外科治疗、脊髓压迫等。在一项meta分析中发现，地诺单抗在治疗骨转移瘤方面，比唑来膦酸、安慰剂、帕米膦酸二钠在延迟发生首次SRE时间和降低首次或其后SRE风险上更有效。一项对包括6 142名患者的文献进行的系统性综述也明确了地诺单抗在降低骨转移患者的SREs的有效性和安全性，并且地诺单抗比唑来膦酸在降低SREs发生率、推迟SREs发生时间上更有效。

鉴于良好的研究结果，地诺单抗在2010年和2011年分别被授权在美国和欧洲销售，用于预防成年实体肿瘤患者的SREs。2012年10月24日，英国国家卫生与临床优化研究所出版了地诺单抗用于预防成年实体肿瘤骨转移患者SREs的指南。

(三) 地诺单抗在骨巨细胞瘤中的应用

在2000年，有报道发现，对骨巨细胞瘤的患者使用地诺单抗可以抑制骨溶解的进程和消除巨细胞的数量。由于RANKL主要由骨巨细胞瘤中的单核基质细胞表达，RANK主要表达于骨巨细胞瘤中的破骨细胞样巨细胞和它们的前体细胞，因此破骨细胞样巨细胞的生成可能和基质细胞RANKL的表达有关。由于巨细胞是骨巨细胞瘤具有侵袭性溶骨活性的原因之一，而地诺单抗已被证实能够通过RANK/RANKL通路抑制破骨细胞功能，因此人们认为地诺单抗能够抑制骨巨细胞瘤中的破骨细胞样巨细胞活性。

在发现了RANKL于骨巨细胞瘤发生发展过程中的明确作用之后，一项研究选取了35名复发或不能切除的骨巨细胞瘤患者，每4周皮下注射地诺单抗120 mg，在第一个周期的第8天和第15天额外给予负荷剂量120 mg。35名患者中，30名(86%)在地诺单抗治疗后的再次活检中，被认为“巨细胞被近乎完全消除”；15名接受影像学评估的患者中，10名患者被评价为“在6个月内影像学表现稳定”。在这项研究中，从31例患者中收集到的数据显示，其中的26例患者疼痛减轻或功能改善；其中的9例患者有骨修复的影像学证据；肿瘤的反应通常和代谢摄取的快速改变相关，可以通过脱氧葡萄糖PET图像进行测量，在地诺单抗首剂量后28天的初次检查中便可以观察到标记的骨转化受到抑制，伴随尿N端端肽和血清C端端肽减少，并且维持于研究全过程。研究过程中，患者对地诺单抗治疗耐受性好，没有严重的治疗相关的副作用。

在其他多项研究中，地诺单抗被用于可手术切除和手术无法切除的骨巨细胞瘤患者，它能够抑制疾病进展，甚至使部分之前手术无法切除的骨巨细胞瘤患者获得手术机会，且患者耐受性良好。也有报道称在使用地诺单抗后，骨巨细胞瘤病例中至少90%的肿瘤坏死。通过研究已证实，地诺单抗可以用于复发骨巨细胞瘤和外科难以切除的骨巨细胞瘤（如骶骨或脊柱骨巨细胞瘤、多病灶、肺转移）的治疗，也可用于计划进行关节切除、截肢、半骨盆切除或其他致残手术的患者。

但是有研究发现，巨细胞本身在经过地诺单抗治疗后几乎全部被消灭，然而基质细胞仍有大量保留。地诺单抗治疗组患者的肿瘤基质细胞生长速度，比非治疗组慢了大约50%，且经过治疗后所有表达RANKL的细胞几乎均消失。一旦停止地诺单抗治疗，则基质细胞继续恢复高速生长，且均为RANKL阴性的细胞。结论是地诺单抗治疗只能部分达到治疗目标，无法阻止肿瘤基质细胞增殖。

地诺单抗最常见的副作用包括尿路感染、上呼吸道感染、呼吸困难、坐骨神经痛、白内障、便秘、腹泻、皮疹、多汗症、极度肌痛或骨痛、低钙血症、低磷血症、下颌骨坏死等。目前推荐每天补充500 mg钙和400 IU维生素D来预防上述副作用，但研究显示，使用地诺单抗患者出现低钙血症的发生率高于使用唑来膦酸的患者。数项个案报道指出，使用地诺单抗不应使用180 mg/月的剂量，120 mg/月的剂量效果并不比180 mg/月的差，高剂量地诺单抗可能导致危险的低钙血症，且可能伴随明显的肾功能损害。因此在使用地诺单抗时应频繁检查血钙。此外，怀孕是地诺单抗的绝对禁忌证。

（四）争议

对于一些治疗前已为晚期的、进展的或症状重的骨巨细胞瘤患者，地诺单抗提供了治疗上新的选择。但是，由于骨巨细胞瘤鲜有威胁生命，可以被认为是慢性疾病，因此目前在治疗选择上，风险与收益的平衡仍然是一个复杂的难题，需要更多的研究数据去解答。例如，年轻患者需要重点考虑与将来生殖相关的问题，怀孕是使用地诺单抗的绝对禁忌，但是对骨盆进行放疗也有可能影响性腺和子宫。

其次，目前的研究对地诺单抗治疗骨巨细胞瘤的安全性和有效性都记录不足。长期使用地诺单抗会引起严重的并发症，如下颌骨坏死等，目前其发病率和严重程度也没有得到明确的评估。地诺单抗对生长期骨骼的影响，以及在接受长期地诺单抗治疗的年轻患者中，是否应长期规律地进行BMD测量以预防SREs，这些都还需要进一步探索。使用地诺单抗后的长期复发率、预示复发的生物标记、复发后的治疗选择也需要进一步明确。

另一个需要考虑的问题是地诺单抗是否能够减少手术的难度。目前还不明确地诺单抗是否可以减少Campanacci Ⅲ期骨巨细胞瘤患者手术的切除范围，以及是否可以减少手术之后的肿瘤复发率。

此外，地诺单抗在治疗骨巨细胞瘤上需要使用多长时间？如果骨巨细胞瘤的治疗需要终身使用地诺单抗，那治疗的最佳进度是什么？如果患者已经接受终身治疗，那么目前每月的剂量表是否已经是最佳的方案？地诺单抗对骨巨细胞瘤的影响是暂时的、长期的，还是可以完全控制的？这些问题仍然没有明确答案。

总的来说，地诺单抗是一种高效的和高特异性的RANKL拮抗剂，标志着对诸如骨巨细胞瘤等疾病的针对性转化研究取得的令人兴奋的范例。地诺单抗能够明确地阻断骨溶解，而且可能为几乎没有治疗选择的患者提供手术治疗的机会或长期稳定的病情控制。地诺单抗作为骨巨细胞瘤新治疗的进一步调查研究已经被批准。在不远的将来，地诺单抗可能成为不能切除的骨巨细胞瘤治疗的一种选择，或是可能严重致残的外科手术之外的另一种治疗。

三、其他全身辅助治疗

（一）干扰素

临床及实验研究均已证实，干扰素α具有抗肿瘤作用，并已应用于包括尤因肉瘤、骨肉瘤在内的多种恶性肿瘤的辅助治疗中，取得了良好的疗效。已有研究证实，干扰素α既可诱导肿瘤细胞分化、凋亡，又可通过抗血管生成的效应，抑制肿瘤血管的生成，达到治疗肿瘤的作用。

1999年，干扰素首次被报道用于治疗复发的下颌骨骨巨细胞瘤，取得了良好的效果。此后，干扰素还曾被用于局部侵袭的、无法手术切除的四肢骨巨细胞瘤。北京大学第三人民医院的Feng Wei等还使用干扰素治疗了已出现远处转移的两例复发的脊柱骨巨细胞瘤患者，随访发现原发病灶都得到明显控制，一名患者的肺转移病灶明显减少，另一名患者的直肠旁转移灶完全消失。两例患者在干扰素的使用过程中都没有出现严重的药物相关并发症。

（二）细胞毒性化疗药物

骨巨细胞瘤对大多数化疗药物并不敏感，由于双膦酸盐和地诺单抗的出现，细胞毒性化疗药物已不作为骨巨细胞瘤辅助治疗的主要方式。

四、结论

骨巨细胞瘤是一种交界性、局部侵袭性，但是罕见转移的肿瘤。治疗选择应当由一个包括了骨肿瘤领域专家、病理学家、影像科专家在内的多学科治疗小组决定，根据X线、MRI、组织病理学结果进行综合评估，制订手术及治疗计划，必要时应辅助以系统靶向治疗。

理想状态下，所有的患者应当接受病灶刮除加局部辅助治疗（苯酚、液氮、PMMA等），以保留关节和取得最理想的功能结果。同时，肿瘤复发的风险应当尽量降低，辅助系统靶向治疗可能降低复发的风险。目前来说，刮除加局部辅助治疗对于局限于骨骼或是伴有病理性骨折但可保留关节的患者是安全的。对于已出现软组织侵犯的骨巨细胞瘤，能否进行病灶内手术取决于软组织成分的侵犯程度。对于中轴骨部位的骨巨细胞瘤，能否进行病灶内手术取决于病灶周围的神经血管结构及软组织浸润范围。

在复发、恶变、转移风险较高的骨巨细胞瘤患者中（例如有较大骨皮质缺损，有较大软组织肿块，肿瘤位于椎体、骶骨或是骨盆，多发骨巨细胞瘤），单独依靠病灶内手术肿瘤复发率高，这些患者适合使用RANKL抑制剂或是双膦酸盐进行系统靶向治疗。地诺单抗的治疗效应与肿瘤对药物的反应相关。地诺单抗可以使部分患者免于致残手术，还可为部分原本无法切除的骨巨细胞瘤患者创造手术机会，以及帮助肿瘤较大的患者避免更大侵袭性的手术。但关于地诺单抗对于延缓或避免骨巨细胞瘤复发及转移的长期治疗结果，以及长期使用地诺单抗治疗骨巨细胞瘤的持续时间和用药剂量等均不明确，都需要更多的研究阐释。

中等剂量放疗（40～55 Gy）也可适当用于部分骨巨细胞瘤病例，包括不可切除的、复发的骨巨细胞瘤，手术可能严重致残的骨巨细胞瘤，无法使用地诺单抗或地诺单抗治疗无效的骨巨细胞瘤等。

总之，对于骨巨细胞瘤的治疗，笔者提出需要结合多学科综合来制定治疗方案，尤其对于高危骨巨细胞瘤的患者，多学科综合治疗应当与局部控制及最佳功能结果相优化。系统靶向治疗的治疗作用还需要进一步探讨研究。

（王志伟，李诚）

参考文献

[1] Niu X, Zhang Q, Hao L, et al. Giant cell tumor of the extremity: retrospective analysis of 621 Chinese patients from one institution[J]. J Bone Joint Surg Am, 2012, 94(5): 461–467.

[2] Branstetter DG, Nelson SD, Manivel JC, et al. Denosumab induces tumor reduction and bone formation in patients with giant-cell tumor of bone[J]. Clin Cancer Res, 2012, 18(16): 4415–4424.

[3] Chawla S, Henshaw R, Seeger L, et al. Safety and efficacy of denosumab for adults and skeletally mature adolescents with giant cell tumour of bone: interim analysis of an open-label, parallel-group, phase 2 study[J]. Lancet Oncol, 2013, 14(9): 901–908.

[4] Martin-Broto J, Cleeland CS, Glare PA, et al. Effects of denosumab on pain and analgesic use in giant cell tumor of bone: interim results from a phase Ⅱ study[J]. Acta Oncol, 2014, 53(9): 1173–1179.

[5] Lipton A, Fizazi K, Stopeck AT, et al. Superiority of denosumab to zoledronic acid for prevention of skeletal-related events: a combined analysis of 3 pivotal, randomised, phase 3 trials[J]. Eur J Cancer, 2012, 48(16): 3082–3892.

[6] Smith MR, Saad F, Coleman R, et al. Denosumab and bone-metastasis-free survival in men with castration-resistant prostate cancer: results of a phase 3, randomised, placebo-controlled trial[J]. Lancet, 2012, 379(9810): 39–46.

[7] Amelio JM, Rockberg J, Hernandez RK, et al. Population-based study of giant cell tumor of bone in Sweden (1983–2011)[J]. Cancer Epidemiol, 2016, 42: 82–89.

[8] 费菲.我国骨肿瘤循证临床诊疗指南2015最新解读（中）——来自第八届中国骨科医师年会(CAOS 2015)的声音[J].中国医药科学，2015，5(13): 4–8.

[9] Waikakul S, Asavamongkolkul A, Phimolsarnti R. Use of warm ringer's lactate solution in the management of locally advanced giant cell tumor of bone[J]. Int J Clin Oncol, 2016, 21(1): 177–185.

[10] Takesako H, Osaka E, Yoshida Y, et al. Secondary malignant giant cell tumor of bone due to malignant transformation 40 years after surgery without radiation therapy, presenting as fever of unknown origin: a case report[J]. J Med Case Rep, 2016, 10: 47.

[11] Yamagishi T, Kawashima H, Ogose A, et al. Disappearance of giant cells and presence of newly formed bone in the pulmonary metastasis of a sacral giant-cell tumor following denosumab treatment: a case report[J]. Oncol Lett, 2016, 11(1): 243–246.

[12] Sobti A, Agrawal P, Agarwala S, et al. Giant cell tumor of bone — an overview[J]. Arch Bone Jt Surg, 2016. 4(1): 2–9.

[13] Fraile NM, Toloi D, Kurimori CO, et al. Successful intravascular correction of intratumoral pseudoaneurysm by erosion of the aorta in a patient with thoracic giant cell tumor of bone responding to denosumab[J]. Case Rep Oncol Med, 2015: 626741.

[14] Baki ME, Güvercin Y, Yildiz M, et al. Giant cell tumor of the metacarpal bone in children: free osteoarticular metatarsal transfer: case report[J]. J Pediatr Orthop B, 2015, 24(1): 79–81.

[15] Wang T, Yin H, Wang J, et al. MicroRNA-106b inhibits osteoclastogenesis and osteolysis by targeting RANKL in giant cell tumor of bone[J]. Oncotarget, 2015, 6(22): 18980–18996.

[16] Ulas A, Bulent Akinci M, Silay K, et al. Denosumab: excellent response of metastatic giant cell tumor of the bone [J]. J BUON, 2015, 20(2): 666–667.

[17] Park MJ, Ganjoo KN, Ladd AL. Denosumab, a potential alternative to the surgical treatment of distal radius giant cell tumor of bone: case report [J]. J Hand Surg Am, 2015, 40(8): 1620–1624.

[18] Stadler N, Fingernagel T, Hofstaetter SG, et al. A recurrent giant cell tumor of bone treated with denosumab [J]. Clin Pract, 2015, 5(1): 697.

[19] Chan CM, Adler Z, Reith JD, et al. Risk factors for pulmonary metastases from giant cell tumor of bone [J]. J Bone Joint Surg Am, 2015, 97(5): 420–428.

[20] Wu PF, Tang JY, Li KH. RANK pathway in giant cell tumor of bone: pathogenesis and therapeutic aspects [J]. Tumour Biol, 2015, 36(2): 495–501.

[21] Skubitz KM. Giant cell tumor of bone: current treatment options [J]. Curr Treat Options Oncol, 2014, 15(3): 507–518.

[22] van der Heijden L, Dijkstra PD, van de Sande MA, et al. The clinical approach toward giant cell tumor of bone [J]. Oncologist, 2014, 19(5): 550–561.

[23] Amanatullah DF, Clark TR, Lopez MJ, et al. Giant cell tumor of bone [J]. Orthopedics, 2014, 37(2): 112–120.

[24] Cavanna L, Biasini C, Monfredo M, et al. Giant cell tumor of bone [J]. Oncologist, 2014, 19(11): 1207.

[25] Lewin J, Thomas D. Denosumab: a new treatment option for giant cell tumor of bone [J]. Drugs Today (Barc), 2013, 49(11): 693–700.

[26] Wei F, Liu X, Liu Z, et al. Interferon alfa-2b for recurrent and metastatic giant cell tumor of the spine: report of two cases [J]. Spine (Phila Pa 1976), 2010, 35(24): E1418–1422.

第七章

骨巨细胞瘤的恶变与转移

第一节　骨巨细胞瘤的恶变

在中国，骨巨细胞瘤占原发骨肿瘤的20%。在WHO骨肿瘤分类中，将骨巨细胞瘤描述为“一种侵袭性的潜在恶性病变”。虽然大部分病例中，骨巨细胞瘤呈现良性表现，但是，在少部分原发、多次复发、放疗后复发的骨巨细胞瘤中，肿瘤可以呈现类似肉瘤的恶性表现，如浸润性生长、骨皮质破坏等，这些肿瘤的组织病理学表现可以出现细胞异型、核异型、病理性核分裂等恶性肿瘤的表现。少部分骨巨细胞瘤甚至可以出现远处转移表现，危及患者生命。因此，加强对骨巨细胞瘤恶变的认识，在临床诊治过程中及时发现肿瘤恶变征象，采取合适的治疗，对于提高骨巨细胞瘤的治愈率和预后有着重要的意义。

一、巨细胞瘤恶变的定义及分类

（一）巨细胞瘤中的恶性肿瘤

在很长一段时间内，人们将在临床表现、影像学、组织学上呈现恶性表现的骨巨细胞瘤称作“恶性巨细胞瘤”，即“malignant giant cell tumor”。但是，“恶性巨细胞瘤”这一名称十分含糊，可以有许多不同的组织学意义。例如，富含巨细胞的恶性肿瘤（如骨肉瘤、恶性纤维组织细胞瘤）、转移的巨细胞瘤、局部复发且有侵袭性的巨细胞瘤、各种细胞间变级别的巨细胞瘤等，都可以称为“恶性巨细胞瘤”，从而造成了许多混乱。

Jaffe等曾尝试通过制定组织学分级系统解决这个问题（详见本书第二章“骨巨细胞瘤的病理分级”一节），但是这个分级系统对这些肿瘤的复发率、侵袭性及预后的预测有限。20世纪60—70年代，Hutter和Dahlin等尝试提出了“恶性巨细胞瘤”的新定义，即将其定义为：与巨细胞瘤共存，或在曾有过巨细胞瘤的位置出现的肉瘤。直到20世纪90年代末，Unni彻底摒弃了“恶性巨细胞瘤”这一名称，将其称为“巨细胞瘤中的恶性肿瘤”，即“malignancy in giant cell tumor”，并将其定义为肉瘤，而且还将其分为原发性和继发性两种。

（二）MGCT的分类

MGCT主要分为原发性和继发性两种。原发性MGCT是指在原发的巨细胞瘤中，存在典型的巨细胞瘤组织学特点，同时还存在高级别肉瘤成分。继发性MGCT是指发生在曾有过巨细胞瘤部位的肉瘤，也包括接受放疗后的巨细胞瘤出现肉瘤样变，以及在巨细胞瘤手术后于手术区域出现的肉瘤。MGCT中出现的肉瘤最多见的是骨肉瘤、恶性纤维组织细胞瘤和纤维肉瘤。原发性MGCT被认为是巨细胞瘤的去分化，我们通常理解的“巨细胞瘤恶变”似乎更倾向于继发性MGCT的定义。

许多调查研究都认为，原发性MGCT很少见，继发性MGCT相对多见。但是，也有学者提出，原发性MGCT的“少见”可能与其组织学特点和病理取材的方式有关。由于很多原发性MGCT中存在包含良性巨细胞的区域，如果活检或病理切片取自这些区域，则可能会忽略恶性成分的存在，导致患者被误诊为“良性巨细胞瘤”，从而接受相对保守的治疗。当肿瘤复发时，再次手术后病理发现了恶性细胞，这一部分肿瘤便被诊断为“继发性MGCT”，从而导致继发恶性GCT报告的病例数高于原发恶性GCT。

二、骨巨细胞瘤恶变相关的流行病学

由于骨巨细胞瘤恶变的发生率很低，目前大部分涉及流行病学的研究样本量又较少，因此研究的结果并不完全可靠。现在普遍认为的骨巨细胞瘤中，恶变的发生率在2%～9%。

关于骨巨细胞瘤恶变的总体发生率，目前最权威的数据来源于美国的Beebe-Dimmer和他的研究团队。他们收集了1975—2004年美国国家癌症协会的数据，调查范围涉及26%的美国人。研究显示，在美国，骨巨细胞瘤恶变的年发生率是1.6/1 000万。研究还发现，骨巨细胞瘤恶变在22～44岁年龄段最为多见，发生率为2.4/1 000万。骨巨细胞瘤恶变的发生率与性别、种族无关。

关于从诊断为骨巨细胞瘤，到发现骨巨细胞瘤恶变的时间间隔，由于各个研究的样本量都有限，且首次诊断时肿瘤的影像学分期、治疗方法、手术方式都不尽相同，因此所得的数据变化很大。目前普遍认为，骨巨细胞瘤恶变大部分发生于首次治疗后3年以上，至今已知最长的时间间隔是41年。另外，目前已证实放疗可以增加骨巨细胞瘤恶变的发生率；研究也发现，术后接受放疗的骨巨细胞瘤患者，从首次治疗到发生恶变的时间间隔会短于未接受放疗的患者。这些数据也提醒我们，在初次治疗后超过3年复发的骨巨细胞瘤，更可能出现恶变。恶变也可能发生于手术数十年之后，因此患者和医生都应保持警惕。

三、骨巨细胞瘤恶变的危险因素

骨巨细胞瘤的恶变可能是多种因素共同作用的结果。虽然目前对于骨巨细胞瘤恶变的发病机制和恶变原因还不完全清楚，但已存在许多已经明确的因素，可能增加骨巨细胞瘤恶变的风险。

（一）放疗

放疗是骨巨细胞瘤治疗的重要方法之一，许多患者也因此受益。但是，放疗引起的骨巨细胞瘤恶变也已得到证实。研究表明，对于术后复发的骨巨细胞瘤，接受过放疗的患者发生骨巨细胞瘤恶变的概率要远大于没有接受放疗的患者。这些接受过放疗的患者，从首次手术到发现肿瘤恶变的间隔时间也短于未接受放疗的患者。另外需要注意的是，放疗后的骨巨细胞瘤恶变，需要与辐射相关性肉瘤相鉴别。

（二）肿瘤反复复发

研究证实，随着骨巨细胞瘤术后复发次数增多，出现骨巨细胞瘤恶变的风险也相应增加。其原因可能是肿瘤释放的细胞因子及人体自身的调控，引起骨溶解、骨形成进程加快，增加了溶骨细胞和成骨细胞的生长分裂速度，使出现基因改变的概率增加，从而导致细胞的肿瘤基因激活，使细胞出现恶变。此外，由于病理性骨折可导致肿瘤直接侵犯相邻组织，增加了肿瘤的复发概率，且发生病理性骨折的患者往往肿瘤的Campanacci分级已较高，因此对于已出现病理性骨折的患者，在术后随访中更应注意提防肿瘤的恶变。

（三）p53基因改变

p53基因属于抑癌基因，但当其突变后不仅失去了原有基因正常的功能，还扩展出癌基因的功能，促进了肿瘤的产生及发展。许多研究发现，恶变后的骨巨细胞瘤p53存在点突变、过表达、杂合性丢失，提示p53可能在骨巨细胞瘤的恶变过程中发挥作用。Taketo Okubo等还发现，突变后的p53可能通过与谷胱甘肽过氧化物酶-1（GPX-1）作用，引起骨巨细胞瘤的恶变。GPX-1是一种抗氧化酶，参与氧化还原反应信号的转导，也是p53的一个靶点，目前被发现是骨巨细胞瘤局部复发和肺转移的潜在生物标记物。

（四）高的影像学分级

Campanacci分级（详见本书第四章第五节）是评价骨巨细胞瘤的侵袭性、术后复发率及预后的重要参考。目前研究表明，恶变后的骨巨细胞瘤往往Campanacci分级较高，Ⅲ级者可以达到一半。而CT、MRI等检查虽然常被用来评估肿瘤范围及明确是否存在软组织侵犯，但目前还没有发现能够提示骨巨细胞瘤恶变的特异性表现。

（五）肿瘤位置

虽然没有得到普遍的证实，但是有研究显示，位于股骨远端、胫骨近端、胫骨远端的骨巨细胞瘤恶变的风险要高于其他部位的骨巨细胞瘤，需要更密切地随访。

四、骨巨细胞瘤恶变的临床特点

（一）临床表现

恶变后的骨巨细胞瘤也以疼痛、肿胀为主要临床表现，和良性的骨巨细胞瘤相比并不具有特异性。有研究显示，位于股骨远端、胫骨近端、胫骨远端的骨巨细胞瘤更易出现恶变，但这些分布位置与良性骨巨细胞瘤的位置也类似。因此，判断骨巨细胞瘤是否存在恶变，需要结合组织学检查和影像学检查。但是，当临床症状出现加重，疼痛由间歇性转为持续性，或肿块短时间内迅速增大时，需考虑肿瘤恶变的可能。

（二）影像学特点

Campanacci依据骨巨细胞瘤的X线表现，将其分为三个级别，是评价骨巨细胞瘤的侵袭性、术后复发率及预后的重要参考。在临床观察中发现，虽然骨巨细胞瘤的良、恶性与Campanacci级别之间的关联并不密切，有时Campanacci 级别低的骨巨细胞瘤会在术后病理检查中被发现恶变，但是恶变后的骨巨细胞瘤往往Campanacci分级较高，Ⅲ级者可以达到一半。

原发性骨巨细胞瘤中恶性肿瘤的X线表现与典型骨巨细胞瘤的相似，呈肥皂泡样的囊肿样阴影，边界清楚，部分病例也可出现骨皮质缺损，与良性骨巨细胞瘤往往难以区分。继发性骨巨细胞瘤中的恶性肿瘤在X线片上则有更多的侵袭性表现，如骨皮质破坏、肿瘤边界不清、骨膜反应、更突出的硬化成分等(图7-1)。

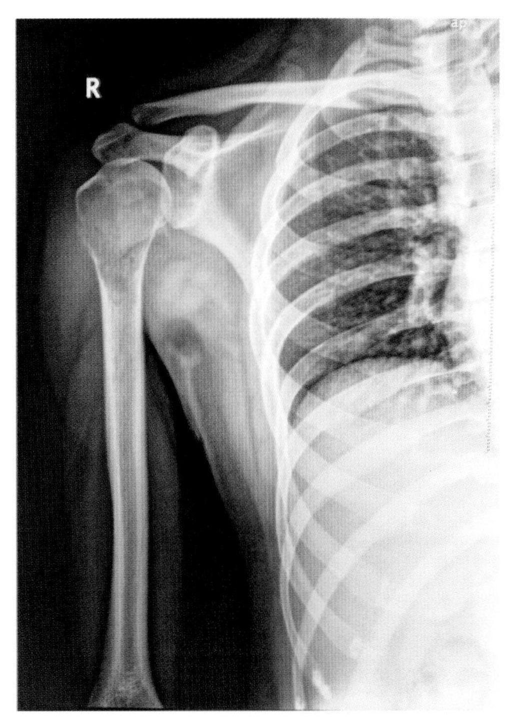

图7-1　男性，26岁，主因“右肩部酸痛、活动受限2周”就诊于上海长海医院。X线片提示右肱骨近端溶骨性改变，骨皮质破坏。术中冰冻病理示：右肱骨近端肉瘤，倾向骨肉瘤。随后行右肩肿瘤型肩关节假体置换术。术后病理为：右肱骨近端恶性骨巨细胞瘤

通过对比不同阶段的X线表现，往往也能为骨巨细胞瘤的恶变提供参考。如果出现骨质吸收、骨皮质破坏短时间内迅速增大，伴巨大软组织肿块、边界不清楚，则往往要小心肿瘤恶变的可能。

常规的CT、MRI检查虽然常被用来评估肿瘤范围及明确是否存在软组织侵犯，但与良性骨巨细胞瘤相比，恶变的骨巨细胞瘤常常没有特异性的特点。不过，根据上海瑞金医院的一项研究，利用动态对比增强MRI(DCMRI)，在注入造影剂后，通过计算肿瘤内的实时信号强度来评估血流，绘制肿瘤的时间-强度曲线。他们发现，继发性恶变的骨巨细胞瘤中，曲线在早期迅速上升，此后出现早期和急速的回落。而新发和复发的良性骨巨细胞瘤的曲线虽然也在早期迅速上升，但回落较为缓慢，这一发现为判定骨巨细胞瘤的继发恶变提供了新的方法。

（三）组织学特点

大体标本观察，原发性MGCT呈暗红色或褐色外观，质软，部分区域可有散在的类骨质；继发性MGCT则与肉瘤相同，呈鱼肉样，部分区域从灰红色到灰白色，是肿瘤内出血和纤维化的缘故。显微镜下观察，原发性和继发性MGCT可以发现具有异型性表现的细胞核，这是良性骨巨细胞瘤中所没有的。在原发性MGCT中，还可见到普通巨细胞瘤的区域，而且这种区域与明显异型的梭形细胞的肉瘤区域界限清楚；继发性MGCT则呈现典型的肉瘤表现，通常看不到残存的巨细胞成分。

诊断继发性的骨巨细胞瘤恶变，需建立在骨巨细胞瘤的诊断基础上。如果忽略病史，则可能误诊为富含巨细胞的肉瘤。此外，恶变后的骨巨细胞瘤中往往会出现骨肉瘤、纤维肉瘤、恶性纤维组织细胞瘤等肉瘤成分。在穿刺标本或冷冻切片时，由于标本的局限，如只取到典型巨细胞瘤区域，就可能误诊为良性骨巨细胞瘤；如仅取到梭形细胞区域，就可能忽略巨细胞瘤的诊断而误诊为肉瘤。因此，巨细胞瘤中恶性肿瘤的诊断需要对术后大体标本全面取材来进行诊断。

五、骨巨细胞瘤恶变后的治疗

一般来说，恶变后的骨巨细胞瘤应按照恶性骨肿瘤和高级别肉瘤的标准进行治疗，辅以双膦酸

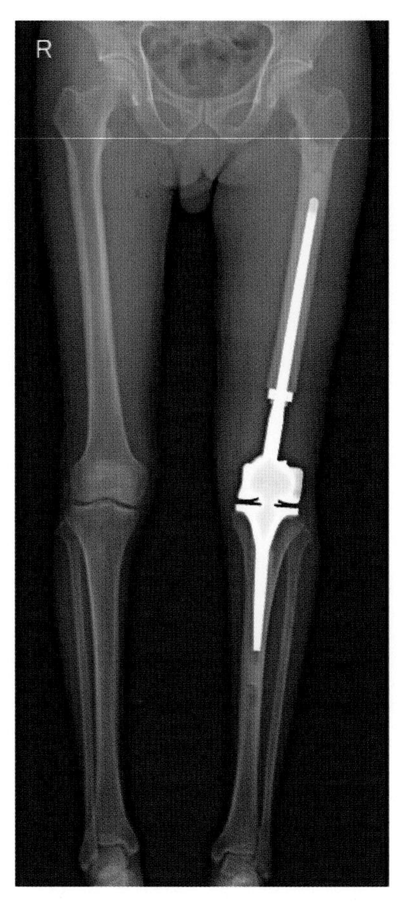

图7-2 肿瘤型人工关节假体，用于肿瘤瘤段切除后的关节重建

盐、RANKL抑制剂等骨巨细胞瘤的特有治疗。治疗方式包括手术切除、药物治疗、放化疗等。化疗对于恶变的骨巨细胞瘤效果不佳，目前没有公认的有效化疗药物；也有研究表明，化疗虽然可以增加患者的1年生存率，但5年生存率和单纯的手术治疗相比没有改善，因此不推荐对恶变的骨巨细胞瘤使用化疗。

（一）手术治疗

恶变后的骨巨细胞瘤治疗首选根治性手术。对于Campanacci Ⅲ级、骨质破坏广泛伴巨大软组织肿块的患者，应该对肿瘤进行节段性切除，牺牲关节和部分肢体功能换取对肿瘤的良好控制。位于肩关节、膝关节、髋关节恶变的骨巨细胞瘤，可在肿瘤瘤段切除后利用结构性同种异体骨、肿瘤型人工关节假体等进行功能重建（图7-2）。腕关节周围的骨巨细胞瘤恶变在广泛切除后，可以使用自体腓骨进行术后重建，能够最大限度地保留前臂功能和前臂外观。锁骨、尺骨远端和近端、腓骨中段的骨巨细胞瘤恶变，可将受累骨质完整切除，对功能没有明显的影响。

如果因为种种原因，患者不能或不愿接受瘤段切除手术，那么病灶内肿瘤刮除植骨术并非不可选择，但是术中需要采取辅助治疗，如石炭酸、过氧化氢、氯化锌、无水乙醇等，以灭活病灶内的残余细胞。即使如此，术后肿瘤复发的风险也仍非常高，并可能引起肿瘤的转移，影响预后。虽然有研究显示，对于恶变的骨巨细胞瘤，节段性切除手术和肿瘤病灶内刮除的局部复发率没有统计学差异，但病灶内肿瘤刮除植骨的手术方式并不推荐。

位于骶骨和脊柱的骨巨细胞瘤，具有独特的治疗挑战。进行全脊椎切除或是骶骨切除可能会导致严重的并发症，包括出血、感染、神经功能受损、大小便功能障碍、性功能障碍等。对于这些无法切除的骨巨细胞瘤，可以采用血管栓塞治疗。但是由于骨巨细胞瘤中总是存在血流重建，栓塞需要每隔1个月进行一次，直到疼痛显著缓解。之后当疼痛再次出现或影像学检查提示肿瘤复发时，再进行栓塞治疗。

（二）放疗

虽然放疗是骨巨细胞瘤恶变的危险因素之一，但放疗对于位于中轴骨等无法外科手术部位的骨巨细胞瘤，也能取得较好的疗效。运用现代技术和兆伏辐射可能有助于降低此前正电压照射的恶变率。对于除了骶骨以外的中轴骨骼的病变，在手术维持脊柱稳定性和前柱生物学后，使用减小剂量的照射（4.5周内45 Gy），假定只处理微小的残余肿瘤，将为患者提供最好的长期局部控制的机会。

（三）地诺单抗

地诺单抗以RANKL为靶点，抑制破骨细胞活性，使骨破坏减少，甚至使肿瘤缩小。在一项地诺单抗的Ⅱ期试验中，对于复发和不能切除的骨巨细胞瘤，接近90%的病例得到明显改善，接近85%的患者疼痛减轻、功能改善。提示地诺单抗对无法手术的患者是个良好的选择。

但是，部分患者可能在使用地诺单抗后出现严重的不良反应，甚至因此中断治疗。地诺单抗的严重副作用包括下颌骨坏死、低钙血症、低磷血症、严重感染、新发恶性肿瘤等。目前已有骨巨细胞瘤恶变后的患者在使用地诺单抗后出现病情恶化，以及良性骨巨细胞瘤患者在地诺单抗治疗期间发展为肉瘤的报道。现在还不能确认是地诺单抗治疗导致或促进了恶性肿瘤的发生发展，还是仅仅是个巧合。目前对于地诺单抗长期应用的经验还十分有限，需要进一步观察。

（四）双膦酸盐

双膦酸盐能够抑制破骨细胞引起的骨吸收，目前被广泛用于抑制溶骨类型的病灶，如骨质疏松症、佩吉特病和骨转移癌等。此外，双膦酸盐还能促进病灶中的骨形成。

临床应用表明，使用双膦酸盐治疗后，大部分骨巨细胞瘤患者的病情能得到稳定。对于不能手术的骶骨、骨盆的骨巨细胞瘤，使用双膦酸盐后肿瘤体积不再增加。但是，由于样本量有限，目前还没有针对双膦酸盐治疗恶变的骨巨细胞瘤的系统研究，因此双膦酸盐对恶变的骨巨细胞瘤的治疗作用还有待进一步观察。

六、骨巨细胞瘤恶变的预后

关于恶变后的骨巨细胞瘤的预后，由于样本量很少，随访时间也较短，目前还没有可靠的统计学研究。美国的Beebe-Dimmer和他的研究团队收集了1975—2004年美国国家癌症协会的数据，调查范围涉及26%的美国人。他们的研究显示，在美国，骨巨细胞瘤恶变后的5年生存率为84.2%，平均生存时间是11年11个月。老年人和首次诊断时肿瘤分期高的患者，死亡率相对较高。Anract等的研究则认为，对于恶变的骨巨细胞瘤，虽然外科手术结合化疗的1年生存率高于单纯手术治疗，但是5年生存率和生存曲线没有统计学差别。在散在的研究数据中，对于恶变的骨巨细胞瘤，5年无瘤生存率为50%～80%，5年生存率为30%～80%。接受过更积极或激进治疗（如截肢手术）的患者，可能能获得相对较高的生存率。

原发性和继发性骨巨细胞瘤恶变的预后目前也没有确切的大样本数据，但现在普遍认为，两者的预后都不佳，继发性骨巨细胞瘤中的恶性肿瘤，尤其是放疗后出现的恶性肿瘤，预后可能比原发性的更差。

第二节 骨巨细胞瘤的转移

骨巨细胞瘤属于交界性肿瘤。虽然在大部分患者中肿瘤呈良性表现，但是其具有局部复发倾向和侵袭性，在少数患者中可出现远处转移。骨巨细胞瘤的转移灶在组织学上与原发病灶相同，没有去分化的趋势，而且在大部分患者中的发展进程缓慢，许多发生肺转移的患者甚至可以在没有接受治疗的情况下长期无症状生存，具有和其他恶性肿瘤转移完全不同的特点。在本节中，将综合近期国内外的相关研究，对骨巨细胞瘤转移的发生、特点、治疗及预后进行相关阐述。

一、转移的发生率和发生时间

综合国内外的相关研究，骨巨细胞瘤的转移发生率为1%～9%。转移可以发生在没有恶变的骨巨细胞瘤，但恶变后的肿瘤和发生在脊柱的肿瘤转移发生率可能更高。从发现原发肿瘤到发现转移的间隔时间为2～3年，最长可达24年，但也有患者可能在发现原发肿瘤时便已查出存在肺转移。

骨巨细胞瘤转移的发生率很低，且转移灶常常发展缓慢，甚至在没有接受治疗的情况下能够长期维持大小和数量的稳定。因此有学者猜测，如果按照转移灶的自然进程，从肿瘤细胞在转移部位种植，到病灶发展至能够被CT或MRI发现，可能已经经过了数年的时间，这便导致了目前统计的骨巨细胞瘤转移的发生率和发生时间可能并不准确。

二、转移的部位

肺是骨巨细胞瘤最常见的转移部位。根据目前的文献，大约3%的骨巨细胞瘤可以出现肺转移。肺转移在首次诊断的骨巨细胞瘤中很罕见，但在骨巨细胞瘤复发的病例中相对多见。从原发病灶手术到出现肺转移的时间短则数月，长的可超过10年，但是大部分的肺转移出现在原发病灶初次手术治疗的3年内。

目前报道的骨巨细胞瘤的转移，还可发生于头皮、局部淋巴结（纵隔淋巴结、主动脉淋巴结）、乳腺、腹腔脏器、腹膜后区、其他骨与肌肉等。

三、转移的机制及危险因素

骨巨细胞瘤发生转移的机制仍然不明确。目前猜测可能有自限性良性过程的转化和血管转移两种机制。由于骨巨细胞瘤的肿瘤组织和肺组织均血运丰富，因此可能是肿瘤细胞破坏血管壁，通过血行转移到达肺。

骨巨细胞瘤转移的危险因素，目前各项研究结果并不一致。综合目前的文献，转移的风险可能与局部复发、原发肿瘤位置、肿瘤外科分级、治疗方法有关。有散在的研究表明：有局部复发的患者更容易出现肺转移，多次复发可增加肺转移发生的机会；原发于脊柱和桡骨远端的骨巨细胞瘤，转移发生率可能较高；接受病灶内刮除手术的患者，肺转移率高于广泛切除的患者；Campanacci Ⅲ级或有影像学上局部侵袭表现的肿瘤，转移率高。但也有研究显示，转移发生率与复发情况、肿瘤位置、治疗方法没有关系。

还有研究显示，一些基因的高表达、细胞因子和趋化因子可能也与骨巨细胞瘤的转移潜能有关。在有肺转移的患者中，RANK、RANKL、白介素-6、肿瘤坏死因子、SDF-1、单核细胞趋化蛋白、c-Fos、miR-136等过表达发生率更高。

据目前所知，转移与患者的年龄、性别、肿瘤的组织细胞学表现没有关系。

四、肺转移的临床表现及诊断

大部分骨巨细胞瘤的肺病灶没有症状。在少部分患者中，如果转移灶侵犯肺组织或肺血管，则可能出现咯血。极少一部分患者可能因转移灶较多，或转移灶体积较大，而出现肺功能异常。

在组织细胞学上，大部分肺转移灶组织学表现和原发部位的肿瘤相似，呈良性表现，没有不典型的核分裂象和异型性。

影像学上，肺转移瘤多见于双肺的外带及肺底部，表现为圆形或卵圆形、密度均匀的结节，边缘光滑。结节直径小者约0.5 cm，大者可达数厘米（图7-3）。部分结节与周围肺组织之间可有透亮带。放射性核素显像和PET-CT可能能够帮助早期发现骨巨细胞瘤的转移灶。

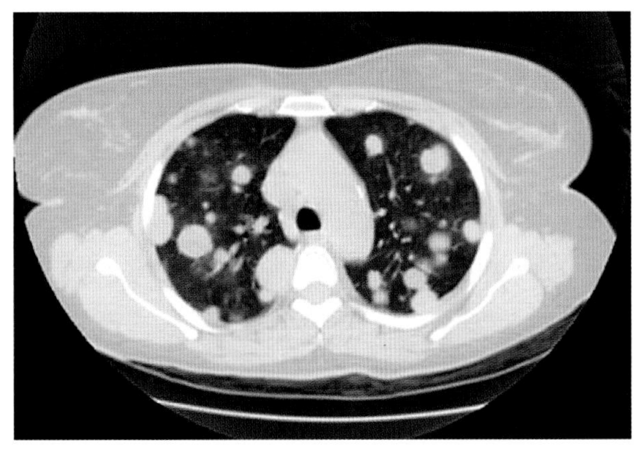

图7-3　CT显示骨巨细胞瘤多发肺转移灶，为圆形或卵圆形、密度均匀的结节，边缘光滑

五、转移灶的治疗及预后

在对已发生转移，主要是肺转移的骨巨细胞瘤预后所进行的研究显示，骨巨细胞瘤发生肺转移后的死亡率极低。即使不进行转移灶的治疗，大部分患者也能获得长期存活，甚至无症状存活。有学者报道了对一名骨巨细胞瘤肺转移的患者持续16年的随访，即使没有手术或针对性治疗，患者也没有出现肺部症状，影像学检查显示转移灶大小没有增加。

尽管根据目前的观察，骨巨细胞瘤的肺转移灶即使不经治疗，也能获得良好的长期预后和很高的生存率，但是大部分学者仍强调早期发现骨巨细胞瘤肺转移，并建议有条件的情况下尽量手术切除病灶，避免转移灶的进展及预防可能出现的肺功能异常。根据转移灶的位置和特点，可选的手术方式包括转移灶切除、肺楔形切除、肺叶切除等。

关于双膦酸盐和地诺单抗治疗肺转移病灶的研究显示，使用双膦酸盐和地诺单抗后，肺转移灶能够长期保持体积和数量上的稳定，甚至部分病灶出现了缩小。但是由于肺转移灶的自然进程非常缓慢，因此其治疗作用还难以评价。

因为骨巨细胞瘤肺转移后的总体预后是良好的，所以对无法手术切除的病灶是否要使用化疗，目前还存在争议。与骨肉瘤相比，骨巨细胞瘤的化疗敏感性差，选择药物范围较小，目前常用的化疗药物仍以阿霉素、异环磷酰胺等骨与软组织肿瘤常见的化疗药物为主。有研究显示，化疗可以延缓肺转移的进展速度，但是更多学者认为，对于不能手术切除的肺转移灶，使用化疗仅能减慢疾病发展速度，不能降低复发率和转移率，且化疗药物的毒性可能会增加患者的痛苦，甚至导致死亡。目前尚无较大规模的临床数据证实化疗对出现肺转移的骨巨细胞瘤患者的疗效，文献多为小样本研究或是个案报道，且更多地关注于化疗方案的有效性，没有明确生存期获益的报道。

放疗对骨巨细胞瘤肺转移的治疗作用也有限，并且有诱导骨巨细胞瘤恶变的风险，因此目前并不推荐使用放疗。

此外，也有研究者尝试使用抗血管生成药物［如贝伐珠单抗、重组人血管内皮抑素（恩度）等］、干扰素、类固醇治疗骨巨细胞瘤的肺转移灶，虽然取得了可喜的效果，但疗效还有待进一步观察。

对于骨巨细胞瘤的肺外转移，则更为罕见，都是个案报道，且多是在手术后通过病理才获得的明确诊断。个别患者在术后数年还出现了其他部位的新转移，但总体上预后都较好。

综上所述，就目前看来，骨巨细胞瘤患者即使出现转移，在接受及时和适当的外科切除后，也能取得良好的预后。但是由于骨巨细胞瘤转移的发生率很低，且转移灶的发展进程及生物学特性仍然不清楚，因此缺乏对转移后的骨巨细胞瘤的系统性研究。相信随着相关研究的继续开展及大样本研究结果的积累，对发生骨巨细胞瘤转移的患者的治疗方案能够更加规范和完善。

（刘畅，徐唯傑）

参考文献

[1] Beebe-Dimmer JL, Cetin K, Fryzek JP, et al. The epidemiology of malignant giant cell tumors of bone: an analysis of data from the Surveillance, Epidemiology and End Results Program (1975–2004)[J]. Rare Tumors, 2009, 1(2): E52.

[2] Gong L, Liu W, Sun X, et al. Histological and clinical characteristics of malignant giant cell tumor of bone[J]. Virchows Arch, 2012, 460(3): 327–334.

[3] Li J, Zhu Y, Wei Y. Fibrosarcoma development 15 years after curettage and bone grafting of giant cell tumor of bone[J]. Orthopedics, 2014, 37(5): E512–516.

[4] Chakarun CJ, Forrester DM, Gottsegen CJ, et al. Giant cell tumor of bone: review, mimics, and new developments in treatment[J]. Radiographics, 2013, 33(1): 197–211.

[5] Siddiqui MA, Seng C, Tan MH. Risk factors for recurrence of giant cell tumours of bone[J]. J Orthop Surg (Hong Kong), 2014, 22(1): 108–110.

[6] 宫丽华，孙晓淇，孟淑琴，等. 骨的恶性巨细胞瘤临床病理观察[J]. 中华病理学杂志，2009，38(5): 312–315.

[7] 唐顺，郭卫，杨荣利，等. 恶性骨巨细胞瘤的外科治疗及预后[J]. 中国矫形外科杂志，2015，23(5): 417–421.

[8] Puri A, Agarwal M. Treatment of giant cell tumor of bone: current concepts[J].Indian J Orthop, 2007, 41(2): 101–108.

[9] Okubo T, Saito T, Mitomi H, et al. p53 mutations may be involved in malignant transformation of giant cell tumor of bone through interaction with GPX1[J]. Virchows Arch, 2013, 463(1): 67–77.

[10] Saito T, Mitomi H, Suehara Y, et al. A case of de novo secondary malignant giant-cell tumor of bone with loss of heterozygosity of p53 gene that transformed within a short-term follow-up[J]. Pathol Res Pract, 2011, 207(10): 664–669.

[11] Kadowaki M, Yamamoto S, Uchio Y. Late malignant transformation of giant cell tumor of bone 41 years after primary surgery[J]. Orthopedics, 2012, 35(10): E1566–1570.

[12] Chen L, Ding XY, Wang CS, et al. Triple-phase dynamic MRI: a new clue to predict malignant transformation of giant cell tumor of bone[J]. Eur J Radiol, 2014, 83(2): 354–359.

[13] Balke M, Campanacci L, Gebert C,et al. Bisphosphonate treatment of aggressive primary, recurrent and metastatic giant cell tumour of bone[J]. BMC Cancer, 2010, 10: 462.

[14] Aponte-Tinao LA, Piuzzi NS, Roitman P, et al. A high-grade sarcoma arising in a patient with recurrent benign giant cell tumor of the proximal tibia while receiving treatment with denosumab[J]. Clin Orthop Relat Res, 2015, 473(9): 3050–3055.

[15] Wojcik J, Rosenberg AE, Bredella MA, et al. Denosumab-treated giant cell tumor of bone exhibits morphologic overlap with malignant giant cell tumor of bone[J]. Am J Surg Pathol, 2016, 40(1): 72–80.

[16] Skubitz KM. Giant cell tumor of bone: current treatment options[J]. Curr Treat Options Oncol, 2014, 15(3): 507–518.

[17] Domovitov SV, Healey JH. Primary malignant giant-cell tumor of bone has high survival rate[J]. Ann Surg Oncol, 2010, 17(3): 694–701.

[18] Muheremu A, Niu X. Pulmonary metastasis of giant cell tumor of bones[J]. World J Surg Oncol, 2014, 12: 261.

[19] Niu X, Zhang Q, Hao L,et al. Giant cell tumor of the extremity: retrospective analysis of 621 Chinese patients from one institution[J]. J Bone Joint Surg Am, 2012, 94(5): 461–467.

[20] 黄真，牛晓辉. 骨巨细胞瘤肺转移的化疗现状[J]. 中国骨肿瘤骨病，2011，10(4): 412–415.

[21] Deng Z, Ding Y, Yang F, et al. Metachronous multicentric giant cell tumor of bone with retroperitoneal metastasis [J]. Chin Med J (Engl), 2014, 127(14): 2713-2715.
[22] Alacacioğlu A, Bengi G, Oztop I,et al. Metastasis of giant cell tumor to the breast: case report and review of the literature[J]. Tumori, 2006, 92(4): 351-353.
[23] Connell D, Munk PL, Lee MJ, et al. Giant cell tumor of bone with selective metastases to mediastinal lymph nodes [J]. Skeletal Radiol, 1998, 27(6): 341-345.
[24] Notarianni C, Abreo F, Nanda A. Cranial vault metastasis of giant cell tumor[J]. Ann Diagn Pathol, 2008, 12(4): 286-289.
[25] Tyler W, Barrett T, Frassica F, et al. Skin metastasis from conventional giant cell tumor of bone: conceptual significance[J]. Skeletal Radiol, 2002, 31(3): 166-170.
[26] Miller IJ, Blank A, Yin SM, et al. A case of recurrent giant cell tumor of bone with malignant transformation and benign pulmonary metastases[J]. Diagn Pathol, 2010, 5: 62.
[27] Viswanathan S, Jambhekar NA. Metastatic giant cell tumor of bone: are there associated factors and best treatment modalities?[J]. Clin Orthop Relat Res, 2010, 468(3): 827-833.

第八章

骨巨细胞瘤的围手术期护理

一、概述

骨巨细胞瘤是一种由增殖性单核细胞和破骨细胞样多核巨细胞构成的具有局部复发倾向的侵袭性原发良性肿瘤，由于其可以出现远隔(肺)转移，因此也被认为是中间性或低度恶性肿瘤。它的标准治疗方法是肿瘤的刮除，用小块含有皮质和松质骨的自体髂骨填充刮除肿瘤后遗留的空腔。但这种刮除植骨的方法局部复发率可高达40%～60%。目前理想的治疗方法应是采用刮除的外科方法加辅助治疗，从而达到边缘或广泛切除的目的，既降低了肿瘤的复发率，又极大限度地保留了肢体的功能。而积极有效的术前术后护理，能预防并发症的发生，促进疾病痊愈。

二、护理措施

(一) 术前护理

1. 心理护理

骨巨细胞瘤复发率高，患者对于保肢手术能否成功心存顾虑，同时也担心治疗费用，因此术前应加强心理护理，主动与患者及家属交流，耐心细致地疏导患者，与患者建立良好的护患关系，了解其心理状态。根据患者的病情、文化、职业、经济情况采取有针对性的方式告知患者和家属手术的目的、愈合情况等，消除患者的疑虑，增强手术治疗信心。

(1) 愤怒的患者：面对这种患者，护士可能会失去耐心，被患者的过激言辞或行为激怒，或者尽量回避。当患者知道自己患了严重的疾病，感受到了身心的痛苦，便以愤怒来发泄自己的害怕、悲哀、焦虑和不安全感。此时，护士沟通的重点是对患者的愤怒做出正面反应，视患者的愤怒、生气为一种健康的适应反应，不要对患者采取任何个人攻击性或指责性行为，尽量为患者提供发泄的机会，让患者表达及宣泄自己的焦虑及其他情绪，应用倾听技巧了解患者的感受及愤怒的原因，对患者所遇到的困难及问题及时做出理解性的反应，并及时满足患者的需要，减轻患者的愤怒情绪，使其身心恢复平衡。

(2) 不合作的患者：此类患者表现为不遵守医院的各项制度，护患之间可能会发生矛盾，有时会使护士感到沮丧。此时护士应主动与患者沟通，了解患者不合作的原因，从而根据具体情况进行健康教育、辅导和指导，使患者更好地面对现实，以取得患者的同感和合作。

(3) 悲哀的患者：骨巨细胞瘤患者，尤其是女性，会担心术后患肢残疾，认为自己失去了女性的美感，并担心失去吸引力而被丈夫抛弃，从而心理上受到较大打击，会产生巨大的失落感，出现沮丧、多疑、哀伤等悲哀反应。在行为上表现为哭泣或退缩，愿意有一个自己喜欢的人留在身边。护士应鼓励患者及时表达自己的悲哀，应用沟通中的鼓励发泄、倾听、沉默、移情等技巧对患者表示理解、关心及支持，尽可能陪伴患者，使其及时度过心情悲哀的阶段，恢复平衡。

（4）抑郁的患者：此类患者一般在被诊断为骨巨细胞瘤或截肢后出现抑郁反应，患者表现为对任何事情都不感兴趣，说话慢，反应慢，面无表情，注意力不集中等。护士应根据具体条件设计一些满足患者刺激需要的活动，例如，可在病房装饰一些卡片、鲜花等，营造一些新鲜的感觉，以减少患者的抑郁情绪；采用音乐疗法，可培养患者乐观的情绪及积极的生活态度。另外，与患者沟通时应以亲切和蔼的态度简短地向患者提问，及时对患者的需要做出反应，使患者感受到护士的关心及重视。

（5）患者角色强化的患者：这是患者角色适应中的一种变态现象。即当一名患者慢慢康复时，其却仍安于患者角色，产生退缩和依赖心理，表现为依赖性增强、害怕出院、害怕离开医务人员、对正常生活缺乏信心等。护士应经常与患者沟通，了解其感情及情绪的变化并给予适当的帮助，使其在心理上达到新的平衡；向患者提供有关康复患者的事例，或向其讲述身残志坚人物的故事，提高患者的意志力，并在护理中注意锻炼其自理能力，使其尽可能地参与到自己的治疗及护理中，尽量达到最大限度的自理，以恢复患者的价值及希望，逐渐走出患者的角色。

2. 术前检查

传统的X线片及MRI增强是骨巨细胞瘤诊断最重要的影像手段，可以提供其局部分期，评价全身治疗的反应及检测局部复发。

（1）X线检查：对于明确肿瘤性质、种类、范围及决定治疗方针都能提供有价值的资料，是骨肿瘤重要的检查方法。

（2）断层影像学检查：对于发生在骨盆、脊柱等部位的肿瘤，普通X线片不能很好地显示时，CT扫描、B超、MRI、ECT等新型显像技术可以帮助判明肿瘤的部位和范围，同位素骨扫描可以在普通X线尚未有阳性改变时即显示出原发、继发性骨肿瘤的存在。

（3）数字减影血管造影术（digital subtraction angiography, DSA）：数字减影血管造影术是X线电视系统与计算机减影技术结合的新的检查方法，它能除去血管外结构，显示单一的血管影像，大大提高了血管造影的图像清晰度和疾病的诊断率。用于骨肿瘤检查，不仅可提高骨肿瘤的诊断准确性，更重要的是为骨肿瘤介入治疗提供了方便途径，同时也可为疗效判断提供依据。术后护理要点包括常规禁食6小时，检测生命体征；观察穿刺部位有无渗血，并观察皮肤颜色、温度情况；沙袋压迫6小时，患肢制动24小时；观察足背动脉搏动情况；观察神志、瞳孔、语言、运动和感觉情况；给予患者心理指导。

（4）组织学检查：肿瘤最终诊断的完成有赖于组织学检查，通常经活检术来获取组织标本。

3. 术前护理准备

针对骨巨细胞瘤患者的术前护理准备包括：① 配合医师做好各项检查，注意观察生命体征，确定瘤体的大小范围，观察其有无转移，如有异常及时报告医师。② 术前禁食8小时，禁水4小时。③ 办好用血手续，做好用血准备工作。④ 做抗生素过敏试验，预防性地使用抗生素。⑤ 完善术前各项检查，并告知患者手术的目的，以取得患者的配合。⑥ 做好个人卫生工作，准备好术后用品等。⑦ 手术前一晚为患者提供安静的休息环境，必要时给予地西泮（安定）10 mg 口服，以保证充足的睡眠。

（二）术后护理

1. 一般护理

术后的一般护理包括：

（1）严密监测患者的生命体征，做到发现病情变化随时处理。

（2）保持各种导管通畅，注意引流液的性质和量。

（3）保持切口敷料清洁干燥，有污染立即更换。

2. 保肢术后患者的护理

指导并协助患者取舒适卧位，绝对卧床休息，尽量避免搬动。同时，避免患肢内外旋转而导致病理性骨折，造成手术失败；抬高患肢30°，以促进血液循环。保持足尖向上，肢体外旋时间过久，会发生腓总神经损伤，造成足下垂。观察患侧肢端血循环，包括趾、皮肤的颜色、温度、动脉搏动、肢体肿胀程度、运动能力、皮肤知觉及疼痛的程度，以及伤口渗血情况。

3. 截肢术后患者的护理

除一般护理外，床头备止血带，防止动脉结扎线脱落而引起大出血。术后残端用沙袋压迫止血。伤口拆线后，可练习拍打肢体，以便假肢的安装。

4. 心理护理

术后患者由于疼痛、舒适度等原因情绪极不稳定，此时应加强与患者的思想交流，更加细心、耐心地护理患者，告知其成功的案例，帮助其积极康复。

5. 并发症护理

（1）出血：主要表现为伤口敷料出现大面积渗血，患者出现皮肤苍白、脉搏快而弱、血压下降、烦躁不安等。护理措施如下：① 严密观察患者的生命体征及伤口渗血情况。② 遵医嘱补充血容量，如输入胶体、血制品等。③ 及时更换敷料。

（2）感染：主要表现为伤口发红、肿胀、皮温高、局部疼痛明显、体温升高。护理措施如下：① 保持引流管通畅，防止导管扭曲、受压、脱落。② 严格无菌操作。③ 密切观察伤口敷料情况，保持伤口的清洁干燥，如有渗血、渗液或污染，立即汇报医师更换。④ 鼓励患者加强营养支持，改善营养状况，增强抵抗力。⑤ 观察全身症状，包括体温、血常规等。

（3）深静脉血栓：主要表现为患肢肢体肿胀、疼痛、血液循环障碍。护理措施如下：① 术后麻醉消失后，即进行患肢股四头肌运动和踝泵运动。② 术后观察下肢血运、肿胀、疼痛情况。③ 术侧肢体垫软枕抬高，鼓励多饮水、多运动，一旦发生深静脉血栓，应予患肢制动，禁止抬高患肢、热敷和按摩。

（三）康复功能锻炼

1. 早期功能锻炼

早期功能锻炼的目的在于通过早期活动，可减少褥疮、肺炎、静脉血栓等并发症的发生，并可以促进肠蠕动，预防便秘。主要包括：

（1）鼓励协助床上的秋千拉手抬臂，促进肠蠕动恢复。

（2）练习做扩胸、深呼吸运动，另外雾化吸入后拍背，将痰液咳出，以预防肺部并发症。

（3）肢体进行功能锻炼，防止静脉血栓的形成，包括：① 踝部屈伸运动，每10次为1组，每天完成5～10组。② 股四头肌等长收缩运动，每10次为1组，每天完成5～10组，循序渐进。③ 直腿抬高，每5～10个为1组，每天3～5组。

2. 支具使用

引流管拔掉后，可使用支具帮助患者固定和锻炼。告知患者支具的调节方法，患者根据需要自行调节活动角度。

3. 负重训练

由于骨骼完整性减少（病理性骨折，大的开窗或是邻近关节），开始的6～12周只允许部分负重。在切除及人工关节假体重建后，根据情况决定负重时间。在使用助步器时，一般健侧先迈出，上楼时健侧先上，下楼时患侧先下。

（傅利勤，朱小霞）

参考文献

[1] 田昕，张玉莲，郭丰，等. 个性化心理护理对股骨近端骨肿瘤患者髋关节置换术后疗效及情绪的影响[J]. 中国肿瘤临床与康复，2016(7): 877-879.

[2] 付成叶，刘春宁，赵守美. 护理干预对人工关节假体治疗膝关节周围骨肿瘤患者的应用效果[J]. 中国肿瘤临床与康复，2016(7): 880-882.

[3] 贾艳，叶桂华. 膝关节周围骨巨细胞瘤行肿瘤假体置换的围术期护理[J]. 实用临床医药杂志，2014, 18(14): 113-115.

[4] 王美千，任俊. 骨肿瘤患者手术前后的护理干预[J]. 包头医学院学报，2013, 29(6): 93-95.

[5] 徐保秀，张丽. 恶性骨肿瘤患者的心理干预[J]. 吉林医学，2013, 34(33): 7030-7031.

[6] Granda-Cameron C, Hanlon AL, Lynch MP, et al. Experience of newly diagnosed patients with sarcoma receiving chemotherapy[J]. Oncol Nurs Forum, 2011, 38(2): 160-169.

[7] Demiralp M, Hatipoglu S, Iyigun E, et al. Living with a malignant musculoskeletal tumor: experiences of family caregivers[J]. Orthop Nurs, 2010, 29(2): 86-91.

[8] Pearson M. Caring for children and adolescents with osteosarcoma: a nursing perspective[J]. Cancer Treat Res, 2009, 152: 385-394.

[9] 罗志萍，陈玉叶，毛守英. 骨巨细胞瘤动脉栓塞化疗术的护理[J]. 现代中西医结合杂志，2008, 17(18): 2890-2891.

[10] Anderson P, Salazar-Abshire M. Improving outcomes in difficult bone cancers using multimodality therapy, including radiation: physician and nursing perspectives[J]. Curr Oncol Rep, 2006, 8(6): 415-422.

第九章
总结与展望

一、骨巨细胞瘤病因学

骨巨细胞瘤疾病发生发展的确切机制尚未完全阐明，目前多数研究认为，RANK信号通路的异常激活是其致病的主要因素。在骨巨细胞瘤中，RANKL与骨保护素比值严重失调导致骨吸收急速加剧，破坏了骨形成与骨吸收的正常动态平衡，从而出现了骨巨细胞瘤以溶骨性破坏为主的特征性表现。

针对这一病理过程，临床上应用RANK受体抑制剂阻断了骨吸收相关信号转导，大大减少了骨巨细胞瘤的局部复发率，特别是对于难以手术切除的骨巨细胞瘤，使用该类药物能够显著控制局部病灶，抑制疾病进展。

然而，笔者同样发现，临床上出现了长期使用地诺单抗后骨巨细胞瘤突然快速复发及迅速进展的情况。一方面，地诺单抗仍然属于该领域的新型药物，对于其具体应用的持续时间尚无指南规范，其长期有效性及不良反应还不可知。另一方面，对于使用该药物的患者，尚无易于监测的血液指标用于判断其有效性。此外，是否存在独立于RANK信号通路异常之外的致病因素，这是我们需要进一步探索的问题，部分患者如果出现了地诺单抗无效或是耐药的情况，那么一旦疾病迅速进展，面临的可能就只剩下截肢了。

究其原因，骨巨细胞瘤当前还是未能真正对因治疗，其发病机制尚未能完全阐明。因此，寻求骨巨细胞瘤深层次的致病机制，对于进一步改善骨巨细胞瘤患者预后具有重要意义。

骨巨细胞瘤的发生与发展是一个多基因多阶段的过程，基因表达的差异性分析为进一步研究骨巨细胞瘤的病理生理过程提供了有力的技术手段。

近年来，人们针对骨巨细胞瘤患者进行了各种形式分子生物学的研究，包括基因表达的筛选、分子通路的测定等。有人针对复发的骨巨细胞瘤组织进行高通量筛选分析，发现了20种表达上调的基因及12种表达下调的基因。此外，还有研究通过基因表达差异性分析发现，KTN1、NEB、ROCK1和ZAK等表达量与正常骨组织相比具有显著差异，这些研究均为探索骨巨细胞瘤基因层面的分子机制提供了尝试。

此外，基因突变也在骨巨细胞瘤发病中发挥重要作用。目前该类研究较少，p53及ICDH突变被认为是关键因素。

总之，目前距离阐明骨巨细胞瘤发病机制仍然相距甚远，探索的深度与广度远远不够。未来，对骨巨细胞瘤的研究，病因学仍然会是一个重点及难点。

二、骨巨细胞瘤基因转染治疗

基因转染技术将特定的遗传信息传递到真核细胞中，这种技术不但革新了生物学和医学中许多基本问题的研究，也推动了诊断和治疗方面的分子技术发展，并使基因治疗成为可能。基因转染已广泛用于基因的结构和功能分析、基因表达与调控、基因治疗与转基因动物等研究。

在基因转染技术以骨髓基质细胞为对象的研究成熟后，有许多报道将该技术运用于难治或是转移性肿瘤，如通过基因转染抑制肠癌、肺癌等。

考虑到基因层面的分子生物学行为真正意义上决定了骨巨细胞瘤的发生发展，利用基因转染技术治疗骨巨细胞瘤将是未来应用的重要方向。目前，基因转染技术已经在许多疾病的治疗中得到探索及尝试，但是在骨巨细胞瘤中研究报道较少，其中较为重要的原因就是很难将DNA转录到哺乳动物的干细胞中——对于这一难题，已经有科学家利用电穿孔技术取得了突破，并成功将TWIST基因转染到骨巨细胞瘤干细胞样细胞中。但是如果没有稳定的载体，骨巨细胞瘤会抵抗大多数瞬时基因转染。

总而言之，骨巨细胞瘤的基因治疗尚处于起步及探索阶段，有待进一步进行研究及尝试。

三、骨巨细胞瘤的免疫治疗

目前，骨巨细胞瘤的治疗仍以手术切除为主，手术后的辅助治疗成了骨肿瘤医师研究和关注的热点。

近年来的研究已表明，双膦酸盐药物能促使基质细胞和多核巨细胞的凋亡，抑制骨破坏，大大降低了骨巨细胞瘤的局部复发率。此外，靶向治疗药物地诺单抗是一种RANKL单克隆抗体，能够选择性地阻断RANKL，进而抑制破骨细胞分化、激活和存活，对骨巨细胞瘤的控制率及治疗耐受性均表现良好，是一种新型的辅助治疗方法。

但是，针对骨巨细胞瘤的肿瘤免疫治疗，尚有待进一步研究。肿瘤免疫治疗被认为是近几年来癌症治疗领域最成功的方法之一，在《科学》杂志2013年十大科学突破中位居首位，有望成为继手术、化疗、放疗、靶向治疗后肿瘤治疗领域的一场革新。近几年，肿瘤免疫治疗已在一些肿瘤类型，如黑色素瘤、非小细胞肺癌等的治疗中展示出了强大的抗肿瘤活性，并已有肿瘤免疫治疗药物获得美国FDA批准临床应用。它是应用免疫学原理和方法，提高肿瘤细胞的免疫原性和对效应细胞杀伤的敏感性，激发和增强机体抗肿瘤免疫应答，并应用免疫细胞和效应分子输注宿主体内，协同机体免疫系统杀伤肿瘤、抑制肿瘤生长。

肿瘤免疫治疗主要分为两种：细胞免疫治疗和免疫检查点抑制剂治疗。细胞免疫治疗：把患者体内的免疫细胞拿到体外进行改造，让这些细胞具备对癌细胞更有效、更精准的免疫能力，改造后的免疫细胞回输到患者体内后，它们会定向消灭癌细胞。免疫检查点抑制剂：通俗地说，免疫细胞会产生抑制自身的蛋白小分子。肿瘤细胞利用这种机制，抑制免疫细胞，从人体免疫系统中逃脱存活下来。免疫检查点抑制剂类药物可解除这种抑制作用，让免疫细胞重新激活工作，消灭癌细胞。

目前，对于不可切除的骨巨细胞瘤或是转移性的骨巨细胞瘤，往往仅能借助于放疗、双膦酸盐等，治疗方法仍然有限。由于免疫疗法旨在增强机体正常免疫系统对抗肿瘤的能力，对健康组织的副作用小，因此，有望成为具有远大前景的辅助治疗方法，为减少骨巨细胞瘤复发、改善不可切除及转移性骨巨细胞瘤的预后提供重要帮助。

未来，人们可以通过细胞学及分子生物学的实验对骨巨细胞瘤的肿瘤免疫治疗领域开展研究。一方面，通过寻找骨巨细胞瘤的肿瘤免疫检查点，进一步揭示骨巨细胞瘤免疫逃逸的分子机制，从而进一步开发适用于骨巨细胞瘤的免疫检查点抑制剂；另一方面，体外培养免疫细胞，使得对于骨巨细胞瘤能够产生定向杀灭作用。

总之，肿瘤免疫治疗有望成为继双膦酸盐及地诺单抗之外，骨巨细胞瘤又一突破性的辅助治疗手段，在未来发挥至关重要的作用。

四、3D打印技术与骨巨细胞瘤

3D打印在骨巨细胞瘤的产业方向中主要包括快速成型及快速制造。

（一）快速成型与术前规划

由于局部复发率较高，对于骨巨细胞瘤的手术治疗，往往需要足够的外科安全边界，术前准备及手术规划便显得尤其重要。对于某些特殊部位的骨巨细胞瘤，比如骨盆的骨巨细胞瘤，通过计算机辅助3D打印技术设计截骨导板能够使得手术过程简单化、精确化，通过术前在模型上预操作，模拟手术过程，可减少术中风险及意外的发生。此外，对于邻近神经、血管或重要脏器的骨巨细胞瘤，3D打印模型能够帮助更加立体地直接观察骨巨细胞瘤与周围神经、血管及脏器关系，减少误伤及术中出血，缩短手术时间。

（二）快速制造与定制假体

骨巨细胞瘤在手术刮除或瘤段切除后往往遗留较大的骨缺损，如何对骨缺损进行修复一直是骨肿瘤外科探讨的热点及难点。对于骨巨细胞瘤进行病灶刮除的病例，往往使用植骨材料填补骨缺损再加上内固定或外固定即可。而对于瘤段切除涉及肢体关节周围或是特殊部位（如髋臼部位）的骨巨细胞瘤，填补骨缺损需考虑部位重建。目前重建方式主要可分为生物重建及假体重建，然而，由于个体特征的差异，内植入物与受体的匹配度往往难以令人满意。

个体化治疗则能极大地改进植入物与受区的匹配，避免常规假体造成的术中调试困难，使得术者无须再削足适履。以骨盆骨巨细胞瘤切除与重建为例，当前使用3D打印及计算机辅助设计制造的人工半骨盆假体已经能够根据术前设计的切除范围与切除后残存的骨盆良好地匹配重建，借助术前CT扫描三维重建，有效实现解剖匹配度，恢复生物力学环境。然而，重建后仍然要面临脱位、感染、使用寿命等问题。

新一代3D打印一体成型技术大大缩短了各部件的加工时间，将假体加工一体成型，减少多个部件组合造成的磨损，增加组织相容性，目前已取得较好的临床应用效果。

（三）生物3D打印技术

生物学重建从长远预后来说往往仍然优于假体重建，将3D打印与组织工程技术相结合将成为未来3D打印技术应用于骨巨细胞瘤手术治疗的重要手段。

生物打印本质上是利用打印技术来制造复杂的支架结构，即通过体外培养组织细胞，将不同的细胞堆积在指定位置提供支撑基质或者支架，并通过细胞因子控制生物学行为。真正意义上的生物打印目前尚无法实现临床应用，尽管生物打印的真正临床应用仍有距离，但尝试个体化支架的打印具有较好的临床前景。Ciocca等利用打印技术制造个体化羟基磷灰石支架来替代羊下颌骨髁，取得了较好的实验效果。

可以想象，利用生物3D打印技术获得与骨缺损部位相匹配的生物支架将具有极大的临床应用价值。一方面，利用3D打印生物支架，可以获得良好的生物学重建，有望使得患者假体获得长期生存，肢体功能取得更大改善；另一方面，通过在生物支架上植入某些细胞因子或是药物，对于控制局部复发、改善预后将起到巨大的帮助作用。

因此，生物3D打印技术有望成为手术治疗骨巨细胞瘤的重要新兴技术，在未来大大改善骨巨细胞瘤手术效果及预后。

五、骨巨细胞瘤的术中局部处理

骨巨细胞瘤目前最常用的手术方式依然是刮除植骨内固定术，然而由于术后仍然存在较高的复发率，人们一直在想方设法寻找通过局部处理灭活来降低其复发率的办法。

对于术区的局部处理，目前广泛使用的灭活方法包括高速磨钻技术、微波消融技术、液氮冷冻技术、骨水泥填充、苯酚、氯化锌、过氧化氢及无水乙醇等。我科目前常用的灭活方式结合了高速磨钻、过氧化氢及无水乙醇灭活，在处理瘤壁上，同时使用电刀喷凝局部灼烧高温灭活。其中，由于骨巨细胞瘤膨胀性及溶骨性生长的特性，往往残余瘤壁已经很薄，使用高速磨钻处理局部具有一定局限性，存在将残存的瘤壁磨穿的风险，影响后续植骨等操作。使用苯酚，则相对毒性较大，周围组织的保护显得格外重要。骨水泥填充的不良反应发生率为13%～25%，包括骨水泥渗漏、骨性关节炎、应力性骨折等。亦有学者认为，膝关节周围骨巨细胞瘤刮除后填充骨水泥会增加关节软骨损伤，加剧软骨退变。

总之，骨巨细胞瘤术中的局部处理仍然有待更安全有效的治疗方式与手段。

考虑到骨巨细胞瘤肿瘤细胞具有类似于破骨细胞的生物学特性，在进行局部肿瘤灭活的同时，或是在进行后续植骨的过程中，加入抑制破骨细胞的生物学制剂或类似药物，对于控制局部复发不失为可供研究的治疗方式。例如，在植骨材料中混入可进行局部使用的双膦酸盐或是类似药物，并能够缓慢释放，这样对于控制局部复发将具有重要意义。

六、骨巨细胞瘤的化疗

对于骨巨细胞瘤的化疗，一直存在许多争议。一方面，化疗的不良反应较大；另一方面，骨巨细胞瘤增殖概率不高，大部分处于非增殖状态，对化疗敏感性不佳，疗效往往不令人满意。接受化疗的患者发生感染、骨不愈合、骨折的概率亦明显增加。对于骨巨细胞瘤肺转移，化疗也未能提供可靠的治疗效果。

但是，随着对骨巨细胞瘤研究的日益加深，人们通过体外细胞学实验，证明了多柔比星（阿霉素）、顺铂、甲氨蝶呤等化疗药物的敏感性。部分骨肿瘤医师对于局部应用化疗药物进行了尝试，事实也证明，在瘤腔内局部给药能够迅速达到较高的药物浓度，且并不增加毒副反应，降低了骨巨细胞瘤的局部复发率。因此，选择合适适应证的骨巨细胞瘤，使用局部化疗是具有一定临床应用价值的。

然而，全身化疗在骨巨细胞瘤中的应用目前仍然没有得到显著发展，特别是化疗药物的开发和选择方面，仍有待进一步研究。一方面，可继续进行体外细胞及动物实验，进一步验证局部及全身化疗在骨巨细胞瘤中的可行性及有效性；另一方面，研发新型化疗药物，探索实验方案，从而为进一步降低骨巨细胞瘤的复发及转移带来新的可行手段。

此外，使用化疗的患者人群选择需严格把握适应证，权衡利弊，同时进行长期和大样本的研究随访，进一步阐明化疗的临床应用价值。

（乔苏迟，王志伟）

附　录

附录一　肿瘤假体简介

肿瘤假体主要用于修复因骨恶性肿瘤瘤段切除、复杂骨折、关节置换术后假体周围溶解等原因引起的常规方法难以修复的大量骨质缺损，以重建肢体和关节的功能。随着骨科材料技术的进步，目前肿瘤假体的设计正愈发先进和成熟。对于骨肿瘤患者，肿瘤型假体主要适用于肿瘤根治性切除后的肢体重建，已使大量原本需要截肢的患者获得了保肢的机会。

目前用于重建髋关节、膝关节的肿瘤假体已十分成熟，能够替代关节的大部分功能。用于重建肩关节、肘关节的肿瘤假体也正在不断完善。本节对骨肿瘤治疗中常用的肿瘤假体进行介绍。

一、肿瘤假体的注意事项

对于骨肿瘤患者，选择肿瘤假体需要注意以下方面。

（1）肿瘤范围必须可控。肿瘤切除需要取得足够的安全边界，尤其适用于肿瘤没有完全突破皮质、没有出现病理性骨折的患者。

（2）手术前必须通过活检明确肿瘤的性质、病理类型，根据肿瘤类型选择合适的手术方案。

（3）术前须有肿瘤所在骨的全长X线片（如胫骨全长X线片、股骨全长X线片、肱骨全长X线片等）。一方面明确肿瘤范围，确定截骨长度；另一方面，需要测量用于假体固定的髓腔直径和长度，确保假体能够顺利放入髓腔并取得牢固的固定。例如，假体在股骨髓腔内的固定范围应该不少于170 mm；假体在胫骨髓腔内的固定范围应该不少于150 mm。

（4）术中需准备消毒量尺，按照术前测量距离和术中情况，测量截骨长度。

二、肿瘤假体的禁忌证

不是所有肿瘤都能通过局部切除得到根治，因此并非所有患者均适合肿瘤假体治疗。任何可能导致肿瘤局部复发或远处转移的情况都属于肿瘤假体的使用禁忌，包括：

（1）病理性骨折的骨肿瘤，尤其是恶性骨肿瘤。

（2）存在明确的局部感染或可能引起血行传播的其他部位感染。

（3）活检切口选择不当，导致如果行肿瘤假体置换，活检切口无法获得切除。

(4) 肿瘤进展迅速,侵犯软组织甚至突破肌间隔,导致无法获得足够的安全边界,必须行截肢手术。

(5) 瘤段切除后没有足够的残余骨量能够提供假体的稳定压配。

除了以上的绝对禁忌证,还有一部分因素可能增加肿瘤假体置换失败的风险,包括:

(1) 不能合作,或有精神异常不能配合术后康复锻炼的患者。

(2) 严重的骨质疏松。

(3) 可能影响骨质形成或导致骨质过度吸收的代谢紊乱。

(4) 因神经损伤,肢体肌力下降。

(5) 关节因其他原因已融合,或活动明显障碍的患者。

三、常用的肿瘤假体介绍

(一) 股骨近端缺损型肿瘤假体

主要适用于股骨近端肿瘤、粗隆间粉碎性骨折或由于翻修等其他原因造成的股骨近端骨缺损。一般股骨近端假体在股骨大粗隆与小粗隆位置均预留肌腱缝合孔和附着点,用于术后髋关节周围肌肉止点的固定,最大限度地恢复髋关节功能。假体远端往往可同时搭配垫圈等组件,用于调节肢体长度(附图1-1、附图1-2)。

(二) 股骨远端缺损型肿瘤假体

用于修复股骨远端骨肿瘤切除后遗留的骨质缺损,并重建膝关节功能。多为限制型假体,常包括股骨、胫骨平台和垫片三个部分,并常配备可选垫圈,方便调节肢体长度(附图1-3、附图1-4)。

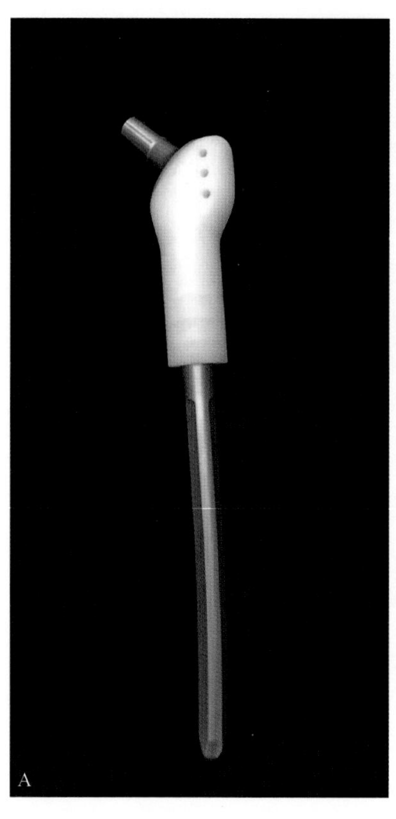

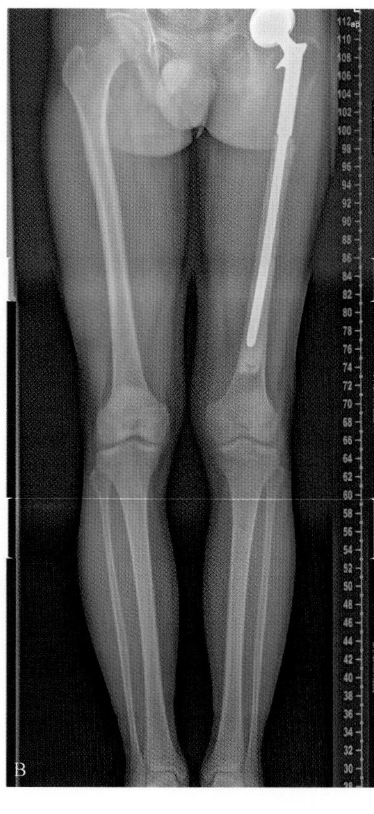

附图1-1 LINK SP Ⅱ系列股骨近端缺损型肿瘤假体,可用于范围为70～160 mm的股骨近端缺损

A. 股骨假体柄外观; B. 术后X线片表现

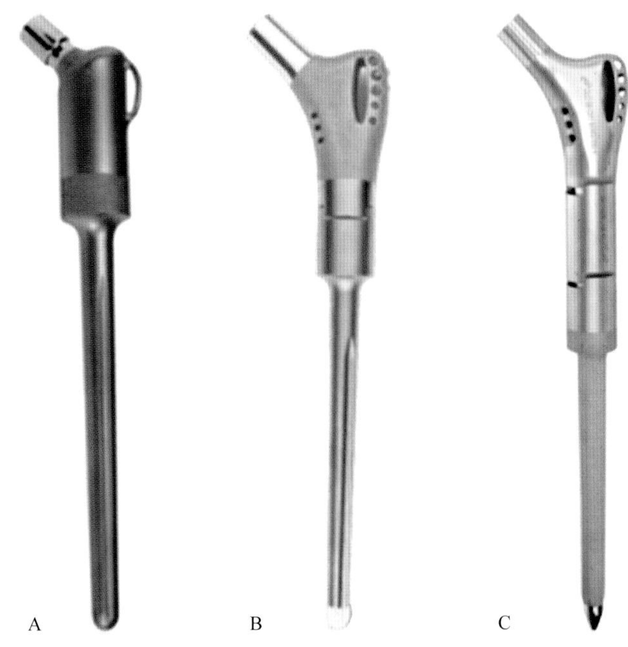

附图1-2 中国春立股骨近端缺损型肿瘤假体，包括股骨Ⅰ型(A)、股骨Ⅱ型(B)和股骨组配型(C)

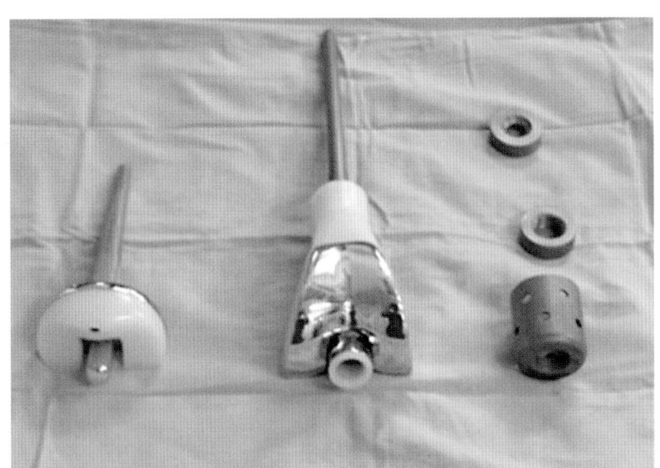

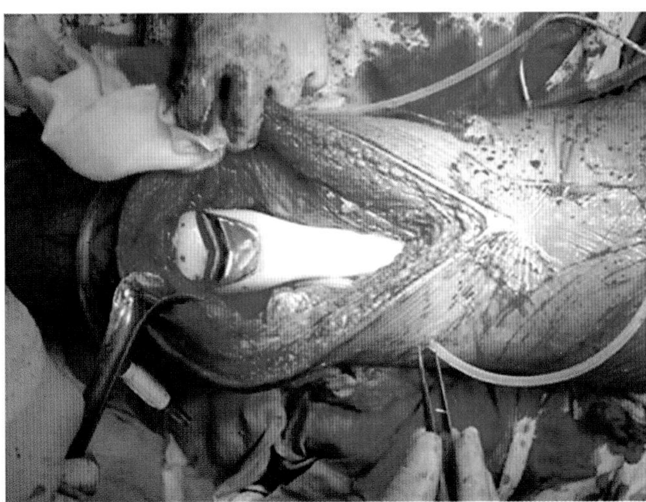

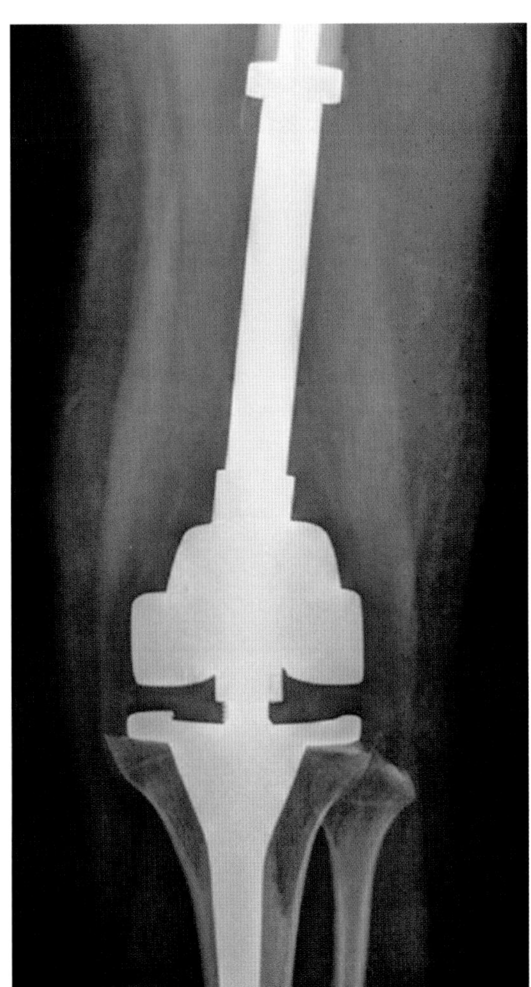

附图1-3 LINK公司股骨远端缺损型肿瘤假体。假体材质为钴铬钼合金和超高分子聚乙烯

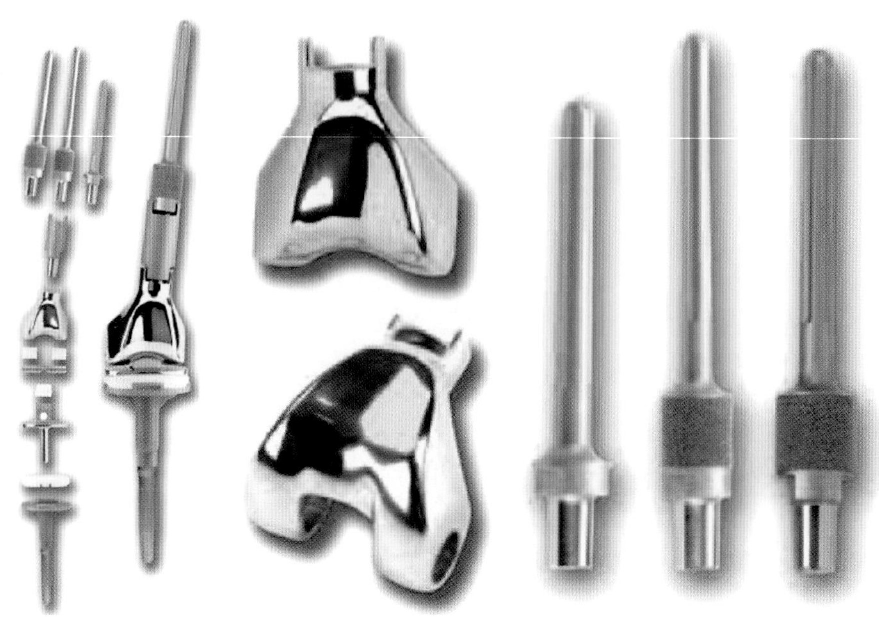

附图 1-4　Stryker公司GMRS™股骨远端缺损型肿瘤假体，采用组配式设计，包括模块化的旋转铰链(modular rotating hinge, MRH)胫骨旋转组件、套管、轮轴和缓冲器，使之与胫骨基板无缝集成

（三）全股骨肿瘤假体

用于股骨完全缺失时的肢体重建。假体包括髋臼、人工股骨和人工膝关节三个部分，同时重建髋关节和膝关节功能。有特殊需要的患者(如尚在生长发育期的青少年等)，部分厂家还可提供定制的可延长式假体(附图1-5)。

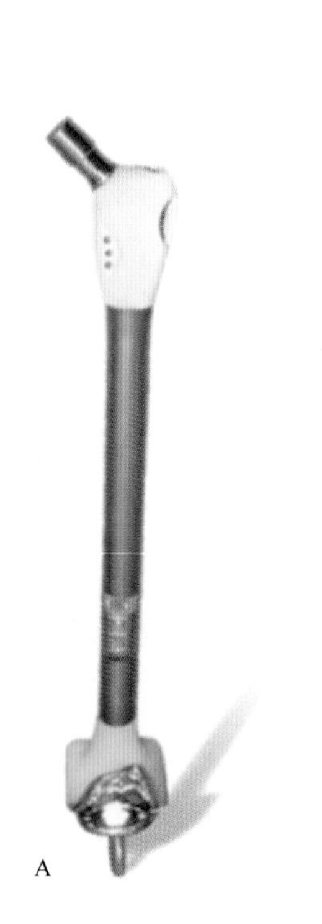

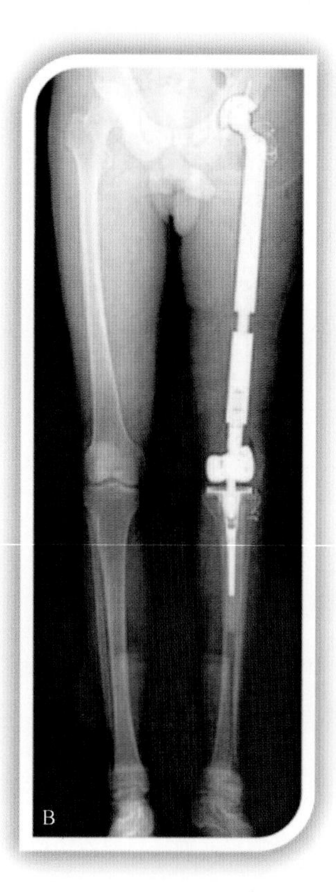

附图 1-5　**国产全股骨假体**

A. 假体股骨部分外观；B. 术后X线片表现

（四）胫骨近端假体

用于修复胫骨近端骨肿瘤切除后遗留的骨质缺损，并重建膝关节功能。常为限制型假体，包括胫骨、股骨髁和垫片三个部分，并常配备可选垫圈，方便调节肢体长度。在胫骨近端组件的前方或侧面也常有定位孔，供髌腱及软组织重新固定（附图1-6～附图1-9）。

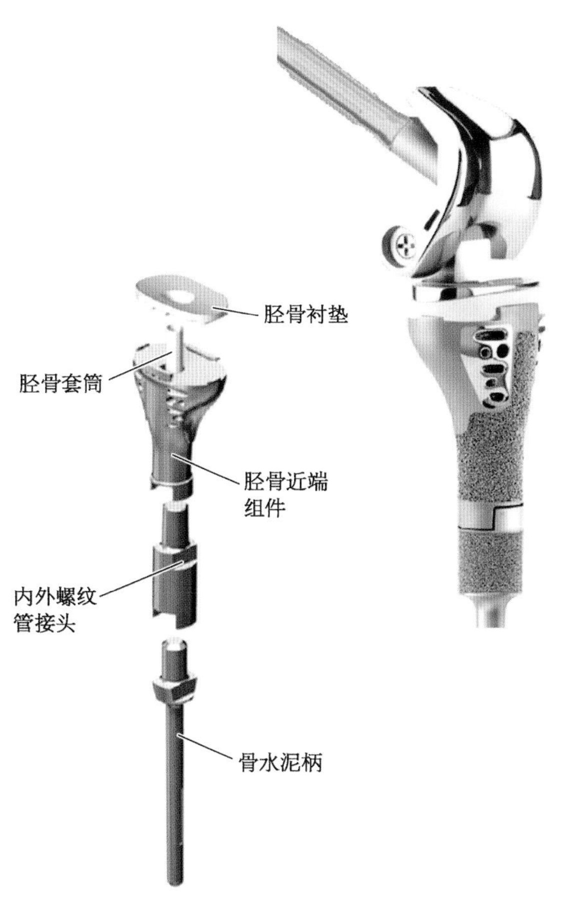

附图1-6 Stryker公司组配式胫骨近端缺损型肿瘤假体。包括胫骨近端组件、胫骨衬垫、胫骨套筒、内衬螺纹管接头和主干。胫骨近端组件在前方和侧面有定位孔，供软组织重新固定

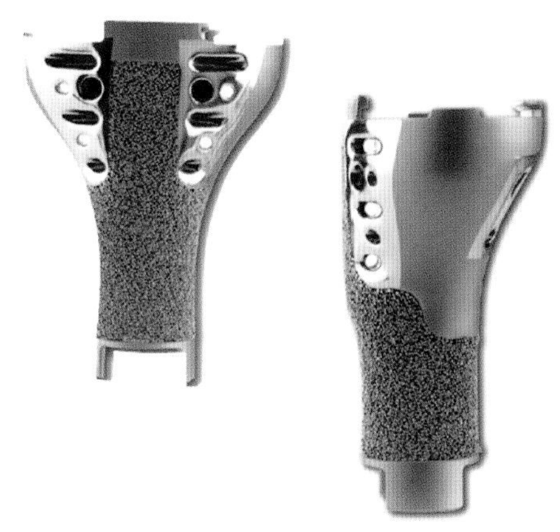

附图1-7 Stryker公司组配式胫骨近端缺损型肿瘤假体。胫骨近端组件在前方和侧面有定位孔，供软组织重新固定

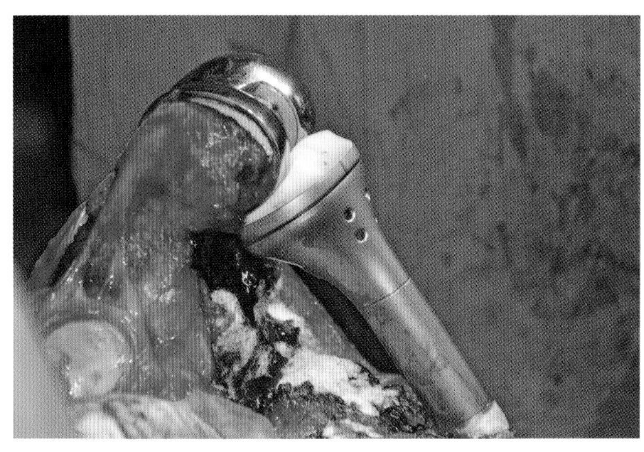

附图1-8 LINK公司胫骨近端缺损型肿瘤假体。在胫骨近端替代骨质缺损的部分是钛合金，目的是为髌腱重建创造条件

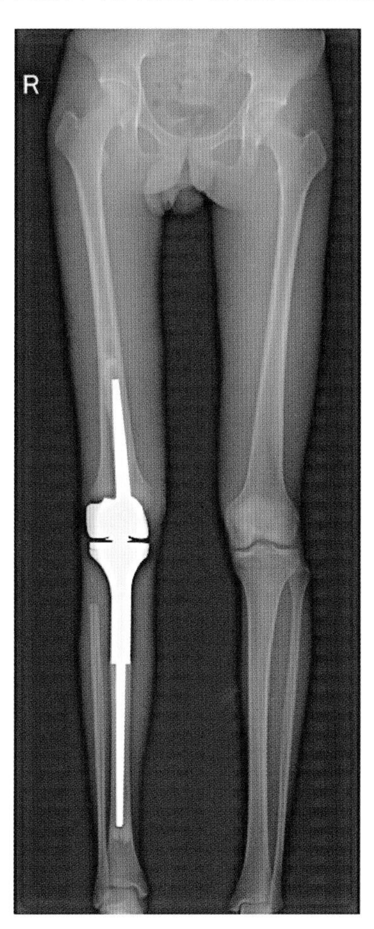

附图1-9 LINK公司胫骨近端缺损型肿瘤假体的术后X线片表现

（五）可延长式膝关节假体

对于青少年等骨骼没有完全发育成形的骨肿瘤患者，部分公司还提供可延长式假体，通过保留骨骺使患肢还可以继续生长，或在生长过程中出现患肢不等长时以很小的损伤把患肢延长（附图1–10）。

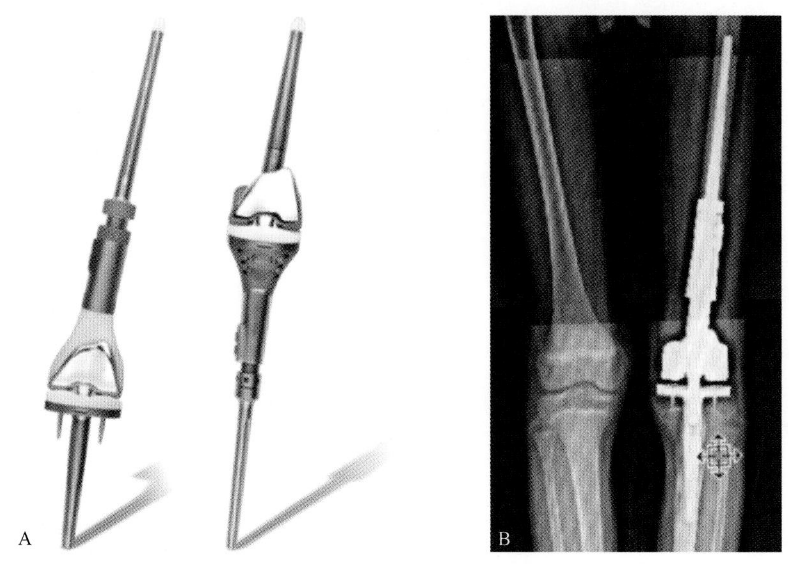

附图1–10　国产可延长式膝关节肿瘤假体

A. 假体外观；B. 假体术后X线片

（六）肩关节周围的肿瘤假体

主要用于肩关节周围肿瘤切除后出现的骨缺损。根据修复部位和修复方式的不同，可分为肿瘤型肩关节假体、倒置肩关节假体、全肱骨假体、肩胛骨关节假体、倒置肩胛骨关节假体等（附图1–11～附图1–15）。由于肩关节结构复杂，肩关节肿瘤假体置换术后的功能可能仍不是很好。

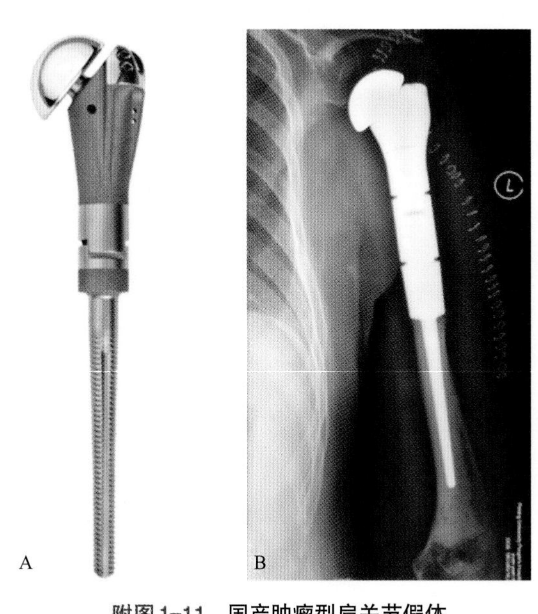

附图1–11　国产肿瘤型肩关节假体

A. 假体外观；B. 假体术后X线片

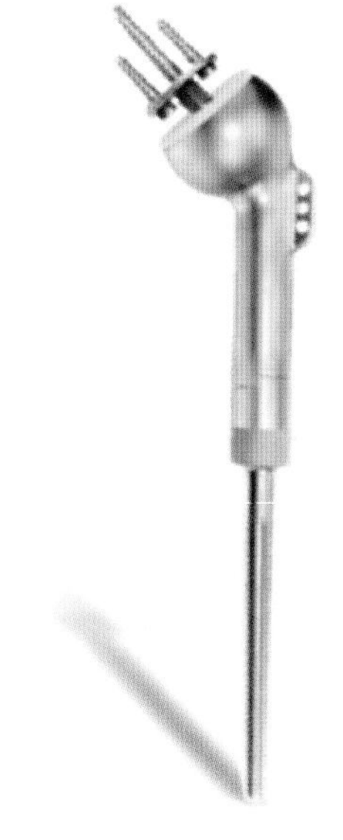

附图1–12　国产倒置肩关节假体

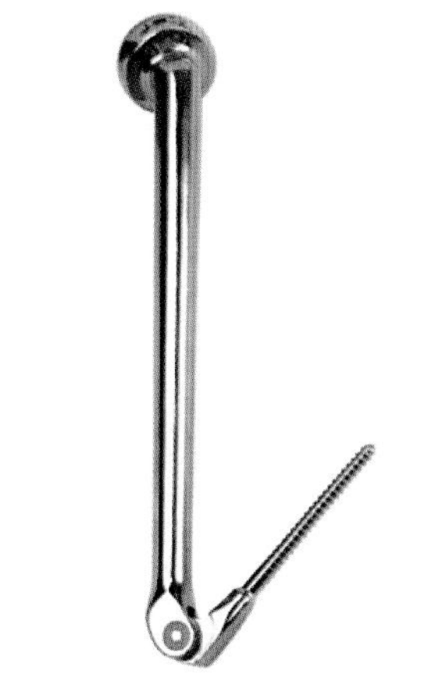

附图 1-13　国产全肱骨置换假体

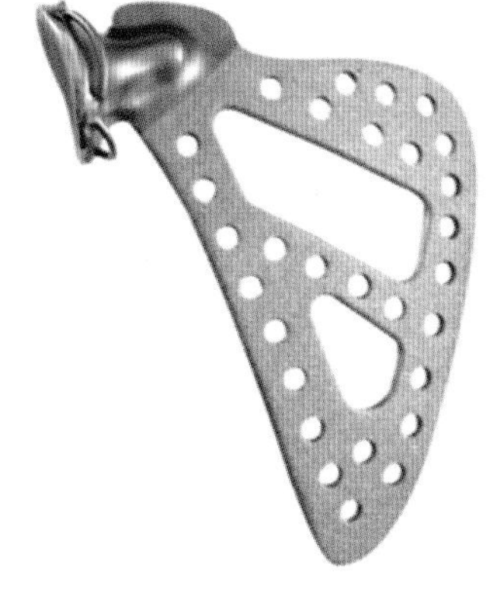

附图 1-14　国产肩胛骨关节假体

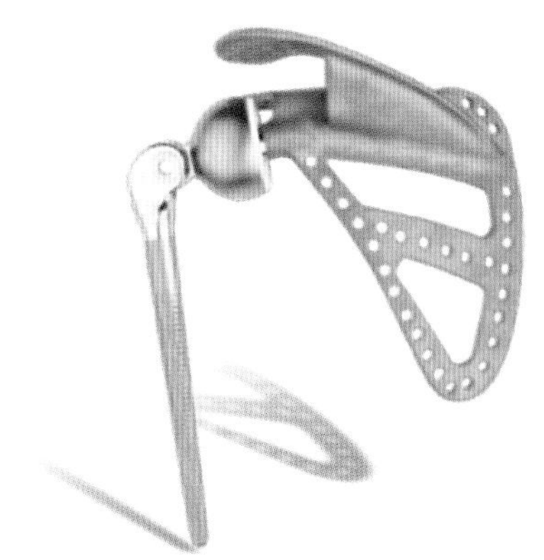

附图 1-15　国产倒置肩胛骨关节假体

（七）肘关节肿瘤假体

多为肱骨截骨肘关节肿瘤假体，可根据需要进行定制（附图 1-16）。

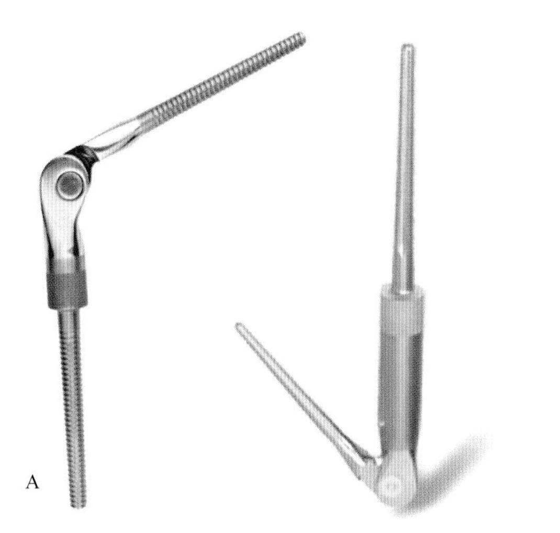

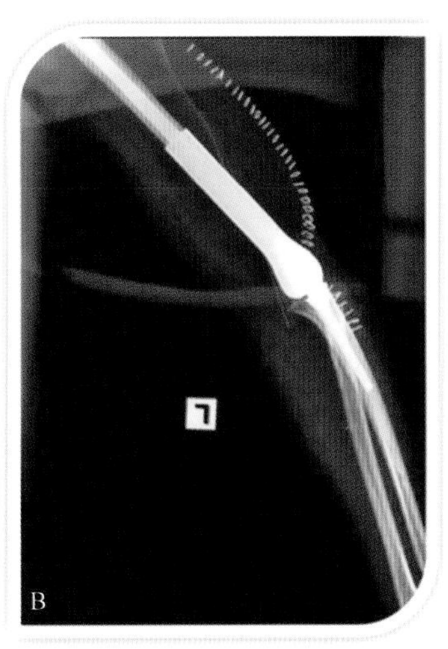

附图 1-16　国产肱骨截骨肘关节肿瘤假体

A. 假体外观；B. 假体术后X线片

（李诚，吾不力·阿扎提）

附录二　常用的植骨材料简介

肿瘤刮除后的骨重建是骨巨细胞瘤手术治疗的重要环节，关系到患者术后的康复过程，选择适当的植骨材料是获得良好骨愈合和降低肿瘤复发风险的重要条件。目前临床应用的植骨材料包括自体骨、同种异体骨、骨形成蛋白（BMP），以及各种类型人工合成的骨移植替代材料。不同的植骨材料均有各自的优、缺点，需要根据实际情况进行选用。此外，对于骨巨细胞瘤，使用骨水泥填充骨缺损也是一种可行的方法。本节对常用的植骨材料进行简介。

一、理想骨移植材料的特性

理想骨移植材料应具备的特性应该包括：

1. 良好的组织相容性

植骨材料需要与组织具有良好的组织相容性，避免出现免疫排斥反应，影响骨质生长或伤口的愈合。

2. 生物降解性

植骨材料在体内需要在合适的时间内被完全降解，最终被骨组织替代。如果植骨材料降解过快，就可能遗留空洞，造成新的骨缺损，使植骨区域强度下降，增加骨折的风险。如果植骨材料降解过慢，则可能阻碍新骨的生长。此外，植骨材料降解后的物质需尽可能地避免影响局部微环境，影响骨的生长。

3. 骨传导性和骨诱导性

骨移植材料需要为血管的长入和新骨的形成提供支架。此外，理想的骨移植材料还应该能够刺激植骨区周围的间充质干细胞向成软骨细胞或成骨细胞分化，促进新骨形成。

4. 足够的强度

植骨材料需要具备足够的强度，一方面防止术后的病理性骨折；另一方面，还能够充当新骨形成的支架。

5. 易于操作使用

但是目前为止，临床常用的植骨材料均未完全满足以上所有要求。随着材料学的进步，以及组织工程、基因工程技术的发展，相信将来能够研发出更好的植骨材料，为骨缺损的修复提供更好的选择。

二、骨巨细胞瘤常用的填充材料

（一）自体骨

自体骨移植，指的是从患者体内另一个部位获得新鲜骨组织，并将其移植到骨缺损处（附图2-1）。由于骨组织来自患者自身，因此不会出现排异反应。此外，自体骨本身含有的成骨细胞，可以释放生长因子和其他促进骨质生长的生物介质，具有骨诱导性。同时，植入后的自体骨还可以刺激间充质细胞分化为成骨细胞，加速新分化的成骨细胞的成骨作用，从而促进骨的生长愈合。正因为自体骨具有良好的骨传导性、骨诱导性和成骨能力，且不会引起免疫排斥，故目前被认为是骨移植的“金标准”。

自体骨移植包括自体松质骨移植和自体皮质骨移植。自体松质骨一般取材于患者自身的髂骨翼处。自体松质骨移植的优点包括：① 松质骨内含有骨髓中的成骨性细胞，成骨能力优于自体皮质骨。② 自体松质骨的多孔结构，利于营养物质播散及微血管吻合重建，因此其血管化过程和愈合过程都比皮质骨快。③ 自体松质骨具有一定的抗感染能力。自体皮质骨一般取材于患者自身的腓骨、肋骨、髂骨或者脊柱手术时切除的脊柱附件。皮质骨移植又可以分为带血管蒂和不带血管蒂的皮质骨移植。自体皮质骨的骨诱导和骨传导能力弱，但其上存活的成骨细胞能提供一定的成骨能力。自体皮质骨的优点在于其强度较高，在植骨早期能为植骨区提供良好的力学支撑。随着显微外科技术

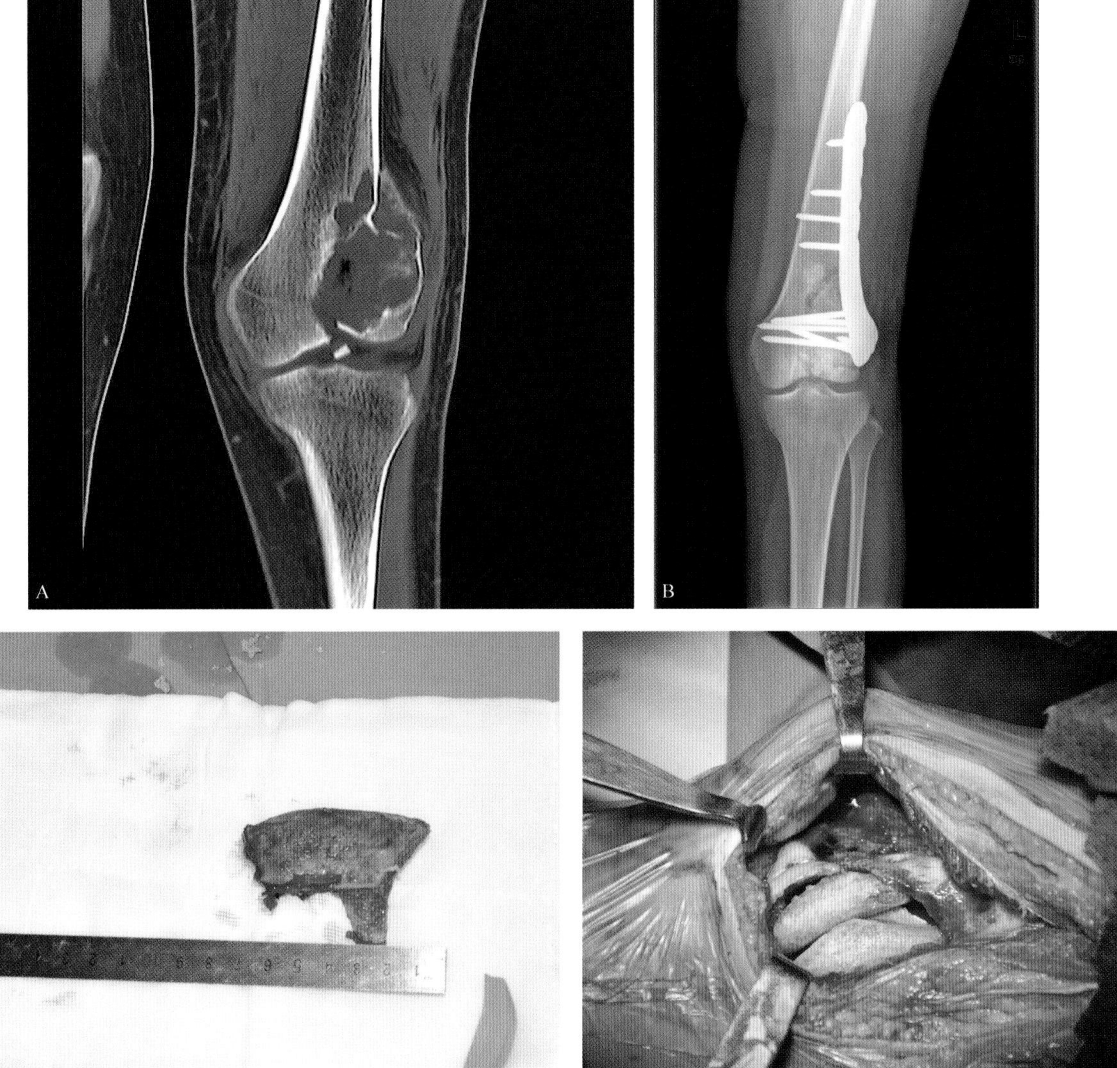

附图2-1　25岁女性，左股骨远端骨巨细胞瘤伴病理性骨折，使用自体髂骨植骨
A. 术前CT；B. 植骨术后X线片；C. 术中所取的自体髂骨；D. 术中使用双侧髂骨填充骨缺损

的进步，目前还出现了带血管蒂的自体骨移植，通过血管吻合使移植骨保持良好的供血以保存骨的再生能力，进一步增加了移植骨的成功率。

但是自体骨移植也有其限制和不足。自体骨移植最大的问题便是来源有限，不可能满足需要大量植骨的病例。其次，自体骨移植需要额外的手术切口来取得自体骨，增加了手术时间、术中失血及感染的风险。此外，取自体骨还可能出现供区的并发症，包括术后取骨区疼痛、畸形、血肿形成、骨折、感觉减退等。

（二）同种异体骨

1. 简介

同种异体骨，是除自体骨之外最常用的植骨材料（附图2-2）。同种异体骨通常来自尸体或骨捐

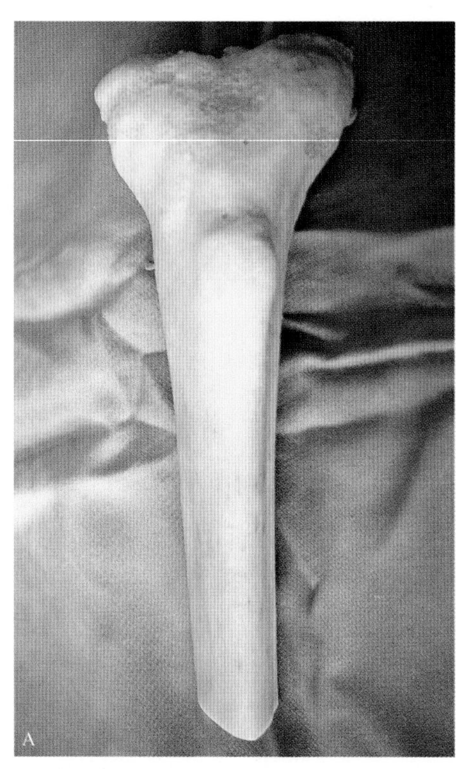
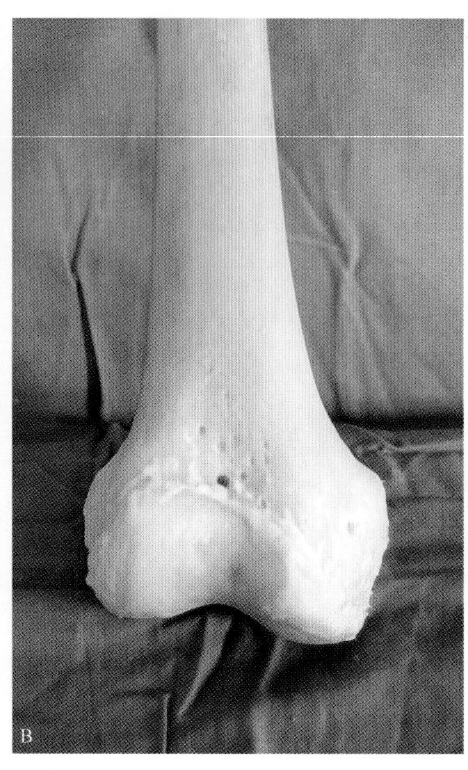

附图2-2　同种异体骨段
A. 胫骨近端；B. 股骨远端

赠者。随着近年来组织库的建立和处理技术的成熟，同种异体骨移植材料得到越来越多的临床应用。同种异体骨来源较自体骨丰富，且避免了取自体骨带来的风险和并发症。研究表明，同种异体骨具有良好的骨诱导性和骨传导性，有益于骨质的愈合。但是，同种异体骨也存在着免疫排斥、晚期感染及传播疾病等风险。

2. 分类

根据处理方式的不同，同种异体骨又可以分为新鲜异体骨、深低温冰冻骨、冷冻干燥骨和脱钙骨基质等。新鲜异体骨因可诱发明显的免疫反应和容易传播疾病，已很少在临床应用。

（1）深低温冰冻骨：目前对异体骨一般的处理方法是尽量去除骨髓、骨膜及周围的软组织，反复清洗，根据临床需要制成不同形状和大小的骨移植材料，然后在零下80℃的环境中保存。冷冻技术可以杀死异体骨内的活细胞，改变细胞膜上抗原的结构，因而能够降低骨的免疫原性。深低温冰冻适合各种骨移植材料保存，是要求保留软骨活性的同种异体骨、关节保存的首选方法。该方法对移植骨的生物学及生物力学性能无明显影响。

（2）冷冻干燥骨：冷冻干燥骨是把解冻后制成一定大小和形状的冷冻骨放入冷冻干燥机进行脱水，使骨组织内的剩余水分降到5%以下，然后进行真空包装、辐射灭菌。冷冻干燥骨可以常温保存，便于运输，可用于制备松质骨条、骨块、骨钉和需常温保存运送的大段骨。冷冻干燥骨的免疫原性比深低温冰冻骨的弱，但是冷冻干燥骨在制备过程中，水分绝大部分被去除，再加上辐射灭菌的电离作用可以直接打断胶原链，从而导致力学强度大大降低，因此不适用于对承重能力要求高的骨移植。

（3）脱钙骨基质：脱钙骨基质是通过一系列化学方法，对同种异体骨进行脱钙、去脂等处理，在保留了骨形成蛋白等多种成骨因子的同时降低了免疫原性和传播疾病的风险。DBM具有骨传导性和部分骨诱导性，可以诱导未分化间充质细胞及骨髓基质细胞向成软骨细胞及成骨细胞分化，其天然孔隙结构也有利于骨活性物质和细胞因子进入。但是，DBM丧失了骨的支撑能力，仅可填充骨缺损和空隙，不过目前已有将DBM与其他植骨材料联合使用的研究。

（三）人工合成的植骨材料（人工骨）

1. 人工骨简介

人工合成的植骨材料（人工骨）是近年来研究的热点。目前临床上应用的人工骨主要包括无机钙盐（包括硫酸钙、磷酸钙等）、生物活性玻璃、天然和人工高分子聚合物、复合材料等。人工骨主要作为骨传导支架使用，与同种异体骨相比，其优势在于来源广泛、制备方法可控、降解和力学特性可控、可塑性强、无抗原性和潜在疾病传播风险等。但目前为止，大部分人工骨不具有骨诱导性。

在剂型方面，人工骨提供颗粒状和注射型等选择。颗粒人工骨是先在体外预制成一定形状，以颗粒形式植入，但不能完全充填骨缺损。可注射型人工骨不需要提前塑形，可以微创植入，能完全充填骨缺损，在体内可以迅速固化为具有多孔微结构的支架材料并发挥骨传导作用。

2. 常用的人工骨

（1）磷酸钙类人工骨。磷酸钙类人工骨包括人工合成的磷酸钙陶瓷、天然来源的磷酸钙、磷酸钙水泥及以此为基础的复合材料等。磷酸钙人工骨材料的表面结构、成分及其他特性与天然骨组织的无机成分相似，具有良好的生物相容性和骨传导特性，植入体内后不仅获得了即时的结构支撑，而且直接引导周围的骨细胞沿其表面形成新骨。

早期磷酸钙类人工骨最具代表性的便是羟基磷灰石（hydroxyapatite, HA），但它脆性大、塑形困难、体内吸收较慢而干扰新骨的重建，使其应用受到限制，以后又陆续有磷酸三钙（TCP）、双相磷酸钙等先后被开发并陆续进入临床。多孔的TCP陶瓷因其表层与宿主骨的紧密接触，刺激了破骨细胞进行骨的吸收和成骨细胞形成新骨，植入体内后随着新骨的长入逐渐被吸收，在体内存留时间相对较短，目前较为常用。

（2）硫酸钙类人工骨。硫酸钙作为植骨材料已有一个多世纪的历史，是一种已被广泛认可的骨移植物。硫酸钙类人工骨的优点包括：① 来源广泛，能够工业化生产。② 生物相容性良好，在体内可实现全部降解和吸收，异物反应小，对植入区域的周围组织没有影响。③ 具有骨传导作用，能为血管和成骨细胞的长入提供空间和引导性支架，还能促进多种成骨细胞功能相关的因子释放，加速新骨的生成。④ 体内降解速度理想，降解速度同新骨生长速度相当。⑤ 使用方法多样，既可以和自体骨复合以增强其成骨性能，还可与抗生素复合治疗感染性骨缺损。但硫酸钙的力学强度较低，不适合单独用于承重部位。此外，有时硫酸钙还可能因为吸收过快，在新骨未形成前就已经被完全吸收，导致遗留骨缺损。

目前临床使用较多的硫酸钙类人工骨产品包括美国的OSTEOSET（附图2-3）、MIIG、ALLOMATRIX（附图2-4），以及英国的Stimulan（附图2-5）等。

（3）骨水泥（聚甲基丙烯酸甲酯）。对于骨巨细胞瘤刮除术后的骨缺损，使用骨水泥填充骨缺损也是一个可选的办法。骨水泥的主要成分为PMMA，其在填充骨缺损腔隙内的同时会发生聚合反应，释放热量，可以在骨水泥与骨界面产生48～105℃高温，同时会向周围释放具有细胞毒性的单体成

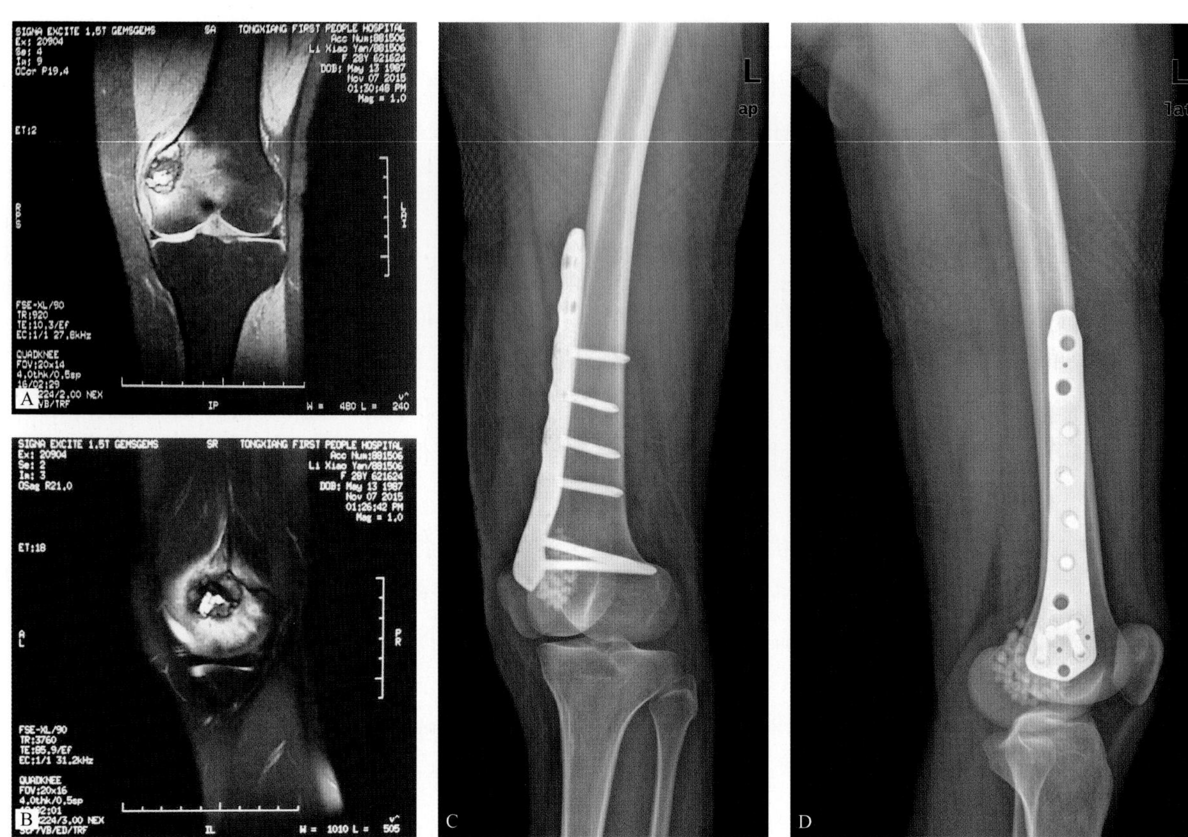

附图2-3　29岁女性，右股骨远端骨巨细胞瘤，使用OSTEOSET硫酸钙颗粒人工骨植骨。OSTEOSET为圆柱形结构的颗粒人工骨，不透X线，可以通过影像学检查来判断植入体内后的吸收情况。OSTEOSET颗粒可以提供患者自身骨细胞生长的一个生物框架，其吸收率与新骨形成率一致

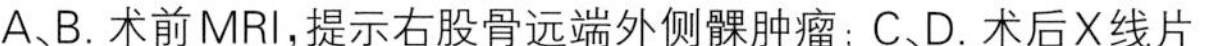

A、B. 术前MRI，提示右股骨远端外侧髁肿瘤；C、D. 术后X线片

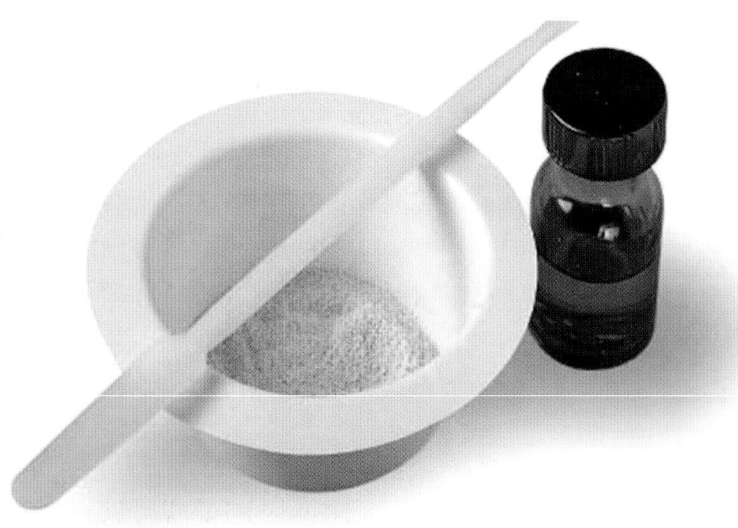

附图2-4　ALLOMATRIX可注射的DBM生物复合材料，由DBM和OSTEOSET外科级医用硫酸钙组合而成，其中DBM体积含量为86%。DBM含有多种骨形成蛋白和生长因子，可促进骨修复。ALLOMATRIX与水混合前以粉末形式存在，使得其使用前一直保留BMP活性。手术使用时配置成糊状，可以根据需要进行塑形，并可通过特制的注射器注入骨缺损区

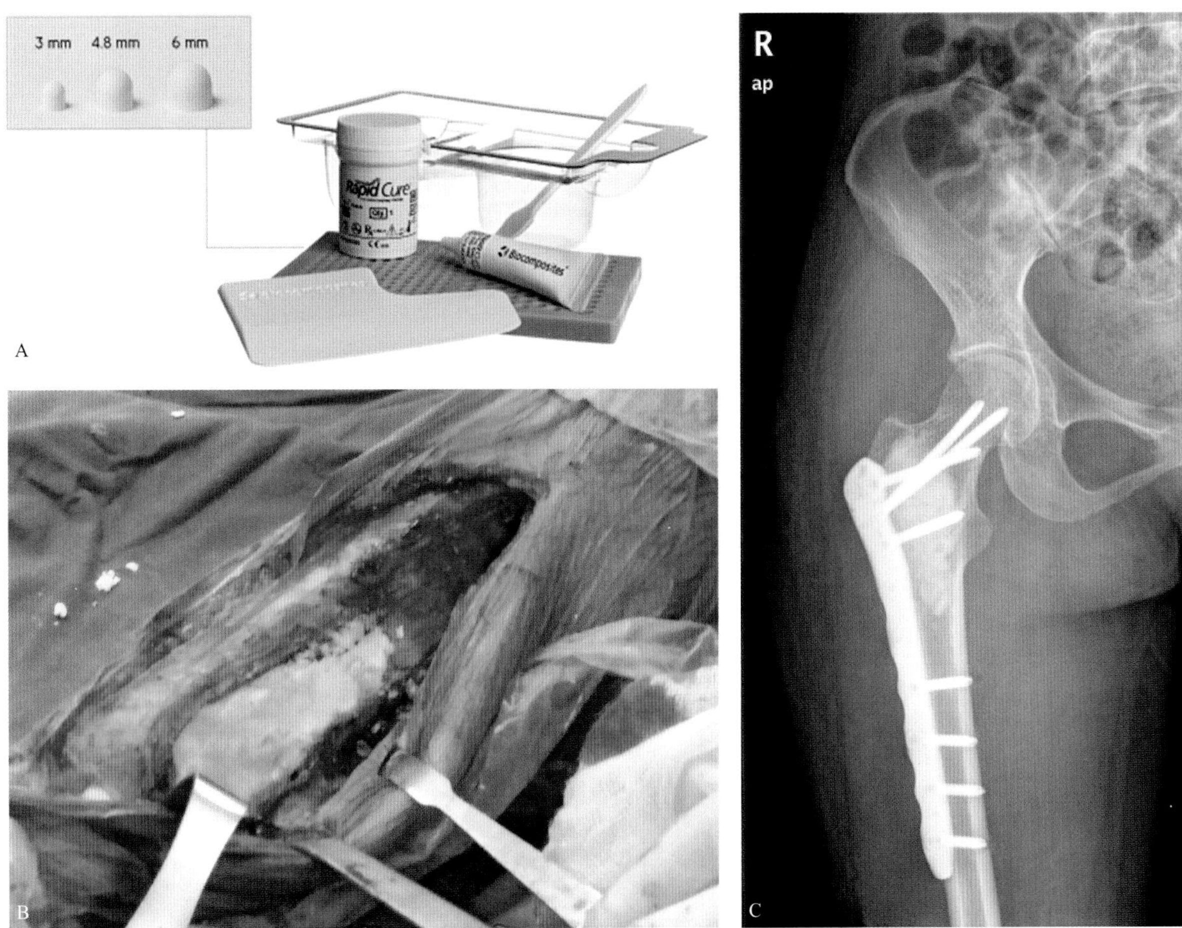

附图2-5 Stimulan硫酸钙类人工骨可与抗生素混合，直接置入骨与软组织中的感染部位，用于骨髓炎、关节假体感染等病症的治疗
A. Stimulan硫酸钙类人工骨；B. 使用时，将人工骨配置成糊状，充填骨缺损；C. 术后X线片，显示人工骨完全充填骨缺损

分，从而能使病灶周围的残余肿瘤细胞变形、坏死，起到局部抗肿瘤的作用。已有大量研究表明，将骨巨细胞瘤刮除后使用骨水泥填充骨缺损，可降低肿瘤的复发率。此外，骨水泥具有足够的强度，可以支撑骨质，并与刮除边缘牢固结合，在植入后即可恢复稳定性，能使患者术后早期负重锻炼，促进功能的恢复（附图2-6）。

但是，骨水泥也有其不足，主要包括：① 骨水泥不能被人体吸收，不利于骨缺损的远期愈合，其力学传导与正常骨组织差异可能导致骨折，如果病灶位于关节周围，还可能导致关节的退变。② 骨水泥不易清除，如果出现肿瘤复发，将对二次手术造成影响。③ 骨水泥碎屑可能引起周围的骨质吸收。④ 骨水泥的聚合温度可能损伤周围正常组织。⑤ 有骨水泥反应或严重过敏反应的风险。由于骨水泥的这些不足，目前不建议对年轻的骨巨细胞瘤患者使用骨水泥填充骨缺损。可吸收骨水泥的研发可能有助于解决这些问题。

（4）生物活性玻璃。生物活性玻璃是一种新型人工骨替代材料，为无定形的非晶态物质，在人体内可降解。它是人工合成颗粒，植入体内后可以同胶原、生长因子及纤维共同组成多孔性基质，促进新骨的长入，基质还能够提供一定的抗压能力。有研究表明，生物活性玻璃植入骨缺损处后，钙、磷、硅等离子迅速发生化学反应，其表面形成富硅层和碳酸羟基磷灰石层，胶原纤维蛋白吸附在碳酸羟基

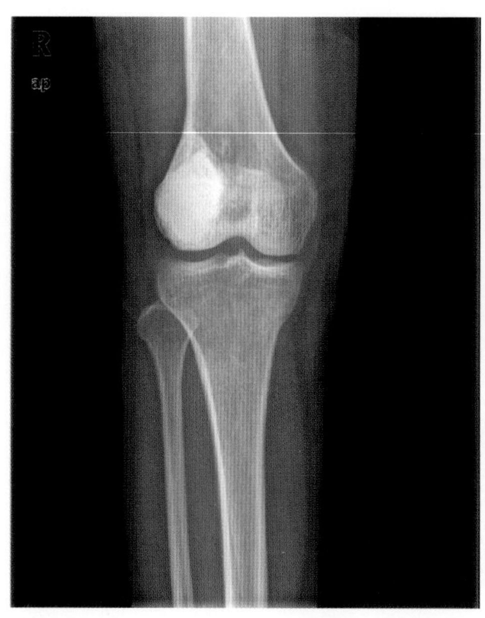

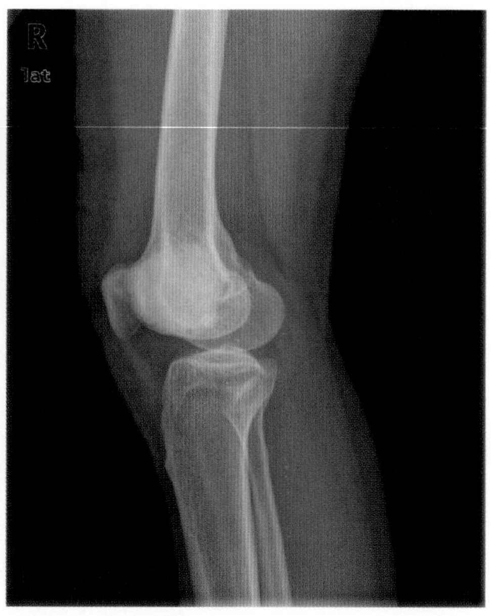

附图2-6　使用骨水泥填充由股骨髁外侧骨巨细胞瘤引起的骨缺损

磷灰石层表面，此后钙化的胶原纤维蛋白逐渐嵌入碳酸羟基磷灰石层中，大大增加了成骨表面积。生物活性玻璃表面的羟基磷灰石构造使之成为成骨细胞的基床，细胞可黏附、增殖，新骨组织在其表面形成和生长。

（5）高分子聚合物。高分子聚合物具有各种可调的理化和力学特性，可塑性强，为良好的骨传导材料。目前应用的高分子聚合物可分为天然和合成两种。天然高分子聚合物包括甲壳质及其衍生物等；人工高分子聚合物则包括聚乳酸（PLA）、聚羟基乙酸（PGA）、PLA-PGA共聚物（PLGA）等。人工合成的聚合物可以准确地控制其分子量、降解时间及其他性能。但人工合成材料没有天然材料所包含的许多生物学信息，因而不能与细胞发挥理想的相互作用。

（刘畅，乔苏迟）

附录三　NCCN骨肿瘤临床实践指南（2016年第二版）——骨巨细胞瘤相关部分节选及解读

美国国家综合癌症网络（NCCN）发布的骨肿瘤临床实践指南每年更新两次，分三个部分：GCTB-1——骨巨细胞瘤的诊疗流程及临床表现，GCTB-2——骨巨细胞瘤的治疗，GCTB-3——骨巨细胞瘤的随访。NCCN指南中提到，所有没有标注的建议都是ⅡA等级。本节对目前最新的2016年第二版NCCN骨肿瘤临床实践指南中骨巨细胞瘤的相关内容进行节选及解读。

一、病情检查

归纳整理。

（1）骨巨细胞瘤的术前检查，包括病史和体格检查、原发病灶的影像学检查（如X线、MRI ± CT）、胸片、骨扫描（可选）、活检等。CT用于确定骨皮质破坏的范围，MRI则是评价肿瘤有无侵犯周围软组织和神经血管结构的首选检查；胸片对于判定是否存在远处转移是必要的；骨扫描能够发现不寻常的情况；活检对于明确诊断是必不可少的。甲状旁腺功能亢进棕色瘤需要作为鉴别诊断之一，尽管常规的血钙、磷酸盐和甲状旁腺素等级可以帮助鉴别。

（2）通过术前检查，明确肿瘤是局限性病灶还是已经出现转移。

（3）如果骨巨细胞瘤存在恶性变，术前检查的要求与骨肉瘤相同。增加的检查：包括胸部CT在内的胸部影像学检查、PET扫描或骨扫描、骨骼转移灶的MRI或CT、LDH、ALP、生育能力咨询。

（4）活检的原则：① 在对原发病灶进行外科手术或固定前，活检诊断是很重要的。② 活检最好在将要进行决定性治疗的中心进行。③ 活检位置需要慎重考虑。④ 活检器械：使用芯针穿刺活检或开放活检的原则是相同的。对于颅底肿瘤，不推荐细针穿刺活检。⑤ 外科医师、影像学家、骨科病理学家之间的交流十分必要。⑥ 分子研究和组织库需要新鲜组织。⑦ 通常，不恰当的活检可能导致患者的不良预后。⑧ 最终的病理学评价需要包括外科边界和肿瘤大小的评估。

二、原发病治疗

归纳整理及NCCN的建议。

（一）对于局限性的肿瘤

（1）如果肿瘤可切除：行肿瘤切除术。病灶内刮除 ± 有效的辅助治疗是充足的初次处理方法。

（2）如果肿瘤切除后将遗留患者无法接受的残疾和（或）无法切除的中轴骨肿瘤：指南建议采用连续的栓塞和（或）地诺单抗和（或）干扰素（IFN）或聚乙二醇干扰素（PEG IFN）作为初始治疗选择。放疗已被发现会增加骨巨细胞瘤恶变的风险，应该在患者经过栓塞、地诺单抗或干扰素治疗效果不佳的情况下选用。

在经过初始治疗后：① 如果患者的病情能够稳定控制或得到改善，则可继续观察。② 患者病情稳定，或病情得到改善，但病灶不能完全愈合，如果此时肿瘤变得能够切除，则可以行病灶内刮除术。③ 如果患者的肿瘤仍无法切除，则应该重新接受连续的栓塞和（或）地诺单抗和（或）干扰素或聚乙二醇干扰素的治疗。指南建议治疗需一直持续到疾病发生进展。

（二）对于初诊时已有肿瘤转移

（1）如果肿瘤能够切除：指南建议原发部位的肿瘤可以参照上述局限性肿瘤的治疗原则进行治疗，对转移灶推荐使用病灶内切除。

（2）如果肿瘤无法切除：考虑的治疗方案包括地诺单抗、干扰素或聚乙二醇干扰素、放疗、观察随访等。

（三）其他

（1）已有研究显示，连续的动脉栓塞对于四肢巨细胞瘤（尤其是较大骨皮质缺损或关节侵犯的巨细胞瘤），以及对于位于骶骨的较大的巨细胞瘤，都是有效的治疗手段。

（2）部分病案报道显示，干扰素和聚乙二醇干扰素在骨巨细胞瘤的治疗中是有效的。

（3）地诺单抗应该连续使用，直到反应性疾病出现进展。

（4）放疗可能导致肿瘤恶变风险增加。

（5）骨巨细胞瘤的放疗原则：① 强烈建议患者在提供手术或系统性干预的同一专业中心进行放疗。② 专业的技术，如调强放射治疗（IMRT）、粒子束放疗（使用质子、碳离子或其他重离子）、立体定向放射外科、分次立体定向放射治疗等，需要考虑本指南的建议。大剂量放疗应在最大限度保护正常组织的前提下进行。③ 对于无法切除的/进展的/对连续栓塞、地诺单抗、干扰素、聚乙二醇干扰素治疗无效的复发的骨巨细胞瘤，可以考虑50～60 Gy的放疗。④ 一些研究注意到，放疗后肿瘤的恶变风险增加。

三、随访、复发

归纳整理。

（1）需要进行的检查包括物理检查、手术部位的影像学检查（包括X线、MRI ± CT）、胸部影像学检查等。

（2）胸部影像学检查的时间为术后2年内每半年复查一次，此后每年复查一次。

（3）肿瘤复发（包括局部复发和远处转移灶）的治疗方法，应该按照局部肿瘤初次治疗或初诊时已有远处转移的治疗方法进行。

（4）如果局部复发的肿瘤可以切除，则需先进行胸部影像学检查，在切除手术前考虑使用地诺单抗。

（刘畅，吾不力・阿扎提）

附录四　骨肿瘤分期（NCCN骨肿瘤指南2016年第二版）

一、AJCC/TNM分期

由AJCC发布的骨肿瘤（不包括恶性淋巴瘤和多发性骨髓瘤）分期系统。根据评价肿瘤的组织学级别（G）、肿瘤大小（T）、区域淋巴结转移（N）和有无远处转移（M）进行分期。

以下分期标准摘自AJCC中心分期手册（2010年第7版）。

1. 原发肿瘤（T）

T_X——无法对原发肿瘤进行评估；

T_0——没有原发肿瘤的证据；

T_1——肿瘤最大径≤8 cm；

T_2——肿瘤最大径＞8 cm；

T_3——原发骨病灶的肿瘤不连续。

2. 区域淋巴结转移（N）

N_X——无法对区域淋巴结进行评估；

N_0——没有区域淋巴结转移；

N_1——有区域淋巴结转移。

注意：由于骨肉瘤中的淋巴结转移罕见，故“N_X”的名称可能并不恰当。除非临床上有明确的淋巴结转移的证据，否则其他病例都应该被认为是“N_0”。

3. 远处转移（M）

M_0——没有远处转移；

M_1——有远处转移；

M_{1a}——肺转移；

M_{1b}——其他部位的远处转移。

4. 组织学级别（G）

G_X——无法对级别进行评估；

G_1——分化良好/高分化（低级别）；

G_2——中度分化（低级别）；

G_3——低分化；

G_4——未分化。

注意：尤因肉瘤被划分入G4。

5. 分期标准

骨肿瘤的AJCC分期标准见附表4-1。

附表4-1 骨肿瘤的AJCC分期标准

分　期	T	N	M	G
ⅠA	T_1	N_0	M_0	G_1、G_2低级别，G_X
ⅠB	T_2	N_0	M_0	G_1、G_2低级别，G_X
	T_3	N_0	M_0	G_1、G_2低级别，G_X
ⅡA	T_1	N_0	M_0	G_3、G_4高级别
ⅡB	T_2	N_0	M_0	G_3、G_4高级别
Ⅲ	T_3	N_0	M_0	G_3
ⅣA	任何T	N_0	M_{1a}	任何G
ⅣB	任何T	N_1	任何M	任何G
	任何T	任何N	M_{1b}	任何G

二、外科分期系统

这是骨与软组织肉瘤的另一个分期系统，由骨骼肌系统肿瘤协会（Musculoskeletal Tumor Society）发布。该系统根据外科级别（G）、局部范围（T）和区域或远处转移（M）表现，对骨和软组织肉瘤进行分级。这可能可以用于AJCC分期系统的补充。

附表4-2显示了骨肿瘤的外科分期标准，摘自：Enneking WF, Spanier SS, Goodman MA. A system for the surgical staging of musculoskeletal sarcoma. Clin Orthop 1980, 153: 106-120.

附表4-2　骨肿瘤的外科分期标准

分　期	级　别	部　位
ⅠA	低度恶性(G_1)	肿瘤局限于解剖学间室内(T_1)
ⅠB	低度恶性(G_1)	肿瘤穿破解剖学间室(T_2)
ⅡA	高度恶性(G_2)	肿瘤局限于解剖学间室内(T_1)
ⅡB	高度恶性(G_2)	肿瘤穿破解剖学间室(T_2)
Ⅲ	任何G+区域或远处转移	任何T

(刘畅,黄泽容)

附录五　中国骨肿瘤循证临床诊疗指南2015最新解读(骨巨细胞瘤部分节选)

[本节摘自:费菲.我国骨肿瘤循证临床诊疗指南2015最新解读(中)——来自第八届中国骨科医师年会(CAOS2015)的声音[J].中国医药科学,2015,5(13):4-8.]

中国骨肿瘤循证临床诊疗指南根据NCCN和欧洲肿瘤内科学会(ESMO),医疗保险监督、流行病学和最终结果(SEER)的数据、循证医学的证据对指南进行编写。指南共计12 076字,参考文献125篇,证据点11个,分别从概述、诊断、辅助检查、放疗、药物治疗、随访六个方面进行介绍。本文对该指南的骨巨细胞瘤部分进行节选。

一、四肢长骨可切除的骨巨细胞瘤

大部分四肢骨巨细胞瘤可以通过病灶内手术进行治疗,治疗中的主要问题是降低复发率和减少并发症。这几年来,四肢骨巨细胞瘤的治疗越来越倾向于病灶内手术,大块切除手术越来越少。

对于无病理性骨折的患者,如果肿瘤位置和范围比较局限,则处理方式包括:

(1)股骨远端和胫骨近端的骨巨细胞瘤。如果骨髁的皮质破坏小于25%,骨的横截面破坏小于50%,髁的关节面破坏小于25%,则可行病灶切刮+局部辅助治疗+骨水泥填充/骨移植手术;骨髁的皮质破坏在25%～50%,骨的横截面破坏在50%～80%,髁的关节面破坏在25%～50%时,可在病灶切刮+局部辅助治疗+骨水泥填充/骨移植之后,使用内固定;骨髁的皮质破坏大于50%,骨的横截面破坏大于80%,髁的关节面破坏大于50%时,有广泛的软组织肿块,应行广泛切除。

(2)非必需骨(如尺骨远端、腓骨远端)的骨巨细胞瘤。如果病灶较大,应行广泛切除和软组织重建;如果病灶小且位于骨内,可行病灶刮除+局部辅助治疗+植骨。

(3)肱骨近端和桡骨远端的骨巨细胞瘤。如果骨髁的皮质破坏小于25%,骨的横截面破坏小于50%,髁的关节面破坏小于25%,则可行病灶切刮+局部辅助治疗灭活+骨移植;骨髁的皮质破坏在25%～50%,骨的横截面破坏小于50%,髁的关节面破坏在25%～50%时,可在病灶切刮+局部辅助治疗+骨水泥填充/骨移植之后,使用内固定;骨髁的皮质破坏大于50%,骨的横截面破坏大于80%，髁的关节面破坏大于50%时，需行广泛切除+骨关节移植/人工关节复合移植/人工关节融合。

对于有病理性骨折、骨折移位的患者，可通过骨移植恢复生物力学稳定性，行病灶内切刮+局部辅助治疗+骨移植+内固定。骨折明显移位的患者，用骨水泥和（或）自体骨移植不能恢复生物力学稳定性，可行病灶广泛切除+异体骨、复合移植和肿瘤型假体。有病理性骨折但骨折无移位的患者，治疗同无病理性骨折。

二、脊柱的骨巨细胞瘤指南

对于脊柱的骨巨细胞瘤，初次手术治疗常采用全脊椎切除术或刮除灭活。对于无法行全脊椎切除手术的患者或刮除后灭活不彻底的患者，需辅以药物或放射治疗（证据水平和推荐等级：Ⅱ/B）。

对于复发的脊柱骨巨细胞瘤，不管采取整块或分块切除，肿瘤复发率仍达到60%。这些病例可采用前、后路联合全脊椎（整块或分块）切除术，但再次手术治愈的可能性大大减少，仅有个案报道（证据水平和推荐等级：Ⅲ/C）。

三、骨盆和骶骨的骨巨细胞瘤

对于首诊的骶骨骨巨细胞瘤，任何Campanacci分级，高位骶椎（S_1和S_2）采取刮除术，低位骶椎（S_3及以下）采取广泛切除或边缘切除。对于同时侵犯高位和低位的病例，S_3及以下部分行广泛切除或边缘切除，而S_2及以上部位采用刮除术（证据水平和推荐等级：Ⅱ/B）。

骶骨骨巨细胞瘤复发的病例，可在充分控制术中出血的情况下行全骶骨整块切除。对于侵及S_1椎体的骨巨细胞瘤，切除后应行腰骶髂重建保持骨盆环的稳定；而S_1椎体未受侵犯的病例，行单纯整块切除（证据水平和推荐等级：Ⅱ/B）。

骨盆和骶骨骨巨细胞瘤手术的最大难度在于控制出血。充分有效地控制术中出血，在减少出血的同时，可以清晰显示肿瘤切缘，达到降低术后复发率的目的。减少术中出血的手段很多，需个性化地选择控制手段。相比低压麻醉、供瘤血管栓塞及切开临时阻断髂血管，应用腹主动脉内球囊阻断技术有一定的优势（证据水平和推荐等级：Ⅱ/B）。

四、骨巨细胞瘤的综合治疗

对于无法手术切除，或切除后存在严重功能障碍的骨巨细胞瘤，可应用地诺单抗和干扰素（证据水平和推荐等级：Ⅲ/C）。地诺单抗的不足与注意事项有：地诺单抗治疗只能部分达到治疗目标，无法阻止肿瘤基质细胞增殖；高剂量地诺单抗可能导致危险的低钙血症，且可能伴随明显的肾功能损害，因此在使用地诺单抗时应频繁检查血钙。

放疗并不作为一种单独的治疗方式用于骨巨细胞瘤的治疗，其在肿瘤局部控制的辅助治疗方面的疗效是肯定的，但也有争议。建议对于行边缘性切除、不可切除、进展期或复发的病灶，可采用放疗或手术联合放疗的方式，以改善局部控制率及无病生存率（证据水平和推荐等级：Ⅱ/B）。

动脉栓塞的应用：由于骨巨细胞瘤血供较为丰富，在行脊椎和骨盆环切除术前，应尽量行节段动脉栓塞，以减少术中出血并能改善预后（证据水平和推荐等级：Ⅲ/C）。

（李诚）

附录六　骨肿瘤常用的膝关节功能评分

目前国际上常用的膝关节评分标准，包括Lysholm评分、美国特种外科医院膝关节评分（Hospital for Special Surgery Knee Score, HSS评分）、美国膝关节协会评分（American Knee Society Knee Score, AKS评分）、国际膝关节文献委员会膝关节评估表（the International Knee Documentation Committee Knee Evaluation Form, IKDC评分）、美国西部Ontario和McMaster大学骨关节炎指数评分（the Western Ontario And McMaster Universities Osteoarthritis Index, WOMAC骨关节炎指数评分）、美国骨科协会膝关节评分（American Academy of Orthopaedic Surgeons, AAOS评分）、牛津膝关节评分（Oxford Knee Score）、膝关节损伤和骨关节炎评分（the Knee Injury And Osteoarthritis Score，简称KOOS）、辛辛那提评分系统（the Cincinnati Knee Rating System）等。

不同评分系统对膝关节功能评估的侧重点不同，本节重点介绍在膝关节周围骨肿瘤诊治过程中常用的几种膝关节评分系统。

一、Lysholm评分

由Lysholm 和Gillqui在1982年提出。该标准的设计最初是为了评价膝关节韧带损伤，后被广泛运用于多种膝关节疾病，尤其是膝关节骨关节炎、半月板损伤等疾病。

Lysholm评分是一种由患者参与自我完成的评价措施，以问卷形式为主，总分100分，包括跛行5分、拄拐5分、交锁15分、不稳定25分、疼痛25分、肿胀10分、上楼梯10分和下蹲5分共八项。最后统计总分。如果评分低于70分，说明患者的膝关节功能状态已经较差（附表6-1）。

附表6-1　Lysholm膝关节功能评分标准

跛行	无	5	疼痛	无	25
	轻度/间歇性	3		重劳动偶有轻微疼痛	20
	重度/持续性	0		重劳动有明显疼痛	15
拄拐	不需要	5		步行超过2 km或行走后明显疼痛	10
	行走需使用手杖或拐杖	2		步行不足2 km或行走后明显疼痛	5
	不能负重	0		持续性疼痛	0
交锁	无交锁或别卡感	15	肿胀	无	10
	有别卡感，但无交锁	10		重劳动后出现	6
	偶有交锁	6		正常活动后出现	2
	经常交锁	2		持续肿胀	0
	体检时交锁	0	上楼梯	无困难	10
不稳定	无打软腿	25		略感吃力	6
	运动或重劳动时偶见	20		很吃力	2
	运动或重劳动时常见（或不能参加）	15		不能	0
	日常活动偶见	10	下蹲	无困难	5
	日常活动常见	5		略感困难	4
	每一步都出现	0		不能超过90°	2
				不能	0

Lysholm评分使用方便，能够全面地评述患者的局部功能，而且询问方式简便，占用患者时间短，不具有创伤性，易于被患者所接受。Lysholm评分不仅能评价患者最为重要的日常活动的功能感知，而且对患者不同强度的运动功能等级也能做出初步评估。它通过数字式的评分和患者活动级别的联系，对患者功能障碍的程度做出清楚的划分，从而使评估系统中每一个内容参数都能反映治疗过程。

二、HSS评分

1976年由美国特种外科医院（the hospital for special surgery）提出，是一个总分为100分的评分系统。该系统在TKA手术前后关节功能的恢复及手术前后的比较上具有相当高的正确性，尤其是手术后近期的评分，可以全面评价髌股关节及股胫关节的运动情况。

HSS评分包括疼痛评分30分、功能评分22分、活动度18分（每8° 1分）、肌力评分10分、屈曲畸形10分和稳定性10分。当患者使用辅助行走工具，或膝关节存在屈曲挛缩畸形，以及内、外翻畸形时，则相应地减分（附表6-2）。

附表6-2　膝关节HSS评分表

疼痛（30分）	任何时候均无疼痛	30		
	行走时无疼痛	15	休息时无疼痛	15
	行走时轻度疼痛	10	休息时轻度疼痛	10
	行走时中度疼痛	5	休息时中度疼痛	5
	行走时严重疼痛	0	休息时严重疼痛	0
功能（22分）	行走、站立无限制	22		
	行走2 500～5 000 m和站立半小时以上	10	屋内行走，不需支具	5
	行走500～2 500 m和站立可达半小时	8	屋内行走，需要支具	2
	行走少于500 m	4	能上楼梯	5
	不能行走	0	能上楼梯，但需支具	2
活动度（18分）	每8°给予1分（最高18分）			
肌力（10分）	优：完全能对抗阻力	10	中：能带动关节活动	4
	良：部分对抗阻力	8	差：不能带动关节活动	0
屈曲畸形（10分）	无畸形	10	5°～10°	5
	小于5°	8	大于10°	0
稳定性（10分）	正常	10	中度不稳，5°～15°	5
	轻度不稳，0°～5°	8	严重不稳，大于15°	0
减分项目	单手杖	−1	伸直滞缺5°	−2
	单拐杖	−2	伸直滞缺10°	−3
	双拐杖	−3	伸直滞缺15°	−5
	每5°外翻	−1	每5°内翻	−1

HSS评分简单实用，是一种基于观测者角度创建的评分方法，在不同测试者之间使用时会有一定的偏倚出现，但仍具有较高的一致性。HSS评分将疼痛、功能、角度评分的分值分配偏重，同时在功能评分时关心的仅仅是行走及上下楼梯的功能，导致HSS评分在有轻至中度疼痛，且膝关节存在较大角度的屈曲挛缩成角的情况下，却可能出现总体评分较好的情况。这种情况会影响医师对手术效果的正确评定，以及患者对手术满意度及术后继续功能锻炼的信心。此

外，HSS评分内容中包括了膝关节置换术后局部情况和机体的整体功能，这样对于老年或身体其他部位病变影响整体功能的患者，评分价值会受到影响。这些患者即使术后膝关节无疼痛，但随着年龄的增长或因其他疾病的影响而使身体活动功能受到限制时，评分值也会自行下降，从而不能反映手术的实际情况。正因为这些不足，近年来HSS评分的使用率正逐渐下降，逐渐被AKS评分所取代。

三、AKS评分

AKS评分系统是于1989年由美国膝关节协会（the American knee society）提出的膝关节综合评分标准。AKS评分由“膝关节评分”和“功能评分”两大部分组成（附表6-3）。

附表6-3　膝关节AKS评分标准

膝关节评分部分（100分）							
疼痛（50分）	不疼		50	减分项目（−50分）	屈曲挛缩（−15分）	5°～10°	−2
	轻微疼痛	偶尔	45			10°～15°	−5
		上楼时出现	40			16°～20°	−10
		平地行走时出现	30			>20°	−15
	中度疼痛	偶尔出现	20		伸展延迟（−15分）	<10°	−5
		经常出现	10			10°～20°	−10
	严重疼痛，须服药		0			>20°	−15
活动度（25分）	由屈膝到伸膝		每5°=1分		对线（−20分）	外翻5°～10°	0
						内翻0°～4°	每1°−3分
稳定性（25分）	前、后侧（10分）	<5 mm	10				
		5～10 mm	5			外翻11°～15°	每1°−3分
		>10 mm	0				
	内、外侧（15分）	<5°	15			更严重的内、外翻	−20
		6°～9°	10				
		10°～14°	5				
		>15°	0				

功能评分部分（100分）					
行走能力（50分）	不受限制	50	上、下楼（50分）	正常上、下楼	50
	1 km以上	40		上楼正常，下楼需扶栏杆	40
	500～1 000 m	30		上、下楼均需扶栏杆	30
	<500 m	20		上楼需扶栏杆，下楼困难	15
	仅能室内行走	10		完全不能上、下楼	0
	不能行走	0	减分项目（−20分）	出门需用手杖	−5
				不离开手杖	−10
				用双手杖、双拐或助行器	−20

膝关节评分是对膝关节的疼痛、稳定性、活动度进行评估，由测试者进行评分，最高得分为100分，其中疼痛50分、膝关节活动度25分、膝关节稳定性25分。满分的标准为：无疼痛感，膝关节牢固结合并能进行125°以上的活动，没有任何不稳定感。当存在膝关节屈曲挛缩畸形或不稳定时则进行相应减分。目前已证实，关节评分与关节置换手术的状况有密切相关性，不受患者年龄及身体健康状况的影响。

功能评分是对行走距离和上下楼能力进行评估，由患者进行自我评分。最高得分也为100分，其中行走距离评分50分、上下楼梯评分50分。满分标准为可以不受限地行走和正常上下楼梯，当使用辅助工具行走时则进行相应减分。功能评分则会受到患者年龄和医疗条件的影响。

AKS评分将膝关节评分和功能评分相互独立，并且不受其他疾病的影响，从而能够全面评估膝关节的整体功能和形态，更精确地评价关节自身条件，自提出以来已被广泛运用于全膝置换患者术前、术后评分。它还有效地解决了HSS评分中年龄相关疾病引起评分下降的问题，在患者长期随访的过程中避免了更大的偏倚。有研究表明，患者在术后10～12年中，在无并发症的情况下，AKS评分能非常显著地检测出随着年限的增长人工关节的损耗程度。还有研究表明，评分在指导患者康复和功能锻炼方面也有一定的作用。因此，AKS评分在近年已逐渐取代HSS评分，成为评估膝关节置换最为有效的评分之一。

（刘畅）

附录七　Harris髋关节评分

Harris髋关节评分是目前国内外最常用的髋关节评分标准。经过长期的临床验证，这是目前普遍接受的髋关节功能评定标准。Harris评分总分100分，包括疼痛评分44分、功能评分47分、下肢畸形程度4分、髋关节活动范围5分。功能评分又包括步态33分（其中，跛行11分、使用助行器11分、行走距离11分）、功能性活动14分（其中，爬楼梯4分、穿脱鞋袜4分、坐椅子5分、乘坐交通工具1分）。具体评分标准见附表7-1。由于下肢畸形程度和髋关节活动度仅占9分，因此Harris评分主要由疼痛情况和关节功能决定。Harris评分中，总分≥90分为优秀，80～89分为较好，70～79分为良，<70分为差。

附表7-1　髋关节Harris评分标准

疼痛评分（44分）	无明显疼痛	44	轻度疼痛，偶尔出现	40
	中度疼痛，活动过度后明显，偶服镇痛药	30	明显疼痛，影响活动，常需服镇痛药	20
	严重疼痛，活动受限	10	完全不能活动	0
功能评分1——步态（33分）	**行走距离**		**助行器**	
	无限制	11	不需要	11
	1 km以上	8	长途行走时需要一个手杖	7
	500 m左右	5	大部分时间需要一个手杖或拐杖	5
	只能在室内活动	5	需单拐	4
	卧床或坐椅子	0	需双手杖	2
			需双拐行走或不能行走	0
	跛行			
	无	11	轻度	8
	中度	5	重度或不能行走	0
功能评分2——功能性活动（14分）	**上楼**		**穿脱袜/鞋**	
	正常	4	容易	4
	需要扶手	2	有困难	2
	通过其他方式上楼	1	不能完成	0
	根本不能上楼	0		

（续表）

功能评分2——功能性活动（14分）	**乘公交/出租车**		**坐椅子**	
	能乘坐	1	无椅子限制，可持续坐1小时	5
	不能乘坐	0	坐高椅能持续半小时	2
			根本不能坐	0
下肢畸形程度（4分）	髋固定内收畸形<10°	1	双下肢长度相差<3.2 cm	1
	下肢伸直时髋内旋<10°	1	髋固定屈曲挛缩<30°	1
髋关节活动度（屈+展+收+内旋+外旋）（5分）	210°～300°	5	160°～209°	4
	100°～159°	3	60°～99°	2
	30°～59°	1	0°～29°	0

股骨近端是骨巨细胞瘤的好发部位之一，Harris髋关节评分无论是为术前髋关节功能的评估，还是术后（包括肿瘤病灶内刮除和肿瘤型髋关节假体置换术）的疗效评定，都提供了良好的标准。

（龚华惠）

附录八　骨肿瘤常用的肩关节功能评分

肩关节是人体的一个重要功能单位。肩关节周围的骨肿瘤常以疼痛和功能障碍为主要表现，对于接受肩关节肿瘤手术的患者，也需要综合评估关节的功能恢复情况。因此，需要一个客观和全面的指标，帮助骨肿瘤科医师评估肩关节疾病的严重程度、评估手术效果及比较不同治疗方法的优劣。

目前常用的肩关节综合评估系统包括Constant-Murley肩关节评分系统（Constant-Murley score, CMS）、Neer评分系统、美国肩肘外科协会评分系统（ASES）、牛津大学肩关节评分（OSS）、加利福尼亚大学肩关节评分系统（UCLA）等 。

由于肩关节解剖结构和功能活动的复杂性，以及在日常生活和体育运动中的重要性，迄今为止，国际上还没有一种肩关节评分标准被广泛接受。我国的医疗工作者多采用CMS评分、Neer肩关节功能评分和ASES评分等。在此予以介绍。

一、Constant-Murley肩关节评分系统（CMS）

CMS评分是由Constant和Murley在1987年提出的一种全面的肩关节功能评分系统，是目前在全世界使用较为广泛的肩关节功能评分之一。

CMS评分满分为100分，包括疼痛（15分）、肌力（25分）、功能活动（20分）及肩关节活动度（40分）四个子量表组成。分数越高表示肩关节功能越好。其中，客观评价指标包括肩关节活动度和肌力（65分），主观评价指标包括疼痛和功能活动（35分）。详见附表8-1。该系统被定为欧洲肩关节协会的评分系统。

CMS评分的不足包括：① 疼痛量表只是简单用等级表示，不能够全面反映患者的疼痛状况。② 功能活动量表不够具体，只是简单地按照活动平面来划分，比较抽象，患者不易理解。③ 肌力量表忽视了不同性别、年龄患者之间的个体差异，导致不同人群的得分有较大差别。Patel等将CMS评分去除肌力量表，调整为总分为75分的评分，被称为调整的CMS评分或缩减的CMS评分，这样可以避免因肌力评分引起的年龄及性别差异，为多数研究者所认同。

附表8-1　Constant-Murley肩关节评分系统(CMS)

项目	内容	分级	分数	项目	内容	角度/位置	分数
一、疼痛(15分)	无疼痛		15	四、肩关节活动度(40分)	前屈	151°～180°	10
	轻度疼痛		10			121°～150°	8
	中度疼痛		5			91°～120°	6
	严重疼痛		0			61°～90°	4
二、功能活动(20分)	工作限制	无限制	4			31°～60°	2
		中度受限	2			0°～30°	0
		重度受限	0		外展	151°～180°	10
	娱乐限制	无限制	4			121°～150°	8
		中度受限	2			91°～120°	6
		重度受限	0			61°～90°	4
	睡眠影响	无影响	2			31°～60°	2
		偶尔影响	1			0°～30°	0
		经常影响	0		外旋	手放在头后,肘部保持向前	2
	手无痛活动到达的位置	举过头顶	10			手放在头后,肘部保持向后	2
		上抬到头顶	8			手放在头顶,肘部保持向前	2
		上抬到颈部	6			手放在头顶,肘部保持向后	2
		上抬到剑突	4			手放在头顶,再充分向上伸直上肢	2
		上抬到腰部	2		内旋	手背可达肩胛下角水平(T_7水平)	10
三、肌力(25分)	5级		25			手背可达T_{12}椎体水平	8
	4级		20			手背可达L_3水平	6
	3级		15			手背可达腰骶部	4
	2级		10			手背可达臀部	2
	1级		5			手背可达大腿外侧	0
	0级		0				

二、Neer评分系统

Neer评分系统是目前应用最为广泛的评分系统。其特点是评分中包括了对解剖结构重建的考虑。根据Neer评定标准,总分为100分,其中疼痛35分、功能30分、运动限制(活动)25分、解剖复位10分。术后总评定分数>90分为优,80～89分为良,70～79分为中,<70分为差。详见附表8-2。

附表8-2　肩关节Neer评分

项目	内容	分级	分数	项目	内容	分级	分数
疼痛(35分)	无明显疼痛		35	功能(30分)	力量	肌力0级	0
	轻微疼痛,阵发性,不影响活动		30		手能触及的范围	头顶	2
	轻微疼痛,不影响日常活动		25			嘴	2
	中度疼痛,能忍受,活动能力有减退,需服镇痛药		15			腰部	2
	疼痛严重影响活动		5			对侧腋窝	2
	疼痛导致完全不能活动		0			胸罩搭扣	2
功能(30分)	力量	正常	10		稳定性	搬运	2
		良	8			敲击	2
		中	6			投掷	2
		差	4			推	2
		仅有肌肉收缩	2			举东西过头顶	2

（续表）

解剖(包括旋转、成角、关节吻合不佳、大结节上移、内固定断裂、肌炎、骨不连、缺血性坏死)(10分)		无	10	运动范围（25分）	外展（冠状面）	100°	2
		轻度	8			80°	1
		中度	4			<80°	0
		重度	0～2		外旋（从标准解剖学姿势开始，肘关节屈曲）	60°	5
运动范围（25分）	前屈（矢状面）	180°	6			30°	3
		170°	5			10°	1
		130°	4			<10°	0
		100°	2		内旋（从标准解剖学姿势开始，肘关节屈曲）	90°（触及T_6）	5
		80°	1			70°（触及T_{12}）	4
		<80°	0			50°（触及L_5）	3
	后伸（矢状面）	45°	3			30°（触及背部）	2
		30°	2			<30°	0
		15°	1	评价标准：>90分为优			
		0°	0	80～89分为良			
	外展（冠状面）	180°	6	70～79为中			
		170°	5	<70分为差			
		140°	4				

三、美国肩肘外科协会评分（ASES）

美国肩肘外科协会评分（rating scale of the American shoulder and elbow surgeons, ASES）是1993年美国肩肘外科协会研究通过的肩关节功能评价标准，采用基于患者的主观评分，是一个需要换算的百分制系统。详见附表8-3。分数越高表示肩关节功能越好。

附表8-3　美国肩肘外科协会评分（ASES）

疼痛（占总分的36%）	无	5	功能（占总分的28%）	正常	4
	轻度	4		轻度受限	3
	一般活动后	3		行动不便	2
	中度	2		需他人帮助	1
	重度	1		丧失功能	0
	完全残废	0			
稳定（占总分的36%）	正常	5			
	恐惧感	4			
	很少半脱位	3			
	复发性半脱位	2			
	复发性脱位	1			
	完全脱位状态	0			

（程书平）

附录九　颈椎、腰椎的JOA评分系统

JOA评分系统，是由日本矫形外科协会（Japanese Orthopaedic Association）制定的，主要用于颈椎及腰椎疾病患者术后疗效的评价。目前已在世界各国广泛使用。颈椎和腰椎的量表均分为四个大项。颈椎JOA评分包括上肢运动功能、下肢运动功能、感觉功能、膀胱功能四项，总分17分（附表9-1）。腰椎JOA评分包括主观症状、临床体征、日常活动、膀胱功能四项，总分29分（附表9-2）。分数越低表明功能障碍越明显。

附表9-1　颈椎JOA评分

项目	评分标准	分值
上肢运动功能（4分）	正常进食	4
	自己用筷进食，稍困难	3
	自己用筷进食，较困难	2
	自己用匙进食	1
	不能自己进食，持勺困难	0
下肢运动功能（4分）	行走正常	4
	行走稍困难	3
	上下楼梯需扶持	2
	平地行走需扶持	1
	不能行走	0
膀胱功能（3分）	正常	3
	排尿轻度困难	2
	排尿严重困难	1
	尿失禁	0

项目	部位	评分标准	分值
感觉功能（6分）	上肢	正常	2
		轻度感觉障碍	1
		严重感觉障碍或疼痛	0
	下肢	正常	2
		轻度感觉障碍	1
		严重感觉障碍或疼痛	0
	躯干	正常	2
		轻度感觉障碍	1
		严重感觉障碍或疼痛	0

JOA改善率计算公式：
（术后评分−术前评分）/（17−术前评分）× 100%

附表9-2　腰椎JOA评分

项目	分项	评分标准	分值
主观症状（9分）	下腰背痛	无任何疼痛	3
		偶中度疼痛	2
		经常中度疼痛或偶发严重疼痛	1
		经常或持续严重疼痛	0
	腿痛兼（或）麻木感	无	3
		偶然轻度症状	2
		偶然轻度或偶发严重症状	1
		频发或持续的严重症状	0
	步态	正常	3
		步行>500 m，出现腿痛、麻木	2
		步行<500 m，出现腿痛、麻木	1
		步行<100 m，出现腿痛、麻木	0

日常活动受限（14分）项　目	正常	轻度	严重
卧床翻身	2	1	0
站立	2	1	0
洗漱	2	1	0
前屈	2	1	0
坐位（大约1小时）	2	1	0
提重物	2	1	0
行走	2	1	0

项目	分项	评分标准	分值
临床体征（6分）	直腿抬高试验（包括加强试验）	正常	2
		30°～70°	1
		<30°	0
	感觉障碍	无	2
		轻度障碍	1
		明显障碍	0
	运动障碍	肌力5级	2
		肌力4级	1
		肌力3级及以下	0
膀胱功能（扣分项）		正常	0
		轻度受限	−3
		明显受限（尿潴留、尿失禁）	−6

JOA改善率计算公式：
（术后评分−术前评分）/（29−术前评分）× 100%

对于脊柱肿瘤的患者，可以使用JOA评分对患者术前及术后的脊柱功能进行评价，判断手术治疗效果。

（陈誉）

附录十　远期生活质量评估(karnofsky performance scale，KPS)

医学模式已由单纯的生物-医学模式转变为生物-心理-社会综合医学模式。生活质量的概念被引入医学研究中。在骨肿瘤的患者中，评估患者的生活质量同样重要，有利于患者术后的心理疏导及康复治疗。

远期生活质量评估量表是由Karnofsky在1948年提出，是最著名的生活质量评估量表之一，用于测量患者的日常活动能力、工作能力、症状和失能状况（附表10-1）。

附表10-1　KPS远期生活质量评估

评分	描　述	评分	描　述
100	正常，无任何病症	40	绝大部分日常生活需要帮助和护理
90	可以正常活动，仅有轻微的病症	30	卧床不起，需住院治疗，但无生命危险
80	可以正常活动，但略感吃力	20	病情严重，必须住院治疗
70	生活可以自理，但不能正常工作	10	病情危重，随时有生命危险
60	偶尔需要帮助，但生活大部分能够自理	0	死亡
50	经常需要帮助和护理		

（陆沛骅）